MONITORAMENTO DO PACIENTE CRÍTICO

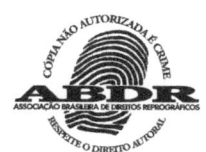

J58m   Jevon, Philip.
         Monitoramento do paciente crítico / Philip Jevon, Beverley
       Ewens ; tradução Regina Machado Garcez. – 2. ed. – Porto Alegre :
       Artmed, 2009.
         312 p. ; 12 x 20 cm.

         ISBN 978-85-363-1812-7

         1. Enfermagem. I. Ewens, Beverley. II. Título.

                                                        CDU 616-083

Catalogação na publicação: Renata de Souza Borges – CRB-10/Prov-021/08

MONITORAMENTO DO PACIENTE CRÍTICO

2ª Edição

Philip Jevon
RGN, BSc (Hon), PGCE, ENB 124
Resuscitation Officer/Clinical Skills Lead
Honorary Clinical Lecturer
Manor Hospital
Walsall
UK

Beverley Ewens
RN, BSc (Hon), PGCE,
ENB 100, PG Dip
Staff Development Nurse
Critical Care Unit
Joondalup Health Campus
Perth
Western Australia

CONSULTOR

Jagtar Singh Pooni
BSc (Hons) MRCP (UK) FRCA
Consultant in Anaesthesia and Intensive Care Medicine
New Cross Hospital
Wolverhampton
UK

Tradução:
REGINA MACHADO GARCEZ

Consultoria, supervisão e revisão técnica desta edição:
DÉBORA FEIJÓ VILLAS BOAS VIEIRA
Professora da Escola de Enfermagem da UFRGS
Mestre em Administração
Chefe do Serviço de Enfermagem em Terapia Intensiva do Hospital de Clínicas de Porto Alegre

ISABEL PIAZENSKI
Enfermeira Assistencial do Centro de Terapia Intensiva do Hospital de Clínicas de Porto Alegre
Mestre em Ciências Médicas – Neurologia – pela Faculdade de Medicina da UFRGS

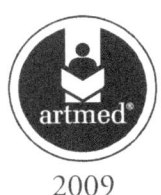

2009

Obra originalmente publicada sob o título
Monitoring the Critically Ill Patient, 2nd Edition

ISBN 9781405144407

© 2007 by Blackwell Publishing

This edition is published by arrangement with Blackwell Publishing Ltd, Oxford. Translated by Artmed Editora S.A. from the original English language version. Responsibility of the accuracy of the translation rests solely with Artmed Editora S.A. and is not the responsibility of Blackwell Publishing Ltd.

Capa:
Mário Röhnelt

Preparação de originais:
Cristiane Marques Machado

Leitura final:
Janaína Pinto Soares

Supervisão editorial:
Cláudia Bittencourt

Editoração eletrônica:
AGE – Assessoria Gráfica e Editorial Ltda.

Reservados todos os direitos de publicação, em língua portuguesa, à
ARTMED® EDITORA S.A.
Av. Jerônimo de Ornelas, 670 - Santana
90040-340 Porto Alegre RS
Fone (51) 3027-7000   Fax (51) 3027-7070

É proibida a duplicação ou reprodução deste volume, no todo ou em parte, sob quaisquer formas ou por quaisquer meios (eletrônico, mecânico, gravação, fotocópia, distribuição na Web e outros), sem permissão expressa da Editora.

SÃO PAULO
Av. Angélica, 1091 - Higienópolis
01227-100 São Paulo SP
Fone (11) 3665-1100   Fax (11) 3667-1333

SAC 0800 703-3444

IMPRESSO NO BRASIL
PRINTED IN BRAZIL

Comentários de revisões críticas da primeira edição:

"...excelente guia de consulta rápida para todos os diversos tipos de monitoramento de pacientes utilizados em unidades de terapia intensiva. Será útil aos enfermeiros que atuam nos setores de pacientes graves, bem como àqueles em início de carreira que trabalham em UTIs e unidades de cuidados semi-intensivos."
Nursing Times

"...a natureza compacta do livro faz dele um material de consulta útil para os responsáveis pelo monitoramento de pacientes em estado grave ou potencialmente doentes, em locais onde o atendimento de enfermagem é oferecido."
Journal of Advanced Nursing

"Este livro completo mostra, em pequeno espaço, questões importantes necessárias ao monitoramento de pacientes em condição crítica, não apenas em UTIs, mas também em locais de acidentes e emergências. Os autores foram bem-sucedidos em escrevê-lo de forma clara e legível, apresentando-o de maneira lógica – uma base ideal para a aprendizagem avançada."
Accident and Emergency Nursing

"...texto de grande valor, que ajudará a facilitar o atendimento altamente qualificado dos pacientes mais vulneráveis."
British Journal or Resuscitation

Agradecimentos

Os autores são gratos a:

- Jagtar Singh Pooni, Consultant in Anaesthesia and Intensive Care Medicine no New Cross Hospital, em Wolverhampton, pelo auxílio na elaboração dos Capítulos 4 e 14 e pela anuência generosa em ser editor-consultor neste livro;
- John Hamilton e equipe no Medical Photography Department no Manor Hospital, em Walsall, pela ajuda com as fotografias;
- Laerdal Medical, pelo oferecimento dos traçados do ECG;
- Tim Simmons, Senior Charge Nurse da UTI do Manor Hospital, em Walsall, pela colaboração no Capítulo 11;
- Dee Cope, Nurse Specialist na UTI de Neurologia do Hospital Universitário, em Birmingham, pelo auxílio no Capítulo 6;
- *Nursing Times,* pela permissão para reproduzir material de um artigo que escrevemos para essa revista;
- Cambridge University Press, Butterworth-Heinemann, Churchill Livingstone, Baillière Tindall, Routledge e Oxford University Press, pela permissão generosa de reproduzir materiais de suas publicações.

Apresentação

Os avanços na assistência terciária de saúde resultaram em uma rotatividade cada vez mais intensa de pacientes no sistema hospitalar. Os pacientes são internados mais tarde, recebem alta mais cedo e recuperam-se em casa. Como conseqüência direta disso, indivíduos hospitalizados encontram-se em condição muito mais grave do que aqueles de outras épocas. Isso aumentou a necessidade de os profissionais avaliarem e monitorarem com rapidez e precisão a condição de saúde dos pacientes a seus cuidados. Muitos hospitais implementaram sistemas de alerta precoce como forma de identificar e manejar a deterioração do paciente. Isso se dá em uma reação a antecedentes de piora reconhecidos e existentes, que não são detectados com freqüência em locais de atendimento a pacientes graves. O monitoramento cuidadoso e apropriado, com a interpretação dos dados, é o elemento central para o sucesso no controle desses eventos críticos.

Os colaboradores deste livro têm grande experiência internacional em cuidados críticos. Esta obra será um recurso muito valioso para enfermeiros, acadêmicos de enfermagem e técnicos de enfermagem de cuidado crítico, unidades de cuidado semi-intensivo e locais de cuidado a pacientes graves. Trata-se de uma ferramenta excelente para o reconhecimento e o monitoramento de pacientes críticos. Além disso, o livro abrange toda a gama de monitoramento do paciente, de técnicas não-invasivas e invasivas, sendo, assim, recurso adequado tanto para quem inicia na profissão como para o enfermeiro experiente.

O sucesso da primeira edição constitui a base deste livro. O conteúdo foi atualizado para refletir a prática atual e inclui dois capítulos novos sobre reconhecimento e manejo do paciente gravemente doente. São capítulos que detalham os princípios subjacentes aos sistemas de resposta rápida, equipes de resposta rápida e equipes de cuidados críticos. Na base desta obra, está a filosofia que enfatiza o reconhecimento precoce do paciente que piora, o que facilita a intervenção rápida e a melhora nos resultados.

ALAN TULLOCH
RN, MSc Nursing
Lecture
School of Nursing
Curtin University of Technology
Perth, West Australia

Prefácio

Bem-vindo à segunda edição de *Monitoramento do paciente crítico*. Esta edição foi atualizada para refletir melhorias na prática. Foi incluído um capítulo sobre equipes de resposta rápida (MET – *medical emergency teams*) e sobre escores de alerta precoce (EAP; do inglês EWS – *early warning scoring systems*). Pacientes de alta dependência surgem em grande número e continuarão surgindo, manejados em unidades que têm o apoio de equipes de resposta rápida. Criamos, na verdade, uma unidade de terapia intensiva sem paredes.

Os enfermeiros, seja em unidades de terapia intensiva, seja em áreas ou unidades de alta dependência, precisam ter os conhecimentos e a experiência necessários para, de forma precisa e segura, monitorar pacientes muito graves. A detecção precoce de problemas, acompanhada de um controle apropriado, é de grande importância e, em última análise, melhorará os resultados.

Esperamos que esta segunda edição continue a ser considerada, pelos enfermeiros, um recurso essencial na batalha que visa oferecer padrões excelentes de cuidados de enfermagem a esses pacientes.

Sumário

1. Reconhecimento e manejo do paciente crítico 15
2. Avaliação do paciente crítico 37
3. Monitoramento da função respiratória 51
4. Monitoramento da função cardiovascular 1: monitoramento do ECG 106
5. Monitoramento da função cardiovascular 2: monitoramento hemodinâmico 131
6. Monitoramento da função neurológica 173
7. Monitoramento da função renal 196
8. Monitoramento da função gastrintestinal 216
9. Monitoramento da função hepática 227
10. Monitoramento da função endócrina 237
11. Monitoramento do estado nutricional 251
12. Monitoramento da temperatura 269
13. Monitoramento durante o transporte 284
14. Manutenção de registros 295

Índice 303

Reconhecimento e Manejo do Paciente Crítico 1

INTRODUÇÃO

Pacientes gravemente doentes apresentam morbidade e mortalidade elevadas (Gwinnutt, 2006). O reconhecimento imediato e o manejo precoce adequado de indivíduos com risco de se tornarem criticamente doentes ou que já estão nessa condição podem ajudar a prevenir uma piora e maximizar as chances de recuperação (Gwinnutt, 2006). Essa abordagem proativa pode anular a necessidade de internação em uma unidade de terapia intensiva (UTI), bem como reduzir a mortalidade e a morbidade daqueles internados no momento apropriado (McQuillan et al., 1998; McGloin et al., 1999; Young et al., 2003).

Este capítulo visa compreender o reconhecimento e o manejo do paciente gravemente doente.

OBJETIVOS DE APRENDIZAGEM

Ao concluir o capítulo, o leitor será capaz de:

❑ debater a importância da prevenção de parada cardiopulmonar intra-hospitalar;
❑ enumerar os sinais clínicos de uma doença grave;
❑ discutir o papel das equipes de resposta rápida;
❑ discutir a importância do treinamento da equipe relativo ao reconhecimento do paciente gravemente doente.

PREVENÇÃO DE PARADA CARDIOPULMONAR INTRA-HOSPITALAR

Sobrevida pós-parada cardiopulmonar intra-hospitalar

No Reino Unido, apenas 17% das pessoas que sofrem paradas cardiopulmonares, em hospitais, sobrevivem até a alta (Nolan et al.,

2005). Grande parte desses sobreviventes terá recebido desfibrilação rápida e eficaz para uma parada com fibrilação ventricular monitorada e testemunhada (Figura 1.1), causada por isquemia primária do miocárdio (Resuscitation Council UK, 2006). A taxa de significativa sobrevivência desses pacientes até a alta é bastante boa, chegando a 42% (Gwinnutt et al., 2000).

Infelizmente, a maior parte das paradas cardiopulmonares intra-hospitalares são causadas por assistolia (Figura 1.2) ou atividade elétrica sem pulso (PEA – Pulseless Electrical Activity) (i.e., ausência de pulso, mas traçado do ECG de que se esperaria, normalmente, a produção de um débito cardíaco, p. ex., na Figura 1.3), os dois ritmos não passíveis de choque estão associados a um desfecho bastante insatisfatório (Nolan et al., 2005). Essas paradas não costumam ser repentinas nem imprevisíveis: uma parada cardiopulmonar costuma apresentar-se como uma etapa final em uma seqüência de deterioração progressiva da doença atual, envolvendo hipoxia e hipotensão (Resuscitation Council UK, 2006). Esses pacientes raramente sobrevivem para ter alta; a única abordagem com possibilidades de sucesso é a prevenção (Gwinnutt, 2006). Para que essa estratégia de prevenção obtenha sucesso, o reconhecimento e o tratamento efetivo dos pacientes com risco de parada cardiopulmonar são fundamentais. Isso pode prevenir algumas paradas cardíacas, óbitos e admissões não-planejadas nas UTIs (Nolan et al., 2005). O estudo ACADEMIA demonstrou que havia antecedentes em 79% das paradas cardiopulmonares, 55% dos óbitos e 54% das admissões não-planejadas em UTIs (Kause et al., 2004).

Cuidado crítico subótimo

Há estudos que mostram que o cuidado de pacientes internados criticamente doentes no Reino Unido freqüentemente é subótimo (McQuillan et al., 1998; McGloin et al., 1999). Profissionais iniciantes costumam não reconhecer e nem ter a exata noção da gravidade da doença, e quando intervenções terapêuticas são implementadas, estas muitas vezes são atrasadas ou inapropriadas. O manejo dos pacientes internados que pioram é um problema importante, em especial, à noite e em finais de semana, quando as responsabilidades por eles costumam recair na equipe de atendimento a pacientes graves cujo foco principal se eleva com as novas internações (Baudouin e Evans, 2002).

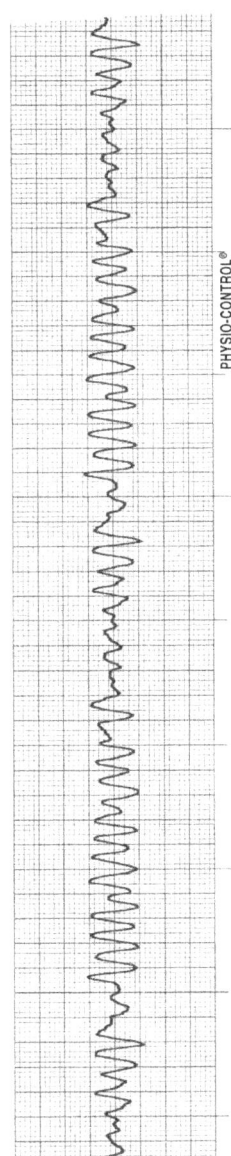

FIGURA 1.1 Fibrilação ventricular (grosseira).

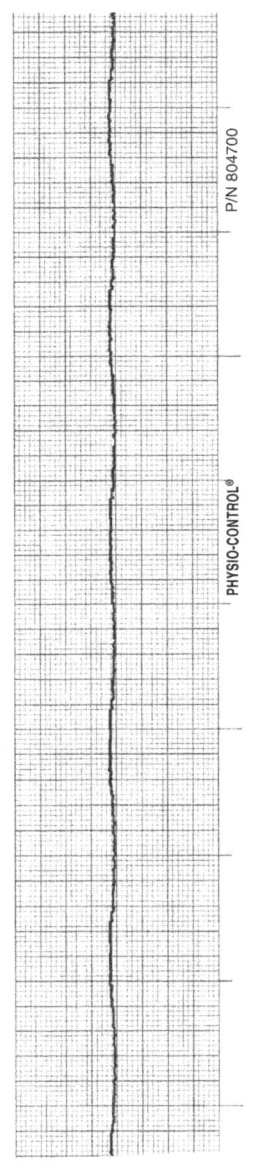

FIGURA 1.2 Assistolia.

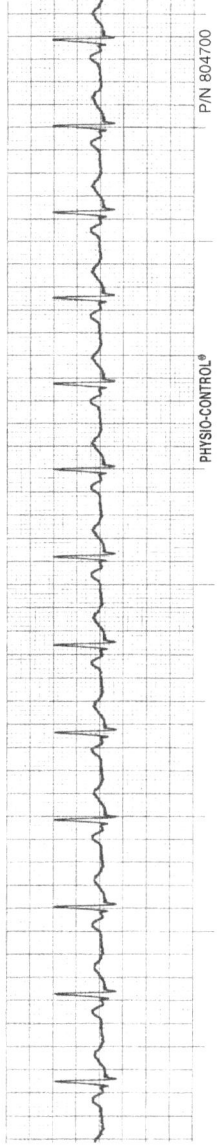

FIGURA 1.3 Atividade elétrica sem pulso (PEA)/Ritmo sinusal.

Em um questionário confidencial sobre a qualidade do cuidado anterior à internação em uma UTI, dois revisores externos avaliaram a qualidade dos cuidados em 100 internações consecutivas em UTI (McQuillan et al., 1998):

- Vinte pacientes foram considerados bem manejados e 54 receberam manejo subótimo, com discordância quanto aos restantes.
- O perfil dos pacientes e a gravidade foram similares entre os grupos, mas a mortalidade, na UTI, foi pior naqueles em que ambos os revisores concordaram ter recebido atendimento subótimo antes da admissão na UTI (48% comparados com 25% do grupo bem manejado).
- A admissão na UTI foi considerada tardia em 37 pacientes do grupo subótimo. No todo, um mínimo de 4,5% e um máximo de 41% das admissões foram considerados potencialmente evitáveis.
- O cuidado subótimo contribuiu para a morbidade e a mortalidade na maioria dos casos.
- As principais causas do cuidado subótimo foram falhas da organização, falta de conhecimento, erro na avaliação da urgência clínica, falta de supervisão e fracasso na busca de aconselhamento.

Além disso, perturba o fato de estudos de eventos que levam a uma parada cardíaca "inesperada" em hospitais indicarem que muitos pacientes registraram, com clareza, evidências de piora fisiológica marcante anteriores ao evento, sem que fosse implementada a ação adequada em muitos casos (Schein et al., 1990; Franklin e Mathew, 1994).

Deficiências no cuidado de pacientes críticos envolvem, com freqüência, aspectos simples do cuidado, por exemplo, falha em reconhecer e, efetivamente, tratar anormalidades das vias aéreas, da respiração e da circulação do paciente; uso incorreto da oxigenoterapia; falha em monitorar o paciente; falha em pedir ajuda de colegas mais experientes; comunicação ineficaz; falta da equipe de trabalho e falha em usar planos de limitação de tratamentos (McQuillan et al., 1998; Hodgetts et al., 2002).

O enfermeiro da unidade baseia-se, tão-somente, no reconhecimento de que o paciente está começando a piorar e em solicitar a ajuda apropriada (Adam e Osborne, 2005). Entretanto, os tempos de resposta pela equipe das unidades são inaceitavelmente variáveis. (Rich, 1999).

Estratégias de prevenção de parada cardíaca intra-hospitalar

Nolan e colaboradores (2005) sugerem que as estratégias a seguir sejam capazes de prevenir paradas cardiopulmonares intra-hospitalares, passíveis de serem evitadas:

- Oferecer atendimento a pacientes em condição crítica ou com risco de piora clínica em áreas apropriadas, com o nível de cuidado oferecido comparável ao nível da doença do paciente.
- Pacientes gravemente doentes precisam de observações regulares: combinar a freqüência e o tipo de observações com a gravidade da doença ou a probabilidade de piora clínica e de parada cardiopulmonar. É comum que somente observações de sinais vitais simples (pulso, pressão arterial e freqüência respiratória) sejam necessárias.
- Usar o escore de alerta precoce (EAP) para identificar os pacientes em condição crítica a/ou com risco de piora clínica e de parada cardiopulmonar.
- Usar um sistema de registro do paciente que permita medir e registrar regularmente o EAP.
- Ter uma política clara e específica que exija uma resposta clínica aos sistemas EAP. Isso deve incluir recomendações sobre o posterior manejo clínico do paciente e as responsabilidades específicas da equipe médica e de enfermagem.
- O hospital deve ter um atendimento precoce claramente identificado para pacientes clinicamente instáveis. Isso pode incluir a criação de um serviço de resposta rápida e uma equipe de reanimação (p. ex., equipe de emergência médica), capazes de atender a crises de instabilidade clínica, identificadas por gatilhos clínicos ou outros indicadores. Esse serviço precisa funcionar 24 horas por dia.
- Treinar toda equipe clínica no reconhecimento, no monitoramento e no manejo do paciente criticamente instável. Incluir recomendações no manejo clínico enquanto se aguarda a chegada de profissionais mais experientes.
- Identificar pacientes em que a parada cardiopulmonar seja um evento terminal antecipado e em que a reanimação cardiopulmonar (PCR) seja inapropriada, bem como pacientes que não queiram receber PCR. Os hospitais precisam ter uma política de ordem de não reanimar (ONR), baseada em uma orientação nacional, compreendida pela equipe clínica.

- Assegurar uma auditoria de parada cardíaca, "falsa parada", óbitos inesperados e admissões não planejadas na UTI, utilizando conjuntos de dados comuns. Auditar ainda os antecedentes e a resposta clínica a esses eventos.

SINAIS CLÍNICOS DE CONDIÇÃO CRÍTICA

Os sinais clínicos de pacientes clinicamente instáveis e a deterioração clínica costumam ser similares, sem consideração da causa subjacente, uma vez que refletem comprometimento das funções respiratória, cardiovascular e neurológica (Nolan et al., 2005). Esses sinais clínicos normalmente são:

- taquipnéia;
- taquicardia;
- hipotensão;
- nível de consciência alterado (p. ex., letargia, confusão, inquietação ou queda do nível de consciência).

(Resuscitation Council UK, 2006)

A taquipnéia, indicador de importância especial de paciente de risco (Goldhill et al., 1999) é o mais comumente encontrado, de forma anormal, na doença crítica (Goldhill e McNarry, 2004). Fieselmann e colaboradores (1993) descobriram aumento da freqüência respiratória (>27 respirações/minuto), ocorrido em 54% dos pacientes, nas 72 horas anteriores à parada cardíaca, cuja maioria de casos ocorreu até 72 horas que antecedem o evento.

A identificação de sinais clínicos anormais (junto com história do paciente, exame e investigações apropriados) é fundamental para a identificação objetiva de pacientes com risco de agravamento (Buist et al., 1999). Esses sinais clínicos de deterioração, porém, costumam ser sutis e podem não ser percebidos. Por isso, é essencial que instrumentos que reflitam melhores evidências sejam desenvolvidos para auxiliar o profissional, quando da identificação de sinais de deterioração. Em última instância, eles podem evitar eventos adversos e melhorar os desfechos do paciente.

ESCORES DE ALERTA PRECOCE E CRITÉRIOS PARA CHAMADOS

Atualmente, muitos hospitais utilizam escores de alerta precoce (EAP) ou sistemas de critérios para chamados para auxiliar na detecção precoce de doenças críticas (Goldhill et al., 2004). Sua sensibilidade, sua especificidade e sua confiabilidade para prever resultados clínicos ainda precisam de comprovação convincente (Cuthbertson, 2003; Parr, 2004). Existe, no entanto, uma forte justificativa para o uso desses sistemas na identificação precoce de pacientes com instabilidade clínica (Nolan et al., 2005).

Ainda que não haja dados demonstrando o melhor sistema, o método EAP pode ser o preferido porque acompanha mudanças na fisiologia e alerta para instabilidade fisiológica iminente, ao passo que o método de critérios para chamados é desencadeado somente após registro de dado fisiológico alterado (Nolan et al., 2005).

Escores de alerta precoce (EAP)

O Comprehensive Critical Care (Department of Health, 2000) recomenda a implementação em massa de sistemas EAP e de equipes de resposta rápida. Os sistemas EAP foram desenvolvidos como ferramenta para possibilitar, aos profissionais de unidades hospitalares, a combinação de suas observações regulares com a produção de um escore fisiológico agregado (Sharpley e Holden, 2004). Baseiam-se na premissa de que existe um seguimento fisiológico comum de agravamento no paciente clinicamente instável, que pode ser detectado por meio de simples observações na unidade de internação do paciente (Goldhill, 2001).

Um escore ponderado está agregado a uma combinação de pressão arterial, pulso, freqüência respiratória, saturações de oxigênio, temperatura, débito urinário e nível de consciência simplificado (AVDI) (Figura 1.4). Atingido determinado escore, enfermeiros e outros profissionais precisam, então, solicitar a ajuda especializada designada, de acordo com protocolos locais. Escalas são colocadas no local caso não ocorra melhora do paciente (ou para receber

- **A**lerta
- Reage à **v**oz
- Reage à **d**or
- **I**nconsciente
  (Resuscitation Council UK, 2006)

FIGURA 1.4 Nível de consciência.

ajuda imediata); isso resulta no contato imediato com membros mais experientes (inclusive equipe de consultoria) (Baudouin e Evans, 2002). Diretrizes muito claras devem ser elaboradas como orientação para enfermeiros sobre quando e quem contatar em busca de ajuda (Figura 1.5).

Cada hospital deve ter um sistema de acompanhamento e desencadeamento que permita a rápida detecção dos sinais de começo de piora clínica e uma resposta precoce e apropriada (NCEPOD, 2005). Esses sistemas de acompanhamento e desencadeamento devem ser bem-estabelecidos, cobrir todos os pacientes internados e estar associados a uma equipe de resposta rápida, com habilidades adequadas para investigar e manejar os problemas clínicos (NCEPOD, 2005). Todavia, 27% dos hospitais não fazem uso de um sistema EAP (NCEPOD, 2005).

As principais vantagens dos sistemas EAP são:

- simplicidade: há necessidade apenas do equipamento básico de monitoramento (normalmente disponível de imediato em setores de atendimento a pacientes graves);
- capacidade de reprodução entre observadores diferentes;
- aplicabilidade a equipe de diferentes profissionais;
- exigência de treinamento mínimo do corpo funcional.

(Gwinnutt, 2006)

Melhor prática – Escore de alerta precoce (EAP)

O escore EAP deve ser elaborado de modo a refletir mudanças sutis na condição do paciente.

O quadro de registro EAP deve ser de uso direto e não apresentar ambigüidade em seu formato.

A implementação deve ser planejada e coordenada.

Estratégias extensivas de educação são necessárias antes da implementação.

Diretrizes específicas devem ser parte do EAP, por exemplo, quem e quando chamar.

Os critérios para chamado do EAP podem ser adaptados a pacientes específicos, por exemplo, doença crônica.

A auditoria dos registros EAP é feita para avaliar sua completude.

A auditoria é realizada a partir dos incidentes específicos cujos critérios para chamado não foram atendidos.

A educação continuada do corpo funcional é essencial.

Algoritmo para Escore de Alerta Precoce

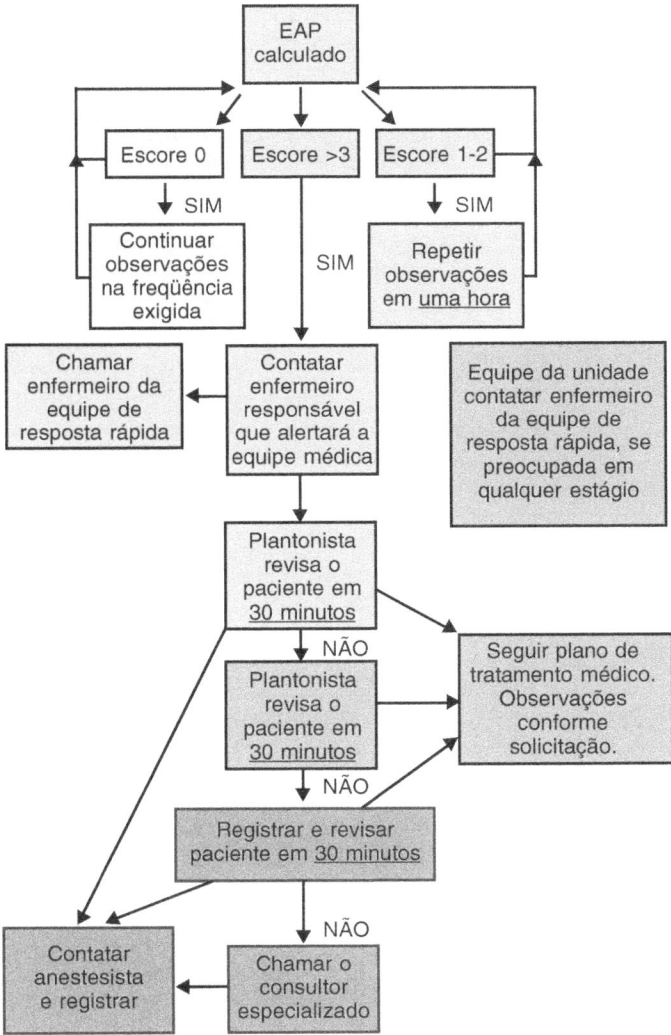

FIGURA 1.5 Algoritmo do escore de alerta precoce (Walsall Hospitals NHS Trust).

Sistemas de critérios para chamados

Os sistemas de "critérios para chamado" baseiam-se em observações de rotina que ativam uma resposta sempre que um valor fisiológico extremo é atingido (Lee et al., 1995; Goldhill et al., 1999).

PAPEL DAS EQUIPES DE RESPOSTA RÁPIDA E EMERGÊNCIA MÉDICA

Equipes de resposta rápida

O Comprehensive Critical Care* (Department of Health, 2000) recomendou a criação de equipes de resposta rápida em todos os Acute Trustes.** Tais equipes foram criadas de acordo com a filosofia do "cuidado intensivo sem paredes", como um aspecto de serviço de cuidado crítico (Gwinnutt, 2006). Os objetivos da equipe de resposta rápida são:

- evitar admissões na UTI, identificando pacientes que estão piorando e/ou ajudando a prevenir a admissão ou garantindo que a internação em uma unidade de cuidados críticos ocorra de forma oportuna para assegurar o melhor resultado;
- possibilitar altas de uma UTI, dando suporte para recuperação continuada dos pacientes com alta nas unidades hospitalares e após a alta hospitalar;
- partilhar habilidades de cuidados críticos com os profissionais das unidades hospitalares e da comunidade, assegurando a intensificação de oportunidades de treinamento, a prática de habilidades e o uso de informações coletadas das unidades hospitalares e da comunidade a fim de melhorar os serviços de cuidados críticos oferecidos aos pacientes e seus familiares.

(Department of Health, 2000)

---

* N. de R.T.: Trata-se de uma abordagem das melhores práticas clínicas baseadas em evidências, para o processo de cuidado de pacientes gravemente doente, desenvolvida, em 1999, por especialistas para o National Health Service (NHS), na Inglaterra, com o objetivo de melhoria da qualidade assistencial.
** N. de R.T.: É um grupo gestor multiprofissional que inclui membros da comunidade. Tal grupo visa garantir à comunidade que os hospitais prestem serviço de alta qualidade, bem como realizem uma gestão financeira eficiente. Além disso, os Acute Trustes propõem estratégias de desenvolvimento a fim de melhorar os serviços. Site: www.nhs.ck.

> **Melhor prática – Equipe de resposta rápida**
> Diretrizes operacionais claras.
> Práticas de trabalho estruturadas.
> Supervisão realizada por gerentes e clínicos *seniors Trust*.
> Elos bem estabelecidos com outras equipes para compartilhar práticas e disseminar idéias.
> Identificar e realizar treinamentos conforme necessidades das unidades.
> Atuar como um recurso e suporte para equipes da internação.

Todos os Acute Trustes devem ter um serviço formal de resposta rápida, disponível 24 horas por dia, nos sete dias da semana (NCEPOD, 2005). A composição desses serviços varia de acordo com a instituição, mas deve englobar indivíduos com as habilidades e a capacidade para reconhecer e manejar problemas de doenças críticas (NCEPOD, 2005). Os serviços de resposta rápida não devem substituir o papel das equipes médicas tradicionais no cuidado dos pacientes internados, mas ser entendidos como complementares (NCEPOD, 2005).

Nem sempre há disponibilidade de serviços de resposta rápida durante 24 horas (NCEPOD, 2005). Alguns oferecem cobertura apenas para pacientes selecionados, por exemplo, pós-operatório (NCEPOD, 2005). Quarenta e quatro por cento dos hospitais nem mesmo oferecem serviços de resposta rápida (NCEPOD, 2005).

Apesar da aceitação disseminada e da crença intuitiva nos benefícios das equipes de resposta rápida, há uma carência de evidências que apóiem seu uso; existem variações nacionais em sua disponibilização; não há consenso quanto à composição ideal nem quanto aos elementos desencadeadores que ativam o encaminhamento (Holder e Cuthbertson, 2005).

Equipes de emergência médica

Em alguns hospitais, a equipe de parada cardíaca, tradicionalmente, chamada apenas quando o paciente teve uma parada cardiopulmonar, foi substituída pela equipe de emergência médica (MET, do inglês *medical emergency team*) (Nolan et al., 2005). A MET não somente responde a pacientes em parada cardiopulmonar, mas também aos que apresentam piora fisiológica grave (Lee et al., 1995). As METs foram criadas inicialmente na Austrália, na década de 1990, onde hoje em dia são comuns. O sistema MET demonstra controle proativo e preventivo do paciente de risco. Seu objetivo é prevenir a piora e evitar efeitos adversos (Lee et al., 1995; Godhill et al., 1999; Bristow et al., 2000; Buist et al., 2002; Bellomo et al., 2003).

As equipes de emergência médica agem com base em critérios de chamado (Tabela 1.1) e são convocadas de forma automática. Em seguida, os profissionais avaliam e tratam o paciente conforme a situação, com o objetivo explícito de prevenir a piora. Surgem cada vez mais evidências que investigam a eficiência das METs e a melhora em seus resultados. Os membros dessa equipe podem incluir:
- enfermeiro com experiência em UTI;
- anestesista;
- médico.

TABELA 1.1 Critérios de chamado de METs

Mudanças agudas em	Fisiologia
Vias aéreas	Obstrução
Respiração	• PARADA RESPIRATÓRIA
	• Freqüência respiratória <8 respirações por minuto
	• Freqüência respiratória >36 respirações por minuto
	• Oximetria de pulso; saturação <90% apesar da administração de oxigênio
Circulação	• PARADA CARDÍACA
	• Freqüência cardíaca <40 batimentos por minuto
	• Freqüência cardíaca >140 batimentos por minuto
	• Pressão arterial sistólica <90 mmHg
Neurologia	• Queda repentina no nível de consciência
	• Queda de ECG >2 pontos
Débito urinário total	• <50 mL em quatro horas
OU	
Membro do corpo funcional gravemente preocupado com o paciente	

* ECG = Escala de coma de Glasgow
Joondalup Health Campus (reproduzida, com pemissão, de Brendon Burns).

> **Melhor prática – MET**
>
> Critérios para chamado devem basear-se em evidências.
> Profissionais precisam estar cientes dos critérios para chamado da MET.
> Critérios para chamado da MET devem estar visíveis em todas as unidades e departamentos.
> Os profissionais devem portar cópias individuais dos critérios para chamado da MET.
> Sessões educativas regulares para atualização dos profissionais.
> Sessões educativas da MET sobre todos os programas de orientação de profissionais e funcionários.
> Auditoria de todos os chamados da MET para identificar tendências e deficiências.
> Auditoria de paradas cardíacas.
> Utilização de dados como parte da análise das necessidades de aprendizagem.
> Chamados inadequados da MET devem ser tratados com sensibilidade para que os profissionais envolvidos não se sintam desencorajados a chamar a MET no futuro.

CLASSIFICAÇÃO E PROVISÃO DE CUIDADOS A PACIENTES CRÍTICOS

Cuidado crítico sem paredes

O Comprehensive Critical Care (Department of Health, 2000) recomendou que o cuidado de pacientes graves deve ser oferecido, envolvendo a filosofia do cuidado crítico sem paredes, isto é, as necessidades dos pacientes em situação crítica devem ser atendidas, independentemente de eles estarem localizados, fisicamente, no hospital. O atendimento a esses pacientes deve ser móvel, oferecer orientações, assistência e educação fora dos limites tradicionais da UTI (Baudouin e Evans, 2002).

Classificação do cuidado crítico

A classificação de pacientes de cuidados críticos deve ter o foco no nível de cuidado exigido individualmente por eles, seja qual for sua localização (Department of Health, 2000). Essa abordagem traz uma mudança de ênfase que se afasta da definição das necessidades do paciente em termos da geografia hospitalar, por exemplo, UTI, unidade de cuidado semi-intensivo, e assim por diante, e vai ao encontro de um sistema de classificação que descreve níveis crescentes de cuidado de cada paciente, sem consideração de sua localização no hospital (Tabela 1.2) (Gwinmutt, 2006).

A Intensive Care Society (2002) oferece explicações e definições mais detalhadas dos níveis de classificação. Essas definições facilitam a investigação e a quantificação da demanda de todo um hospital por níveis diferentes de cuidado, retirando a localização geográfica como fator definitório para pacientes com acesso a cuidados críticos (Adam e Osborne, 2005).

Provisão de cuidados críticos

Historicamente, o oferecimento de leitos em UTIs, no Reino Unido, tem sido dos mais baixos no mundo industrializado (Edbrooke et al., 1999). Antes da publicação do Comprehensive Critical Care

TABELA 1.2 Classificação de pacientes em condição crítica

Nível	Descrição
Nível 0	Pacientes cujas necessidades podem ser atendidas por meio de cuidado formal na unidade hospitalar de instituição que atende pacientes graves
Nível 1	Pacientes com risco de ter a condição agravada, ou aqueles recentemente trazidos de níveis mais altos de cuidado cujas necessidades podem ser atendidas em unidade para pacientes graves, com conselhos adicionais e apoio da equipe de cuidados críticos
Nível 2	Pacientes que exigem observação mais detalhada ou intervenção que inclua apoio a um único sistema que está em falência ou cuidado pós-operatório e aqueles que "acabam de vir" de níveis mais sofisticados de cuidados
Nível 3	Pacientes que exigem apenas suporte respiratório avançado ou suporte respiratório básico, junto com falência de, no mínimo, dois sistemas de órgãos. Esse nível inclui todos os pacientes complicados que requerem apoio para falência múltipla de órgãos

Department of Health, 2000.

(Department of Health, 2000), apenas 2,6% dos leitos hospitalares localizavam-se em UTIs, comparados a 3,3% na Europa e a 5 a 7% na América do Norte (Baudouin e Evans, 2002). A capacidade de leitos em uma UTI aumentou atualmente. Na Inglaterra, há 22% mais leitos à espera de pacientes classificados como dependentes nos níveis 2 e 3 (Tabela 1.2) (Department of Health, 2000).

TREINAMENTO DE PROFISSIONAIS DE CUIDADOS DE SAÚDE

Vários estudos demonstram que médicos e enfermeiros carecem de conhecimentos e habilidades necessários em cuidados a pacientes graves (Nolan et al., 2005), por exemplo, falta de conhecimento em oxigenoterapia (Smith e Poplett 2002), oximetria de pulso (Kruger et al., 1997) e equilíbrio hídrico e eletrolítico (Meek, 2000). Os conhecimentos e as habilidades de médicos (com mais tempo de carreira) que trabalham em instituições de saúde também pode ser deficientes. Raramente os profissionais da saúde têm confiança para cuidar de pacientes em condição grave, não seguindo com freqüência uma abordagem sistemática em sua avaliação. Além disso, deficiências no atendimento a pacientes graves costumam envolver intervenções simples, por exemplo, tratamento de problemas das vias aéreas, respiração e circulação (McQuillian et al., 1998). A combinação de um reconhecimento precoce insatisfatório com a falta de habilidades essenciais ao responder a uma deteriorização aguda provavelmente contribui para desfechos insatisfatórios do paciente (Adam e Osborne, 2005).

Várias iniciativas educacionais vêm ocorrendo para melhorar o conhecimento multidisciplinar, as habilidades e as atitudes associados ao manejo do paciente em condição crítica de saúde (Kause et al., 2004). Algumas dessas iniciativas são descritas a seguir:

Curso ALERT

O curso ALERT (Acute Life-threatening Events – Recognition and Treatment [Eventos graves com risco de morte – reconhecimento e tratamento]) foi criado na Portsmouth University, em 1999, visando melhorar o atendimento de pacientes graves "de risco" e de pacientes adultos em condição crítica. Foi especificamente elaborado para tratar de ansiedades e de áreas de deficiência percebidas no manejo do paciente gravemente doente, já identificado pelos enfermeiros da unidade hospitalar e pelos secretários do registro de admissão da instituição. Seus objetivos são muitos:

- redução de paradas cardíacas evitáveis;
- redução de mortes hospitalares evitáveis;
- redução de admissões evitáveis em UTIs;
- melhor reconhecimento do paciente "de risco" ou gravemente doente;
- melhor manejo clínico do paciente "de risco" ou do paciente gravemente doente;
- melhor parceria e trabalho da equipe de saúde;
- melhor comunicação escrita e oral.

Um sistema simples de avaliação e manejo é descrito, podendo ser usado para pacientes doentes, com uma ampla gama de condições clínicas subjacentes tanto médicas quanto cirúrgicas. O curso foi desenvolvido principalmente para o treinamento de secretários do registro de admissão das instituições e de enfermeiros em início de carreira. Entretanto, outros grupos da equipe, como estudantes de medicina, profissionais mais antigos e enfermeiros mais antigos também podem se beneficiar com o curso.

No primeiro dia do curso ALERT, médicos e enfermeiros podem treinar juntos, utilizando uma abordagem comum. Esse curso foi desenvolvido para incluir princípios fundamentais do ensino a adultos – envolvimento ativo, motivação pessoal, aprendizagem centrada em experiências, relevância da prática, *feedback*, metas claras e uso de prática da reflexão. Mais informações podem ser encontradas em www.port.ac.uk.

Curso de suporte avançado à vida em casos de trauma (ATLS)

O curso ATLS (Advanced Trauma Life Support), com duração de dois dias e meio, desenvolvido pelo American College of Surgeons, na década de 1980, é adotado hoje em mais de trinta países no mundo inteiro. Ensina uma abordagem sistemática simples ao controle de pacientes traumatizados, tratando as lesões com maior risco de morte. Trata-se de um curso bastante interativo que combina palestras, debates, tutoriais interativos, ensino de habilidades e situações simuladas de controle de pacientes (*moulage*). Mais informações em: Royal College of Surgeons of England, no telefone 020 7869 6309, ou no *e-mail* atls@rcseng.ac.uk.

Curso de suporte avançado de vida (ACLS)*

O curso ACLS (Advanced Life Support), do Resuscitation Council (Reino Unido), ensina a teoria e as habilidades práticas para um manejo eficaz de parada cardiorrespiratória, situações de periparada e circunstâncias especiais. Há uma grande ênfase na prevenção das paradas cardiorrespiratórias. O curso de dois dias envolve palestras, locais para prática de habilidades, *workshops* e avaliações. Os candidatos recebem um manual do curso para leitura quatro semanas antes do início. Mais informações em www.resus.org.uk.

Curso de suporte básico de vida (BLS)

O curso BLS (Immediate Life Support) visa principalmente reagir a uma situação de parada cardíaca com habilidades necessárias para manejo desse evento antes da chegada da equipe especializada. Salienta-se, sobretudo, a prevenção de paradas cardíacas e a abordagem ABCDE para avaliar um paciente gravemente doente. Mais informações em www.resus.org.uk.

Cuidado do paciente cirúrgico em condição crítica (CCrISP™)

O CCrISP™ (Care of the Critically ill Surgical Patient), curso de dois dias e meio, busca aperfeiçoar as habilidades práticas, teóricas e pessoais necessárias ao cuidado de pacientes cirúrgicos em condição crítica. O público-alvo é composto de cirurgiões e daqueles que lidam com pacientes cirúrgicos, que estejam concluindo um treinamento cirúrgico básico. Todos os participantes devem ter feito, pelo menos, um ano de treinamento cirúrgico básico (não incluindo

---

* N. de R.T.: No Brasil, o ACLS é oferecido pela Sociedade Brasileira de Cardiologia, ver *site* http://educacao.cardiol.br/curso/. Além disso, a Sociedade Brasileira de Medicina Intensiva (AMIB) proporciona cursos para intensivistas; ver *site* http://amib.com.br.

emprego em instituições), devem ter cursado seis meses de cirurgia geral e, se possível, devem ter concluído o curso ATLS, ainda que não se trate de pré-requisito.

Cirurgia START

O curso de treinamento sistemático em reconhecimento e tratamento de doenças graves para cirurgia (Cirurgia Start [Systematic Training in Acute Illness Recognition and Treatment for Surgery]) foi desenvolvido para estagiários em fundamentos cirúrgicos. Esse curso visa aperfeiçoar as habilidades teóricas, práticas e pessoais necessárias ao cuidado de pacientes cirúrgicos em situação crítica. Mais informações em www.rcseng.ac.uk.

CONCLUSÃO

Pacientes em situação crítica apresentam elevada morbidade e mortalidade. O prognóstico após parada cardiopulmonar em hospital é insatisfatório. O rápido reconhecimento e o manejo precoce e apropriado de pacientes em condições críticas são fundamentais à prevenção de piora. Sistemas de mudança do quadro e gatilho devem estar a postos para identificação de pacientes de risco e alerta para suporte a especialistas. A equipe de cuidados de saúde deve estar adequadamente treinada.

REFERÊNCIAS

Adam, S. & Osborne, S. (2005) *Critical Care Nursing Science and Practice* 2nd edn. Oxford University Press, Oxford.

Baudouin, S. & Evans, T. (2002) Improving outcomes for severely ill medical patients. *Clinical Medicine* (March/April) Editorial.

Bellomo, R., Goldsmith, D., Shigehiko, U. *et al.* (2003) A prospective before and after trial of a medical emergency team. *Medical Journal of Australia* **179** (6), 283–287.

Bristow, P.J., Hillman, K.M., Chey, T. *et al.* (2000) Rates of in-hospital arrests, deaths and intensive care admissions: the effect of the medical emergency team. *Medical Journal of Australia* **173**, 236–240.

Buist, M., Jarmolowski, E., Burton, P. *et al.* (1999) Recognising clinical instability in hospital patients before cardiac arrest or unplanned admission to intensive care. *Medical Journal of Australia* **171**, 22–25.

Buist, M., Moore, G., Bernard, S. *et al.* (2002) Effects of a medical emergency team on reduction of incidence of and mortality from unexpected cardiac arrests in hospital: preliminary study. *British Medical Journal* **324**, 1–5.

Buist, M., Bernard, S., Nguyen, T.V. *et al.* (2004) Association between clinically abnormal observations and subsequent in-hospital mortality: a prospective study. *Resuscitation* **62**, 137–141.

Cutherbertson, B. (2003) Outreach critical care – cash for no questions? *British Journal of Anaesthesia* **90** (1), 5–6.

Department of Health (2000) *Comprehensive Critical Care*. Department of Health, London.

Dhond, G., Ridley, S. & Palmer, M. (1998) The impact of a high-dependency unit on the workload of an intensive care unit. *Anaesthesia* **53**, 841–847.

Edbrooke, D., Hibbert, C. & Corcoran, M. (1999) *Review for the NHS Executive of Adult Critical Care Services: an International Perspective*. Medical Economics and Research Centre, Sheffield.

Fieselmann, J.F., Hendryx, M.S., Helms, C.M. *et al.* (1993) Respiratory rate predicts cardiopulmonary arrest for internal medicine patients. *Journal of General Internal Medicine* **8**, 354–360.

Franklin, C. & Mathew, J. (1994) Developing strategies to prevent in-hospital cardiac arrest: analyzing responses of physicians and nurses in the hours before the event. *Critical Care Medicine* **22**, 244–247.

Goldhill, D. (2001) The critically ill: following your MEWS. *QJM* **94**, 507–510.

Goldhill, D. & McNarry, A. (2004) The longer patients are in hospital before intensive care admission the higher their mortality. *Intensive Care Medicine* **30**, 1908–1913.

Goldhill, D.R., Worthington, L., Mulcahy, A. *et al.* (1999) The patient-at-risk team: identifying and managing seriously ill patients. *Anaesthesia* **54**, 853–860.

Gwinnutt, C. (2006) *Clinical Anaesthesia* 2nd edn. Blackwell Publishing, Oxford.

Gwinnutt, C.L., Columb, M. & Harris, R. (2000) Outcome after cardiac arrest in adults in UK hospitals: effect of the 1997 guidelines. *Resuscitation* **47**, 125–135.

Hodgetts, T.J., Kenward, G., Vlackonikolis, I. *et al.* (2002) Incidence, location and reasons for avoidable in-hospital cardiac arrest in a district general hospital. *Resuscitation* **54**, 115–123.

Holder, P. & Cuthbertson, B. (2005) Critical care without the intensive care unit. *Clinical Medicine* **5**, 449–451.

Intensive Care Society (2002) *Evolution of intensive care in the UK*. Intensive Care Society, London.

Kause, J., Smith, G., Prytherch, D. *et al.* (2004) A comparison of antecedents to cardiac arrests, deaths and emergency intensive care admissions in Australia and New Zealand, and the United Kingdom– the ACADEMIA study. *Resuscitation* **62**, 275–282.

Kruger, P. & Longden, P. (1997) A study of a hospital staff's knowledge of pulse oximetry. *Anaesthesia and intensive care* **25**, 38–41.

Lee, A., Bishop, G., Hillman, K. & Daffurn, K. (1995) The Medical Emergency Team. *Anaesthesia and Intensive Care* **23**, 183–186.

McGloin, H., Adam, S.K. *et al.* (1999) Unexpected deaths and referrals to intensive care of patients on general wards. Are some cases potentially preventable? *Journal of the Royal College of Physicians* **33** (3), 255–259.

McQuillan, P., Pilkington, S., Allan, A. *et al.* (1998) Confidential enquiry into quality of care before admission to intensive care. *British Medical Journal* **316**, 1853–1858.

Meek, T. (2000) New house officers' knowledge of resuscitation, fluid balance and analgesia. *Anaesthesia* **55**, 1128–1129.

NCEPOD (2005) *An Acute Problem?* National Confidential Enquiry into Patient Outcome and Death, London.

Nolan, J., Deakin, C., Soar, J. *et al.* (2005) European Resuscitation Council Guidelines for Resuscitation 2005: Section 4. Adult advanced life support. *Resuscitation* **67**5S, S39–S86.

Parr, M. (2004) Critical care outreach: some answers, more questions. *Intensive Care Medicine* **30**, 1261–1262.

Resuscitation Council (UK) (2006) *Advanced Life Support* 5th edn. Resuscitation Council UK, London.

Rich, K. (1999) In-hospital cardiac arrest: pre-event variables and nursing response. *Clinical Nurse Specialist* 147–153.

Schein, R.M.H., Hazday, N., Pena, M. *et al.* (1990) Clinical antecedents to in-hospital cardiac arrest. *Chest* **98**, 1388–1392.

Sharpley, J.T. & Holden, J.C. (2004) Introducing an early warning scoring system in a district general hospital. *Nursing in Critical Care* **9** (3), 98–103.

Smith, A.F. & Wood, J. (1998) Can some in-hospital cardio-respiratory arrests be prevented? *Resuscitation* **37**, 133–137.

Smith, G. & Poplett, N. (2002) Knowledge of aspects of acute care in trainee doctors. *Postgraduate Medical Journal* **78**, 335–338.

Subbe, C.P., Davies, R.G., Williams, E. *et al.* (2003) Effect of introducing the modified early warning score on clinical outcomes, cardiopulmonary arrests and intensive care utilisation in acute medical admissions. *Anaesthesia* **58**, 775–803.

Young, M.P., Gooder, V.J., McBride, K. *et al.* (2003) Inpatient transfers to the Intensive Care Unit. *Journal of General Internal Medicine* **18**, 77–83.

Avaliação do Paciente Crítico   2

INTRODUÇÃO

Paradas cardiopulmonares que ocorrem em pacientes em áreas hospitalares não-monitoradas não são repentinas nem imprevisíveis, sendo raramente ocasionadas por doença cardíaca primária (Nolan et al., 2005). Esses pacientes pioraram, lenta e progressivamente, a condição fisiológica, envolvendo hipoxia e hipotensão, não reconhecidas pela equipe da unidade, ou, quando reconhecidas, tratadas de forma insatisfatória (Kause et al., 2004). Quando sinais fisiológicos alterados, tais como taquicardia, taquipnéia ou hipotensão, são logo identificados, e os pacientes são tratados de forma eficiente, uma parada cardiorrespiratória pode ser evitada (Adam e Osborne, 2005).

O Resuscitation Council (Reino Unido) oferece orientação sobre investigação do paciente em condição crítica (Resuscitation Council UK, 2006). Adaptado do curso ALERT (Smith, 2003), essa orientação segue uma abordagem lógica e sistemática do ABCDE.

Este capítulo visa compreender a investigação do paciente em condição crítica.

OBJETIVOS DE APRENDIZAGEM

Ao concluir o capítulo, o leitor será capaz de:

- ❑ delinear a abordagem ABCDE;
- ❑ descrever a abordagem inicial do paciente;
- ❑ delinear a avaliação das vias aéreas;
- ❑ descrever a avaliação da respiração;
- ❑ delinear a avaliação da circulação;
- ❑ descrever a investigação da disfunção;
- ❑ delinear a importância da exposição.

ABORDAGEM ABCDE

A abordagem ABCDE pode ser usada ao investigar e tratar o paciente criticamente doente. Os princípios orientadores são:

- Seguir um método sistemático, com base em vias aéreas (Airway), respiração (Breathing), circulação, deficiência e exposição (ABCDE) para avaliar e tratar o paciente em condição crítica.
- Realizar uma avaliação inicial completa e mantê-la regularmente.
- Sempre tratar primeiro problemas que trazem risco de morte, antes de passar à parte seguinte da avaliação.
- Sempre avaliar os efeitos do tratamento e/ou de outras intervenções.
- Reconhecer as circunstâncias em que a ajuda adicional se faz necessária; solicitá-la logo e utilizar todos os membros da equipe multidisciplinar. Isso fortalecerá a avaliação, fomentará o monitoramento, o acesso endovenoso (EV), etc., todos feitos de forma simultânea.
- Assegurar a comunicação eficaz. Solicitar ajuda logo.

(Resuscitation Council UK, 2006)

A abordagem ABCDE pode ser utilizada por todos os profissionais de saúde, independentemente de treinamento, experiência e especialização em avaliação e tratamento clínicos: habilidades e conhecimentos clínicos determinarão os aspectos da avaliação que serão focalizados (Resuscitation Council UK, 2006).

A meta subjacente das primeiras intervenções deve ser entendida como uma "medida de controle" que mantém o paciente vivo e causa certa melhora clínica, para que possa ser iniciado o tratamento definitivo (Resuscitation Council UK, 2005).

ABORDAGEM INICIAL DO PACIENTE

Assegurar-se de que seja segura a aproximação ao verificar o ambiente e remover todos os riscos. Devem ser tomadas medidas para minimizar o risco de infecção cruzada (ver o quadro no final do capítulo).

Fazer ao paciente uma pergunta simples

Perguntar-lhe: "Como o senhor se sente?". A resposta dele ou sua falta pode oferecer informações valiosas. Uma resposta verbal normal significa que ele possui uma via aérea desobstruída, está respirando e apresenta perfusão cerebral; se o paciente consegue somente enunciar frases curtas, ele pode estar em sofrimento e insuficiência respiratórios extremos para responder, o que representa um indicador de doença grave (Resuscitation Council UK, 2006). Se o paciente der uma resposta inadequada ou não responder, é sinal de que ele pode estar gravemente doente.

> Se o paciente estiver inconsciente, pedir ajuda de colegas imediatamente.

Aspecto geral do paciente

Observar a aparência geral do paciente, por exemplo, se parece confortável ou em desconforto, alegre ou preocupado, além de sua cor.

Monitoramento de sinais vitais

O equipamento de monitoramento dos sinais vitais, por exemplo, oximetria de pulso, monitoramento eletrocardiográfico (ECG) e monitoramento contínuo e não-invasivo da pressão arterial deve ser conectado de forma segura assim que possível (Resuscitation Council UK, 2006).

INVESTIGAÇÃO DE VIAS AÉREAS

Se o paciente estiver falando, terá desobstruída a via aérea. Na obstrução total, não há sons respiratórios na boca ou no nariz. Na obstrução parcial, a entrada de ar é menor e, normalmente, ruidosa. O método conhecido de ver, escutar e sentir poderá detectar obstrução de vias aéreas.

Ver

Ver os sinais de obstrução de via aérea. Uma obstrução causa tórax paradoxal e movimentos abdominais (respirações que lembram uma gangorra) e uso de músculos acessórios da respiração. Cianose central é um sinal tardio de obstrução de via aérea.

Escutar

Escutar sinais de obstrução das vias aéreas. Alguns ruídos ajudarão a situar o nível de obstrução (Smith, 2003).

- *Borbulhas*: líquido na boca ou na via aérea superior.
- *Ronco*: língua obstrui parcialmente a faringe.
- *Som estridente*: espasmo da laringe.
- *Estridor inspiratório*: "respirações roucas", indicativas de obstrução parcial de via aérea superior, por exemplo, corpo estranho, edema de laringe.
- *Sibilos expiratórios*: som musical barulhento, causado por fluxo turbulento de ar através de brônquios e bronquíolos estreitados, mais pronunciados ao expirar; as causas incluem asma e distúrbio obstrutivo crônico das vias aéreas.

Sentir

Sentir sinais de obstrução das vias aéreas. Colocar o rosto ou a mão na frente da boca do paciente para determinar se há ou não movimentação do ar.

Causas de obstrução das vias aéreas

As causas de obstrução das vias aéreas incluem:

- *língua* (a causa mais comum de obstrução de vias aéreas em paciente; semiconsciente ou inconsciente; relaxamento dos músculos que dão suporte à língua pode resultar em retorno desta para trás e bloqueio da faringe);
- *vômito, sangue e secreções*;
- *corpo estranho*;
- *edema de tecidos* (as causas incluem anafilaxia, trauma ou infecção);
- *edema de laringe* (devido a queimaduras, inflamação ou alergia que ocorre no nível da laringe);
- *espasmo de laringe* (devido a corpo estranho, estimulação das vias aéreas ou secreções/sangue nas vias aéreas);

- *obstrução traqueobrônquica* (por aspiração de conteúdos gástricos, secreções, fluido de edema pulmonar ou broncoespasmo)

(Smith, 2003; Gwinnutt, 2006)

Tratamento de obstrução de vias aéreas

Tratar uma obstrução de via aérea como emergência médica e obter ajuda imediata de especialista; se não tratada, a obstrução leva a diminuição da PaO_2, com risco de dano hipóxico ao cérebro aos rins e ao coração, parada cardíaca e, até mesmo, morte (Resuscitation Council UK, 2008).

Identificada a obstrução de vias aéreas, tratá-la de maneira adequada. Métodos simples, por exemplo, sucção, posição de lateralização, inserção de via aérea orofaríngea costumam ser eficazes. Administrar oxigênio quando apropriado.

O monitoramento da via aérea do paciente é descrito, com mais detalhe, no Capítulo 3.

AVALIAÇÃO DA RESPIRAÇÃO

O conhecido método de ver, escutar e sentir pode ser usado para avaliar a respiração, detectar sinais de sofrimento respiratório ou ventilação inadequada (Smith, 2003).

Ver

Procurar sinais gerais de sofrimento respiratório: taquipnéia, sudorese, cianose central, uso de músculos acessórios da respiração, respiração abdominal (Resuscitation Council UK, 2006).

Calcular a freqüência respiratória durante um minuto. Trata-se do sinal mais útil de comprometimento respiratório (Smith, 2003). A freqüência respiratória normal nos adultos é de cerca de 12 a 20 respirações por minuto (Resuscitation Council UK, 2006). Taquipnéia costuma ser um dos primeiros indícios de sofrimento respiratório (Smith, 2003). Se a freqüência respiratória estiver alta ou aumentando, pode-se ter indicação de que o paciente esteja doente, podendo, de repente, piorar (Resuscitation Council UK, 2006).

Bradipnéia é um sinal ameaçador, e as causas possíveis incluem drogas (como opióide), fadiga, hipotermia, lesão encefálica e depressão do sistema nervoso central (SNC). Bradipnéia repentina em paciente em sofrimento respiratório pode, rapidamente, ser seguida de parada respiratória.

Avaliar a profundidade da respiração. Confirmar se o movimento do tórax está igual em ambos os lados. Movimento unilateral do tórax sugere doença unilateral, por exemplo, pneumotórax, pneumonia ou derrame pleural (Smith, 2003). A respiração de Kussmaul (dificuldade respiratória, com falta de fôlego) caracteriza-se por respirações rápidas e profundas devido à estimulação do centro respiratório por acidose metabólica, por exemplo, em cetoacidose, insuficiência renal crônica.

Avaliar o padrão (ritmo) respiratório. O padrão respiratório de Cheyne-Stokes (períodos de apnéia alternando com períodos de hiperpnéia) pode estar associado a isquemia do tronco cerebral, lesão cerebral e insuficiência do ventrículo esquerdo grave (sensibilidade alterada do centro respiratório ao dióxido de carbono) (Ford et al., 2005).

Observar a presença de qualquer deformação torácica porque isso pode aumentar o risco de deterioração na capacidade para respirar de maneira normal (Resuscitation Council UK, 2006). Se o paciente tiver dreno torácico, verificar se está desobstruído e funcionando de fato. Presença de distensão abdominal pode limitar o movimento diafragmático, piorando o sofrimento respiratório.

Documentar a fração inspirada de oxigênio (FiO_2) (percentual) que está sendo administrada ao paciente e os dados da saturação de oxigênio (SaO_2) do oxímetro de pulso (normalmente, 97 a 100%). O oxímetro de pulso não detecta hipercapnia e, se o paciente estiver em oxigenoterapia, o SaO_2 poderá ser normal na presença de $PaCO_2$ muito elevado (Resuscitation Council UK, 2006).

Escutar

Escutar os sons respiratórios do paciente a uma distância curta de seu rosto. A respiração normal é silenciosa. Em geral, sons percussivos em seqüência das vias aéreas indicam presença de secreções porque o paciente não consegue tossir de maneira suficiente nem inspirar profundamente (Smith, 2003). Estridor ou sibilo sugerem obstrução parcial, embora importante, de via aérea (ver anteriormente).

Se você for capaz, auscultar o pulmão: a profundidade respiratória e a igualdade dos sons respiratórios em ambos os lados do pulmão devem ser avaliadas. Qualquer som adicional, por exemplo, crepitações, sibilo e atritos/pressão pleurais, precisam ser observados. Respiração brônquica indica consolidação pulmonar; por sua vez, sons ausentes ou reduzidos sugerem um pneumotórax ou líquido na pleura (Smith, 2003).

Sentir

Fazer percussão torácica. As causas de notas diferentes na percussão incluem:

- *ressonante:* pulmão cheio de ar;
- *surdo:* consolidação/colapso do fígado, baço, coração, pulmão;
- *maciço:* derrame/espessamento pleural;
- *hiper-ressonante:* pneumotórax, enfisema;
- *timpânico:* intestino cheio de ar.

(Ford et al., 2005)

Averiguar a posição da traquéia. Colocar a ponta do dedo indicador no nó supra-esterno; deixá-lo escorregar para qualquer um dos lados da traquéia e determinar se ocorre encaixe melhor em um ou outro lado (Ford et al., 2005). Um desvio da traquéia para um dos lados indica mudança do mediastino (p. ex., pneumotórax, fibrose pulmonar ou líquido pleural).

Palpar a parede do tórax para detectar enfisema cirúrgico ou crepitação (a sugerir pneumotórax até a comprovação de dignóstico adverso) (Smith, 2003).

Eficácia da respiração, trabalho respiratório e adequação da ventilação

- *Eficácia da respiração* pode ser avaliada por entrada de ar, movimento do tórax, oximetria de pulso, análise do sangue arterial e capnografia.
- *Trabalho respiratório* pode ser avaliada pela freqüência respiratória e pelo uso de músculos acessórios, por exemplo, músculos do pescoço e abdome.
- *Adequação da ventilação* pode ser avaliada pela freqüência cardíaca, cor da pele e estado mental.

Causas de comprometimento respiratório

As causas de comprometimento respiratório incluem:

- doença respiratória, por exemplo, asma, doença pulmonar obstrutiva crônica (DPOC), pneumonia;
- patologia pulmonar, por exemplo, pneumotórax;
- embolia pulmonar;
- edema pulmonar;
- depressão do sistema nervoso central;
- depressão respiratória induzida por drogas.

Tratamento de comprometimento respiratório

Se a respiração do paciente estiver comprometida, posicioná-lo de forma adequada (normalmente, ereto), oferecer oxigênio e, se possível, tratar a causa subjacente. Ajuda especializada deve ser solicitada. Pode ser necessária ventilação assistida. Durante a investigação inicial da respiração, é fundamental diagnosticar e, de forma eficiente, tratar imediatamente as condições que colocam a vida em risco, por exemplo, asma severa aguda, edema pulmonar, pneumotórax de tensão, hemotórax maciço (Resuscitation Council UK, 2006).

Avaliação e monitoramento da respiração do paciente são discutidos, com mais detalhe, no Capítulo 3.

AVALIAÇÃO DA CIRCULAÇÃO

Na maior parte das emergências médicas e cirúrgicas, diante de choque, tratar para choque hipovolêmico até comprovação de diagnóstico adverso (Smith, 2003).

Administrar líquidos EV em todos os pacientes com taquicardia e extremidades frias, a menos que a causa do choque circulatório seja, obviamente, cardíaca (choque cardiogênico) (Resuscitation Council UK, 2006). Em pacientes cirúrgicos, uma hemorragia deve ser excluída de maneira rápida. A abordagem de ver, escutar e sentir pode ser empregada para a avaliação da circulação.

Ver

Ver a cor das mãos e dos dedos. Sinais de comprometimento cardiovascular incluem extremidades frias e sem cor.

Medir o tempo do refil capilar (CRT – do inglês, *capilary refill time*). O CRT prolongado (>2 segundos) pode indicar perfusão periférica insatisfatória, embora outros fatores, como temperatura ambiente fria, iluminação insatisfatória e idade avançada também possam causar isso (Resuscitation Council UK, 2006). Procurar outros sinais de débito cardíaco insatisfatório, por exemplo, nível de consciência diminuído e, se o paciente tiver um cateter urinário, oliguria (volume de urina <0,5 mL/kg/hora) (Smith, 2003).

Examinar o paciente em busca de sinais de hemorragia externa de lesões ou drenos, ou evidência de hemorragia interna. A perda não percebida de sangue pode ser significativa, mesmo que os drenos estejam vazios (Smith, 2003).

Escutar

Medir a pressão arterial do paciente. A sistólica, quando baixa, sugere choque. No entanto, essa pressão pode mesmo assim ser normal, já que mecanismos de compensação aumentam a resistência periférica em resposta a débito cardíaco reduzido (Smith, 2003). Uma pressão arterial diastólica baixa sugere vasodilatação arterial (p. ex., anafilaxia ou sepse). Pressão de pulso estreitada, isto é, a diferença entre a pressão sistólica e a diastólica (pressão de pulso normal é de 35 a 45 mmHg) sugere vasoconstrição arterial (p. ex., choque cardiogênico ou hipovolemia) (Resuscitation Council UK, 2006).

Auscultar o coração. Embora anormalidades das válvulas cardíacas possam ser detectadas, a ausculação cardíaca raramente é útil na primeira avaliação (Smith, 2003).

Sentir

Avaliar a temperatura da pele dos membros do paciente para determinar se está quente ou fria, sendo esta sinalizadora de perfusão periférica insatisfatória. Palpar pulsos periféricos e centrais. Avaliar presença, freqüência, qualidade, regularidade e igualdade (Smith, 2003). Pulso fraco e superficial sugere débito cardíaco inadequado, enquanto pulso rápido pode indicar sepse (Resuscitation Council UK, 2006). Avaliar a condição das veias: em caso de hipovolemia, as veias podem estar esvaziadas ou em colapso (Smith, 2003).

Causas de comprometimento circulatório

As causas de comprometimento circulatório incluem:

- síndromes coronarianas agudas;
- arritmias cardíacas;
- choque, por exemplo, hipovolemia, choque séptico e anafilático;
- insuficiência cardíaca;
- embolia pulmonar.

Tratamento de comprometimento circulatório

O tratamento específico necessário para comprometimento circulatório dependerá da causa; normalmente, reposição de líquidos, controle de hemorragia e recuperação da perfusão tissular serão necessários (Resuscitation Council UK, 2006).

O tratamento imediato de paciente com síndrome coronariana aguda inclui oxigênio, aspirina 300 mg, trinitrato gliceril sublingual e morfina (diamorfina); por sua vez, a terapia de reperfusão terá de ser considerada (Resuscitation Council UK, 2006). Na presença de choque, uma cânula de orifício grande (calibre 12 a 14) deverá ser inserida, enquanto líquidos EV normalmente serão necessários.

Avaliação e monitoramento da circulação do paciente são abordados nos Capítulos 4 e 5, com mais detalhamento.

INVESTIGAÇÃO DE DISFUNÇÕES

Investigar disfunções envolve avaliar a função do sistema nervoso central. Fazer uma avaliação rápida do nível de consciência do paciente, utilizando o método AVDI (Figura 1.4) (a escala de coma de Glasgow também pode ser utilizada). Causas de nível alterado de consciência incluem hipoxia, hipercapnia, hipoperfusão cerebral, a recente administração de sedativos/medicamentos analgésicos e hipoglicemia (Resuscitation Council UK, 2006). Então:

- Revisar ABC de modo a excluir hipoxemia e hipotensão.
- Verificar o registro de medicamentos do paciente em busca de causas reversíveis induzidas por drogas de nível de consciência alterado.
- Mensurar o nível de glicose, à beira do leito, a fim de excluir hipoglicemia.
- Examinar as pupilas (tamanho, igualdade e reação à luz).
(Resuscitation Council UK, 2006)

Causas de nível de consciência alterado

As causas de nível de consciência alterado incluem:

- hipoxia grave;
- perfusão cerebral inadequada;
- drogas, por exemplo, sedativos, opióides;
- patologia cerebral;
- hipercapnia;
- hipoglicemia;
- álcool.

Tratamento de nível de consciência alterado

A primeira prioridade é investigar ABC: excluir ou tratar a hipoxia e a hipotensão (Resuscitation Council UK, 2006). Se nível de consciência induzido por drogas for suspeitado e os efeitos forem reversíveis, administrar um antídoto, como, por exemplo, naloxona para toxidade por opióide. Administrar glicose se o paciente estiver hipoglicêmico.

Avaliação e monitoramento do nível de consciência do paciente são abordados, com mais detalhes, no Capítulo 6.

EXPOSIÇÃO

A exposição total do paciente pode ser necessária para a realização de um exame completo e para garantir que informações importantes não sejam ignoradas (Smith, 2003). Em especial, o exame deve concentrar-se na parte do corpo que, com maior probabilidade, estaria contribuindo para a condição de doença do paciente; por exemplo, diante de suspeita de anafilaxia, examinar a pele em busca de urticária. A dignidade do paciente deve ser respeitada, e a perda de calor, minimizada.

Além disso, é necessário:

- Compilar a história clínica completa.
- Revisar o prontuário do paciente sobre evoluções e prescrições.
- Estudar os sinais vitais registrados: as tendências são mais importantes que os registros feitos apenas uma vez.
- Assegurar que os medicamentos prescritos estejam sendo administrados.
- Revisar os resultados laboratoriais, ECG e investigações de imagens.

- Levar em conta o nível de cuidado de que precisa o paciente (p. ex., unidade de internação, semi-intensiva e unidade de terapia intensiva (UTI).
- Registrar, no prontuário do paciente, os detalhes da avaliação, do tratamento e da evolução.

(Resuscitation Council UK, 2006)

Minimização do risco de infecção cruzada

Medidas para minimizar o risco de infecção cruzada devem ser tomadas. Estima-se que 5.000 óbitos por ano tenham associação direta com infecções adquiridas em hospitais, e que, dentre 15.000 óbitos anuais, esse tipo de infecção seja fator contribuinte (Plowman et al., 1997). A principal via de aquisição de infecção hospitalar reside nas mãos (Casewell e Phillips, 1977; Elliot, 1992; Bursey et al., 2001). Uma higiene manual completa é reconhecida como a intervenção mais eficaz de prevenção de infecção cruzada (Larson, 1999; Bissett, 2003; NICE, 2003), sendo ainda a mais simples (Voss e Widmer, 1997).

O National Institute for Clinical Excellence (NICE) (2003) promulgou diretrizes que orientam os princípios de uma boa prática relacionada à lavagem das mãos:

- As mãos devem ser descontaminadas imediatamente antes de atender cada paciente e antes de cada episódio de contato ou cuidado direto com o paciente, após qualquer atividade ou contato capaz de, potencialmente, resultar em contaminação das mãos.
- As mãos visivelmente sujas ou potencialmente muito contaminadas com sujeira ou material orgânico devem ser lavadas com sabonete líquido e água.
- As mãos devem ser descontaminadas, de preferência, esfregando-as com produto à base de álcool, a não ser que estejam visivelmente sujas, nos intervalos de cuidado de pacientes diferentes e entre atividades diferentes de cuidado para um mesmo paciente.
- Antes de começar a descontaminação manual regular, remover todas as jóias do punho e da mão. Cortes e machucados precisam ser cobertos com curativos impermeáveis. As unhas devem ser mantidas curtas, limpas e sem esmalte.
- Uma técnica eficaz de lavagem das mãos envolve três estágios: preparação, lavagem e enxágüe e secagem. O preparo exige molhá-las debaixo de água corrente tépida, antes da aplicação do sabonete líquido ou de preparado antimicrobiano. A solução para lavagem das mãos tem de contatar todas as superfícies destas. As mãos devem ser esfregadas juntas, com

(Continua)

(Continuação)

força, no mínimo, de 10 a 15 segundos, com atenção especial dada às pontas dos dedos, aos polegares e às áreas entre os dedos. Além disso, devem ser enxaguadas completamente antes da secagem com toalha de papel de boa qualidade.
- Ao descontaminar com preparado à base de álcool, as mãos não devem estar sujas nem apresentar resquícios de material orgânico. A solução para esfregar tem de contatar todas as superfícies das mãos. Estas devem ser esfregadas juntas, com atenção especial a ser dada às pontas dos dedos, aos polegares e às áreas entre os dedos, até que a solução evapore e as mãos estejam secas.
- Creme emoliente para mãos deve ser aplicado com regularidade para proteção da pele contra os efeitos do ressecamento da descontaminação manual regular. Se determinado sabonete, antimicrobiano para mãos ou derivado do álcool causar irritação à pele, consultar a equipe de saúde do trabalho.

Para desinfecção higiênica das mãos, há necessidade de solução anti-séptica, por exemplo, clorexidina (Bursey et al., 2001). Essa categoria de substância de lavagem manual deve ser usada durante surto infeccioso, antes das técnicas assépticas e quando as mãos tiverem sido contaminadas por líquidos corporais (Kerr, 1998). Recomenda-se, também, o uso da desinfecção higiênica das mãos em pacientes especialmente vulneráveis como, por exemplo, os imunodeprimidos, pacientes de UTIs e bebês recém-nascidos (Horton e Parker, 1997).

Precauções universais para sangue e líquidos corporais

O sangue é a única fonte mais importante de transmissão do vírus da imunodeficiência humana (HIV) e do vírus da hepatite B (Jevon, 2001). Precauções universais devem ser aplicadas a sangue, sêmen e secreções vaginais e a líquido cerebrospinal, sinuvial, pleural, peritonial, pericárdico e amniótico, além de todos os líquidos corporais com sangue visível. Luvas descartáveis devem ser utilizadas.

Objetos cortantes

Muito cuidado deve ser tomado com itens cortantes, uma vez que tanto o vírus HIV quanto o da hepatite B já foram contraídos por profissionais da saúde após lesões por perfuração com agulha.

CONCLUSÃO

A maior parte das paradas cardíacas que ocorrem em hospitais é previsível. Reconhecer e tratar de maneira eficaz os pacientes criticamente doentes é fundamental. A abordagem ABCDE, ao avaliar o paciente criticamente doente, foi descrita, e a importância de solicitar ajuda imediata foi enfatizada.

REFERÊNCIAS

Adam, S. & Osborne, S. (2005) *Critical Care Nursing Science and Practice* 2nd edn. Oxford University Press, Oxford.

Bissett, L. (2003) Interpretation of terms used to describe handwashing activities. *British Journal of Nursing* 12 (9), 536–542.

Bursey, S., Hardy, C. & Gregson, R. (2001) Handwashing. *Professional Nurse* 16 (10), 1417–1416.

Casewell, M. & Phillips, I. (1977) Hands as route of transmission for *Klebsiella* species. *British Medical Journal* 2, 1315–1317.

Elliott, P. (1992) Hand washing: a process of judgement and effective decision making. *Professional Nurse* 2, 292–296.

Ford, M., Hennessey, I. & Japp, A. (2005) *Introduction to clinical examination*. Elsevier, Oxford.

Gwinnutt, C. (2006) *Clinical Anaesthesia* 2nd edn. Blackwell Publishing, Oxford.

Horton, R. & Parker, L. (1997) *Informed Infection Control Practice*. Churchill Livingstone, London.

Jevon, P. (2001) *Advanced Cardiac Life Support*. Butterworth Heinemann, Oxford.

Kause, J., Smith, G., Prytherch, D. *et al.* (2004) A comparison of antecedents to cardiac arrests, deaths and emergency intensive care admissions in Australia and New Zealand, and the United Kingdom – the ACADEMIA study. *Resuscitation* 62, 275–282.

Kerr, J. (1998) Handwashing. *Nursing Standard* 12 (51), 35–42.

Larson, E. (1999) Skin hygiene and infection prevention: more of the same or different approaches? *Clinical Infectious Diseases* 29, 1287–1294.

National Institute for Clinical Excellence (2003) *Head Injury, Triage, Assessment, Investigation and Early Management of Head Injury in Infants, Children and Adults*. NICE, London.

Plowman, R., Graves, N. & Roberts, J. (1997) *Hospital Acquired Infection*. Office of Health Economics, London.

Resuscitation Council (UK) (2006) *Advanced Life Support* 5th edn. Resuscitation Council UK, London.

Smith, G. (2003) *ALERT Acute Life-Threatening Events Recognition and Treatment* 2nd edn. University of Portsmouth, Portsmouth.

Voss, A. & Widmer, A. (1997) No time for hand-washing? Hand-washing vs alcohol rubs: can we afford 100% compliance? *Infection Control and Hospital Epidemiology* 18, 205–208.

Monitoramento da Função Respiratória 3

INTRODUÇÃO

O reconhecimento precoce de alguma disfunção respiratória e a instituição de medidas apropriadas são essenciais para o suporte à troca de gases e a prevenção de débito de oxigênio às células, metabolismo anaeróbio e graus variados de dano a tecidos e órgãos (Smyth, 2005).

A função respiratória exige monitoramento cuidadoso e próximo para que seja garantida a administração do tratamento mais adequada e avaliada, de forma precisa, toda a reação a ele. A Tabela 3.1 mostra as definições básicas da terminologia respiratória, enquanto a Tabela 3.2 traz algumas das causas mais comuns de dispnéia (dificuldade respiratória).

É especialmente importante conseguir identificar quando há comprometimento respiratório do paciente. A abordagem *ver, escutar* e *sentir* pode ser usada para avaliar a eficácia da respiração, o trabalho respiratório e a adequação da ventilação. O aspecto geral do paciente, sua história e os sintomas presentes, junto das características da dispnéia, também são importantes. Além disso, medidas de fluxo de pico, oximetria de pulso e análise de gases sangüíneos são úteis no monitoramento da função respiratória.

Este capítulo visa compreender os princípios do monitoramento da função respiratória.

OBJETIVOS DE APRENDIZAGEM

Ao concluir o capítulo, o leitor será capaz de:

❏ descrever a forma de investigar a *eficácia da respiração, o trabalho respiratório* e a *adequação da ventilação;*
❏ debater a importância de uma *avaliação completa* do paciente;
❏ delinear *aspectos associados a uma dispnéia* que tenham importância;

- descrever como realizar *medidas da freqüência do pico do fluxo expiratório;*
- descrever os princípios da *oximetria de pulso;*
- debater os princípios da *análise de gases do sangue arterial;*
- delinear os princípios de uma *capnografia;*
- debater as prioridades de monitoramento de um *paciente ventilado;*
- descrever as prioridades de um paciente com *traqueostomia temporária;*
- delinear as prioridades de monitoramento de paciente com *dreno torácico.*

AVALIAÇÃO DA EFICÁCIA DA RESPIRAÇÃO, DO TRABALHO RESPIRATÓRIO E DA ADEQUAÇÃO DA VENTILAÇÃO

Eficácia da respiração

A eficácia da respiração pode ser investigada através de:

- *Entrada de ar:* ver, escutar e sentir sinais respiratórios. Se conseguir, auscultar o pulmão para determinar a quantidade de ar inspirado/expirado nos ápices e nas bases. Pulmão silencioso é sinal ameaçador.

TABELA 3.1 Definições de terminologia respiratória

Termo	Definição
Dispnéia	Dificuldade para respirar
Ortopnéia	Dispnéia que precisa de posição ereta e sentada para obter alívio
Taquipnéia	Freqüência respiratória anormalmente rápida (>20 respirações por minuto) (Torrance e Elley, 1997)
Bradipnéia	Freqüência respiratória anormalmente lenta (<12 respirações por minuto) (Torrance e Elley, 1997)
Hipoxia	Oxigênio inadequado em nível celular
Hipoxemia	Níveis baixos de oxigênio no sangue
Anoxia	Falta de oxigênio, localizada ou sistêmica

TABELA 3.2 Causas de dispnéia (incompletas)

Causa	Exemplos
Respiratórias	Asma, doença pulmonar obstrutiva crônica (DPOC), pneumonia, tuberculose, derrame pleural, pneumotórax, carcinoma do pulmão, embolia pulmonar, mecânicas (p. ex., costelas fraturadas – segmento solto)
Cardíacas	Insuficiência ventricular esquerda e edema pulmonar, insuficiência cardíaca congestiva
SNC	Lesão encefálica, pressão intracraniana aumentada, drogas (p. ex., opióides), fatores agravantes, como, exercício, ar frio, fumo, tosse
Neuromusculares	Síndrome de Guillain-Barré, miastenia grave, distrofias musculares
Diabete	Hiperventilação em cetacidose
Gravidez	
Obesidade	
Anemia	

Adaptada de Jevon e Ewens, 2001.

- *Movimento do tórax:* os movimentos torácicos são iguais, bilaterais e simétricos? A profundidade das respirações deve ser observada (Simpson, 2006).
- *Oximetria de pulso:* monitoramento da saturação contínua de oxigênio periférico.
- *Análise de gases do sangue arterial:* o método definitivo de investigação da eficácia da ventilação.

Trabalho da respiração

Uma respiração espontânea saudável é silenciosa e realizada com esforço mínimo (Jevon e Ewens, 2001). Sinais de trabalho respiratório aumentado incluem aumento da *freqüência respiratória, respirações ruidosas* e *uso de músculos acessórios.*

Freqüência respiratória

Mudanças na freqüência e profundidade da respiração podem indicar muitas condições (Trim, 2005). Um aumento da freqüência respiratória é reconhecido como um dos primeiros indícios de deterioração, ocorrendo antes de eventos adversos (Schein et al., 1990; Buist et al., 1999; Goldhill et al., 1999; McGloin et al., 1999; Rich 1999; Crispin e Daffurn, 2000). A freqüência respiratória normal nos adultos é de cerca de 12 respirações por minuto; taquipnéia (>20 respirações por minuto; Trim, 2005) costuma ser uma das primeiras indicações de sofrimento respiratório (Resuscitation Council UK, 2006). Disfunção respiratória anterior a algum evento adverso está associada a uma maior mortalidade (Considine, 2005). Bradipnéia (<12 respirações por minuto; Simpson, 2006) pode ser sinal preocupante e as causas possíveis incluem drogas (como opióides), fadiga, hipotermia e depressão do SNC. São ainda importantes os seguintes padrões respiratórios:

- *Respiração de Kussmaul (falta de ar)*: respirações rápidas e profundas devido à estimulação do centro respiratório por acidose metabólica, por exemplo, na cetoacidose ou na insuficiência renal crônica.
- *Padrão respiratório de Cheyne-Stokes*: períodos de apnéia alternando com períodos de hiperpnéia; as causas incluem insuficiência ventricular esquerda, insuficiência renal, aumento da pressão intracraniana (PIC), excesso de drogas (Simpson, 2006) e lesão cerebral; normalmente encontrado nos estágios finais de vida.
- *Hiperventilação*: normalmente, associada a estados de ansiedade.

Respirações ruidosas

Os sintomas a seguir também indicam dificuldade respiratória e podem ser escutados sem ajuda de estetoscópio:

- *Estridor*: respiração "grasnar" que fica mais alta durante a inspiração; causada por obstrução da laringe ou da traquéia, por exemplo, corpo estranho, edema ou tumor na laringe.
- *Sibilo*: som musical ruidoso causado por fluxo turbulento de ar pelos brônquios e bronquíolos estreitados, mais pronunciado na expiração; as causas incluem asma e doença pulmonar obstrutiva crônica (DPOC).
- *Estertores (crepitações)*: por exemplo, infecção pulmonar, edema pulmonar e retenção de catarro.
- *Bolhas*: causadas por líquido em via aérea superior.

- *Ronco*: sons de ronco podem estar associados a bloqueio pela língua de alguma via aérea, em paciente inconsciente.
(Jevon e Ewens, 2001)

Uso de musculatura acessória

O uso de músculos acessórios é mais uma indicação de disfunção respiratória. Nos idosos, entretanto, a respiração abdominal é considerada normal, embora o uso de músculos do pescoço e da porção superior do tórax seja anormal em todos os adultos (Simpson, 2006).

Adequação da ventilação

A avaliação da freqüência cardíaca, da cor da pele e do estado mental do paciente pode ajudar a oferecer algum indício da adequação da ventilação. Uma hipoxemia pode afetar:

- *Freqüência cardíaca*: no começo, taquicardia (sinal não-específico), mas hipoxemia grave pode causar bradicardia.
- *Cor da pele*: no começo, palidez, a hipoxia causa a liberação de catecolaminas e vasoconstrição; cianose central é um sinal tardio e, comumente, pré-terminal de hipoxemia (se o paciente estiver anêmico, hipoxemia grave pode não causar cianose).*
- *Estado mental*: agitação (pode ser sinal precoce), tontura, confusão e consciência prejudicada.

(Jevon e Ewens, 2001)

*Observação: Se o paciente tiver distúrbio pulmonar obstrutivo crônico (DPOC) ou doença cardíaca congênita, a cianose pode ser "constante".

AVALIAÇÃO DO PACIENTE

O que segue deverá ser observado e considerado para alcançar uma avaliação abrangente da condição do paciente.

Gravidade

É importante estabelecer o que é normal para o paciente e o efeito da falta de respiração nele (Jevon e Ewens, 2001). O paciente consegue falar com facilidade? Até onde o paciente consegue andar sem ter de parar? O paciente consegue subir escadas? Ele está ortopnéico? Em caso positivo, quantos travesseiros ele usa para dormir? A falta de respiração afeta as atividades ou o trabalho do paciente? O paciente precisa de oxigênio em casa?

Momento certo

Asma e insuficiência ventricular esquerda graves são mais comuns à noite. Asma associada ao trabalho torna-se mais grave quando o paciente está trabalhando e melhora quando está em casa (Jevon e Ewens, 2001). Já a bronquite costuma ser mais comum nos meses de inverno.

Baqueteamento dos dedos das mãos

O baqueteamento dos dedos das mãos pode indicar doença pulmonar ou cardiovascular; os aspectos clínicos costumam incluir perda do ângulo da base das unhas, aumento da curvatura da unha e edema da porção terminal do dedo, normalmente, conseqüência de hipoxemia crônica (Simpson, 2006).

Formato do tórax

O tórax normal é, bilateralmente, simétrico, embora possa estar distorcido por doença nas costelas ou na coluna vertebral, além de doença pulmonar subjacente. Em uma cifose (curvatura para a frente) ou escoliose (curvatura para o lado) da coluna vertebral, o movimento pulmonar pode ficar com restrição importante. Tórax em barril está, às vezes, associado a bronquite crônica e enfisema (Jevon e Ewens, 2001).

Percussão torácica

A percussão da parede do tórax causa movimentação da parede torácica e de tecidos subjacentes (Simpson, 2006). Em consequência, sons audíveis e vibrações palpáveis são percebidos. A percussão é feita colocando-se uma das mãos sobre o peito, com os dedos separados, e a outra mão sendo usada como um martelo para dar pancadinhas na junção entre falanges, com um movimento de cima para baixo no tórax, a intervalos de 3 a 4 cm (Simpson, 2006). Deve ser feita uma comparação entre o lado esquerdo e direito do tórax.

Hiper-ressonância (timpânico) ao percutir é causada por aumento no ar no tórax, por exemplo, enfisema, pneumotórax. Som denso (maciço) ao percutir pode ser causado por espessamento da parede torácica, consolidação pulmonar ou derrame pleural.

Auscultação do tórax

Sons respiratórios normais devem ser bilaterais e audíveis em todas as zonas pulmonares (Bennett, 2003). Quando diminuídos, podem ser ocasionados por ventilação insatisfatória, como, obstrução de via aérea, depressão respiratória ou aumento da separação do estetoscópio da árvore brônquica, por exemplo, obesidade, derrame pleural, pneumotórax, tumor nos brônquios. Estertores inspiratórios tardios e finos podem ser ouvidos, por exemplo, em edema pulmonar, enquanto estertores inspiratórios precoces e grossos podem ser ouvidos em bronquite e bronquietacsia (Simpson, 2006); um som rouco de atrito indica inflamação da pleura.

Medicamentos

Os medicamentos que o paciente está tomando no momento podem ser importantes. Por exemplo, betabloqueadores podem exacerbar a asma e a insuficiência ventricular esquerda.

Halitose

Pode ser indício de higiene oral inadequada ou sinal de alguma infecção do trato respiratório superior.

Posição e estado emocional do paciente

O paciente precisa sentar-se em determinada posição, por exemplo, com apoio de mesa de cabeceira para facilitar a respiração? Ele está ortopnéico? O paciente, quando fica sem respiração, apresenta ansiedade.

História médica anterior e história familiar

Todas as doenças, cirurgias, internações hospitalares e avaliações passadas, em especial, as relacionadas à respiração, por exemplo,

DPOC, devem ser registradas (Booker, 2004). O paciente teve alguma medicação prescrita relacionada à respiração, por exemplo, inaladores ou oxigênio? Em caso positivo, a freqüência e a eficácia do uso devem ser registradas, assim como quaisquer doenças respiratórias.

História profissional e social

Ao investigar uma doença respiratória, os empregos anteriores e atuais, com alguma exposição a poeira, asbesto, carvão ou animais, podem ser importantes. História de tabagismo, consumo anterior e atual, deve ser registrada, junto com toda a exposição a infecção, por exemplo, tuberculose. O tipo de habitação pode ser relevante, por exemplo, existência de escadas, ambiente com umidade, falta de elevador de serviço em edifício.

Idade do paciente

Algumas doenças respiratórias têm maior probabilidade de ocorrer em determinados períodos de vida: < 30 anos – asma, pneumotórax, fibrose cística, doença cardíaca congênita; > 50 anos – bronquite crônica, doença pulmonar obstrutiva crônica (DPOC), carcinoma pulmonar, pneumoconiose, doença cardíaca isquêmica.

Viagem recente

Pacientes recentemente vindos de algum local da Ásia podem ter sido expostos a tuberculose ou a vírus recentemente identificados, como o da gripe aviária.

Alergias

Todas as alergias precisam ser registradas no prontuário do paciente e nos controles de enfermagem, além de no controle de administração de medicações. Dependendo da política de cada hospital, o paciente poderá ter de usar uma pulseira vermelha no braço, além das precauções já citadas.

SINTOMAS ASSOCIADOS DE DISPNÉIA

Dor no peito

Dor no peito associada à respiração ou dor pleurítica costuma ser intensa por natureza, agravada por respiração profunda ou pelo ato de tossir. Além disso, tende a estar localizada em área específica (Jevon e Ewans, 2001). Dor lancinante, pleurítica, de surgimento repentino pode indicar pneumotórax ou embolia pulmonar, enquanto dor generalizada não tão intensa pode indicar pneumonia (Booker, 2004).

Tosse

A tosse é um sintoma respiratório comum; ocorre quando a inspiração profunda é seguida de expiração em explosão. Tosse que piora à noite sugere asma ou insuficiência cardíaca, ao passo que tosse que se agrava após as refeições sugere refluxo esofágico. O momento e a duração da tosse são importantes:

- *tosse repentina*: pode ser devida a corpo estranho;
- *tosse recente*: pode ser devida a uma infecção no peito;
- *tosse crônica associada a sibilo*: pode ser devida à presença de asma;
- *tosse seca crônica irritante*: pode ser devida a refluxo esofágico;
- *tosse crônica com produção de grandes volumes de catarro purulento*: pode ser devida à presença de bronquiectasia;
- *mudança no caráter de uma tosse crônica*: pode ser devida a alguma patologia subjacente grave, por exemplo, carcinoma pulmonar.

(Jevon e Ewens, 2001)

Catarro

O catarro é um aspecto clínico fundamental de doença respiratória, podendo oferecer informações valiosas para a avaliação de paciente com diminuição da respiração, inclusive evolução do cuidado (Law, 2000). Em caso de produção de catarro, sua cor e consistência devem ser registradas:

- *catarro esbranquiçado e com muco*: encontrado na asma e na bronquite crônica;
- *catarro esverdeado ou amarelado purulento*: pode indicar infecção respiratória;

- *presença de sangue*: pode indicar carcinoma pulmonar, embolia pulmonar (Brewis, 1996), trauma recente de via aérea superior ou distúrbio coagulatório;
- *catarro esbranquiçado ou rosado, com espuma*: encontrado em edema pulmonar;
- *catarro espesso e grudento*: aspecto de asma grave ou com risco de morte (Bennett, 2003);
- *catarro fino e aguado*: associado a edema pulmonar agudo (Bennett, 2003);
- *catarro com odor podre*: indicação de infecção do trato respiratório;
- *catarro com manchas pretas*: as causas comuns incluem inalação de fumaça e poeira de carvão.

A história do paciente é importante na determinação da importância da produção de catarro, em determinada hora do dia, por exemplo, expectoração crônica pela manhã por muitos anos pode sugerir bronquite induzida por tabagismo, ao passo que expectoração que varia entre manhã e noite pode indicar asma (Law, 2000).

Aspectos clínicos coexistentes importantes

Uma quantidade de aspectos clínicos coexistentes e importantes pode estar associada a problemas respiratórios:

- *febre*: infecção respiratória;
- *apetite inadequado e perda de peso*: carcinoma pulmonar, infecção crônica;
- *panturrilha com edema e dor*: trombose venosa profunda e embolia pulmonar;
- *tornozelo com edema*: insuficiência cardíaca congestiva, trombose venosa profunda;
- *palpitações*: arritmias cardíacas.

(Jevon e Ewens, 2001)

MEDIDA DE PICO DO FLUXO EXPIRATÓRIO

O pico do fluxo expiratório (PEF – do inglês, *peak expiratory flow rate*) ou fluxo de pico é o valor máximo de fluxo, em litros por minuto, conseguido pela expiração forçada a partir de uma posição de inspiração máxima (Bennett, 2003). Para se confirmar a gravidade da asma de um paciente, o teste é simples e pode oferecer ao profissional um guia do nível de resistência nos bronquíolos. Essa resistência pode ser causada por inflamação e/ou broncoespasmo. O fluxo de pico não representa uma medida de aptidão ou a força dos músculos do tórax do paciente.

Indicações

Registros devem ser feitos quatro vezes por dia, antes e depois da administração de broncodilatadores (Rosa-Plummer, 2000; Booker, 2004). Os resultados são essenciais para o tratamento do paciente, sendo um auxiliar no diagnóstico da asma (Miller, 2005), um indício de quão bem a asma do paciente está reagindo ao tratamento, além de um auxílio para medida da recuperação de um ataque de asma (Booker 2004; Miller, 2005).

Variação normal para a medida de pico do fluxo expiratório

A variação normal para os registros do fluxo de pico é influenciada pela idade, pelo sexo e pela altura (Simpson, 2006). Os dados do fluxo de pico costumam ser mais altos nos homens do que nas mulheres, e o melhor fluxo de pico costuma ocorrer entre 30 e 40 anos de idade (Partridge, 1997). Além disso, há variação ao longo do dia; costuma ser mais elevada durante a tardinha do que nas manhãs, o que a torna importante no registro dos fluxos de pico em todos esses horários.

Procedimento

1. Explicar o procedimento ao paciente.
2. Reunir o equipamento necessário – minimedidor Wright de fluxo, bocal limpo, prontuário de observação. Certificar-se de que o medidor de fluxo esteja no ajuste zero.
3. Se possível, colocar o paciente em pé.
4. Pedir-lhe que respire profundamente, inspirando, e que coloque o medidor de fluxo de pico na boca, mantendo-o horizontalmente, e selando os lábios.
5. Pedir-lhe que expire com o maior vigor e rapidez possíveis.

6. Registrar os números que aparecem no medidor de fluxo e, em seguida, fazê-lo voltar ao zero.
7. Solicitar-lhe que repita o procedimento duas vezes.
8. Registrar o melhor dos três registros.

(Adaptado de Jevon et al., 2000)

OXIMETRIA DE PULSO

A oximetria de pulso é amplamente vista como um dos maiores avanços no monitoramento clínico (Giuliano e Higgins, 2005), desde a invenção do ECG (Fox, 2002). Trata-se de um monitoramento fundamental e um instrumento diagnóstico em áreas de cuidados críticos e unidades hospitalares (Mathews, 2005); além disso, é um método simples e não-invasivo, para uso à beira do leito, medindo a saturação de oxigênio arterial (Leach, 2004; Higgins, 2005) expressa como S_pO_2 (Welch, 2005). A oximetria de pulso foi desenvolvida na década de 1980; antes disso, a avaliação da oxigenação contava com uma avaliação física subjetiva e nada confiável da pele quanto à ocorrência de cianose (Giuliano e Higgins, 2005), que, quando presente, indica hipoxemia avançada (Giuliano, 2006).

A oximetria de pulso mede apenas o quanto a hemoglobina está saturada de oxigênio, não trazendo informações sobre distribuição de oxigênio aos tecidos ou a função ventilatória (Higgins, 2005). Ainda assim, é um recurso de monitoramento de grande valor em uma infinidade de cenários clínicos, desde que seus usos e limitações sejam totalmente entendidos (Jevon e Ewens, 2000; Giuliano, 2006).

Papel da oximetria de pulso

A hipoxemia é comum em todos os aspectos da prática clínica; sem tratamento adequado, ocasiona morte das células e disfunção de órgão.

A cianose é um sinal tardio de hipoxemia, e a saturação de oxigênio precisa diminuir para 80 a 85% antes que quaisquer mudanças na cor da pele fiquem aparentes (Giuliano e Higgins, 2005). Além disso, manifestações de hipoxemia, inclusive inquietação, confusão, agitação, cianose, comportamento combativo e taquicardia (McEnroe Ayres e Stucky Lappin, 2004), podem não ser percebidas ou ser interpretadas de maneira equivocada (Technology Subcommittee of the Working Group on Critical Care, 1992).

A oximetria de pulso, o quinto sinal vital (Welch, 2005), imediatamente alertará o profissional em relação a uma queda nas saturações de oxigênio arterial e ao surgimento de hipoxemia, antes do reconhecimento visual de cianose. Na prática clínica, uma saturação de oxigênio inferior a 90% constitui preocupação.

> A ausência de cianose não exclui hipoxemia grave. Não estará presente se a concentração de hemoglobina for baixa ou se houver perfusão inadequada dos capilares (McEnroe Ayres e Stucky Lappin, 2004).

Os mecanismos de oximetria de pulso

A oximetria de pulso (Figura 3.1) é uma medida diferencial, baseada no método de absorção espectométrico que utiliza a Lei Beer-Lambert para absorção óptica (Welch, 2005).

A ponteira do oxímetro de pulso possui dois diodos emissores de luz (um vermelho e outro infravermelho) em um de seus lados. Eles transmitem luz vermelha e infravermelha pelo leito vascular, normalmente a ponta de um dedo ou o lobo de uma orelha, para um fotodetector que está do outro lado da ponteira (Welch, 2005). A proporção da absorção é relativa à concentração de hemoglobina oxigenada e de hemoglobina desoxigenada (Welch, 2005). Quanto mais oxigenado o sangue, mais

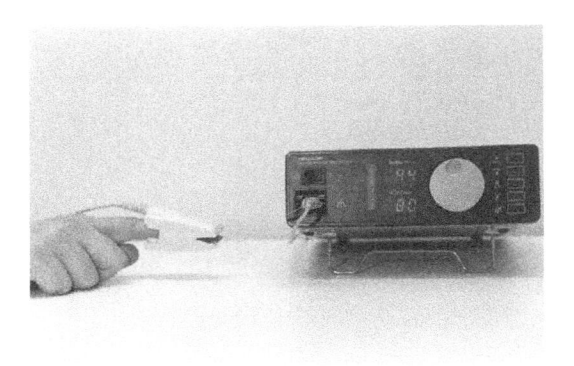

FIGURA 3.1 Oxímetro de pulso.

luz vermelha passa e menos luz infravermelha (Giuliano, 2006). Por meio do cálculo das proporções de luz vermelha e infravermelha ao longo do tempo, mede-se a saturação de oxigênio (Giuliano, 2006).

Usos do oxímetro de pulso

O oxímetro de pulso é indicado para qualquer situação clínica em que possa ocorrer hipoxemia (Hanning e Alexander-Williams, 1995). Sua utilização ocorre em vários cenários clínicos, como:

- bloco cirúrgico;
- unidades de terapia intensiva;
- unidades de emergência;
- unidades hospitalares em geral;
- setores de endoscopia;
- unidades neonatais;
- transferência de paciente;
- unidades de diagnóstico;
- cuidados primários;
- laboratórios para estudos do sono.

Vantagens da oximetria de pulso

A oximetria de pulso é um método barato, não-invasivo e portátil de medida da saturação de oxigênio arterial, que facilita a detecção precoce de hipoxemia. Ainda, fornece informações sobre a freqüência cardíaca (Jevon e Ewens, 2000; Welch, 2005). Embora a análise dos gases do sangue arterial seja o padrão-ouro para medida da saturação do oxigênio arterial, é um método invasivo, demanda tempo, tem custo mais elevado, envolve repetidas amostragens de sangue arterial e fornece somente informações intermitentes (Jenson et al., 1998).

Valores normais para saturação de oxigênio

A variação normal para medidas da saturação de oxigênio é superior a 95% (Fox, 2002; Booker, 2004), embora medidas mais inferiores possam ser "normais" para alguns pacientes, por exemplo, de DPOC (Fox, 2002; Bennett, 2003).

Procedimento para oximetria de pulso

Estes procedimentos preliminares têm de ser observados:

- assegurar-se de que o oxímetro esteja limpo;
- lavar e secar as mãos;
- explicar o procedimento ao paciente.

Escolher um local apropriado, com leito vascular pulsante. Esses locais incluem os dedos das mãos (o mais popular), o lobo da orelha (menos preciso, Jenson et al., 1998); os dedos dos pés podem ser usados em lugar dos das mãos, embora seja mais comum uma perfusão insatisfatória (Hanning e Alexander-Williams, 1995). Evitar colocar a ponteira do oxímetro distal nos manguitos de pressão arterial ou nas linhas arteriais/venosas. Quando usados nos dedos das mãos, remover esmalte (Higgins, 2005) (primeiro conseguir consentimento da paciente). A ponteira do oxímetro deve ser firmada, mas sem uso de esparadrapo. As precauções a seguir devem ser tomadas durante o procedimento:

- Assegurar-se de que o traçado seja confiável e corresponda à freqüência dos pulsos, isto é, às medidas exatas da saturação do oxigênio (Figura 3.2).
- Assegurar-se de que os alarmes no oxímetro de pulso estejam ajustados dentro de limites consensuais, localmente, e de acordo com a condição do paciente.
- Monitorar com regularidade o local da ponteira do oxímetro devido a complicações, por exemplo, queimaduras e enrijecimento das articulações; regularmente, variar o local.
- Com regularidade, monitorar os sinais vitais do paciente.
- Documentar os dados obtidos e informar a equipe médica se apropriado.

(Adaptado de Jevon e Ewens, 2000)

Interpretação das ondas pletismográficas

A qualidade do pulso e da circulação no local em que a SpO_2 está sendo medida reflete-se na onda pletismográfica (Figura 3.2); a força dos pulsos é proporcional à amplitude da onda (Place, 2000).

Causas de imprecisão

Dados imprecisos podem ser causados por qualquer um dos fatores arrolados a seguir:

FIGURA 3.2 Onda SpO$_2$.

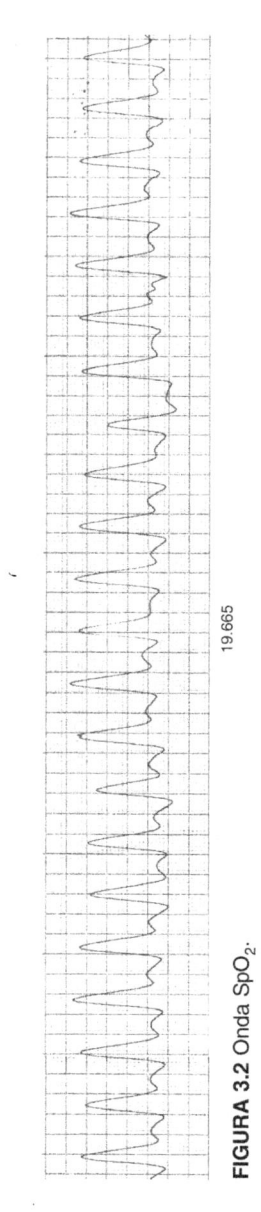

- *Envenenamento por dióxido de carbono*: leitura falsa e elevada (Mathews, 2005).
- *Meta-hemoglobinemia* (mudanças na estrutura do ferro na hemoglobina); quando presente em doses elevadas, pode oferecer leitura falsa e elevada ou baixa (Welch, 2005).
- *Perfusão vascular inadequada*: o oxímetro de pulso requer fluxo pulsátil de sangue para avaliar a saturação de oxigênio.
- *Perfusão vascular inadequada*: por exemplo, em hipovolemia, hipotensão, septicemia, hipotermia, choque cardiogênico ou doença vascular periférica, resultando em leitura baixa e falsa.
- *Pulsação venosa*: por exemplo, insuficiência da válvula tricúspide; ponteira presa com firmeza demasiada (Fox, 2002; Welch, 2005); insuficiência cardíaca; manguito de pressão arterial inflado distal à ponteira, resultando em leitura baixa e falsa.
- *Arritmias cardíacas*, como fibrilação atrial, podem causar perfusão inadequada e irregular, resultando em leitura baixa e falsa.
- *Fatores que afetam a absorção leve*: pigmentação da pele, sangue seco e esmalte de unhas escuro (Welch, 2005) e corantes intravenosos, por exemplo, azul de metileno (Fox, 2002).
- *Luminosidade externa forte*, em especial, iluminação fluorescente (Fox, 2002; Gwinnutt, 2006), pode oferecer leitura elevada e falsa.
- *Anemia* (Weston Smith et al., 1989; Severinghaus e Koh, 1990).
- *Paciente em oxigênio suplementar* pode significar que uma hipoxemia não seja detectada logo (Hutton e Clutton-Brock, 1993).
- *Saturações de oxigênio* ≤70% (Schnapp e Cohen, 1990).
- *Movimento do paciente*, por exemplo, tremor, embora os oxímetros de pulso modernos possam minimizar a interferência dos movimentos do paciente (Gwinnutt, 2006).

Limitações

Ainda que o oxímetro de pulso meça a saturação de oxigênio e possa detectar hipoxemia, não oferece indícios da adequação da ventilação e da retenção de dióxido de carbono.

Davidson e Hosie (1993) registraram um caso de paciente em pós-operatório, que teve uma saturação de oxigênio normal (95%), embora tivesse níveis de dióxido de carbono anormalmente elevados, ocasionando uma acidose com risco de morte. A falha para detectar uma hipoventilação nesse paciente constitui um exemplo de falsa sensação de segurança, gerada por uma única variável fisiológica que estava dentro de limites seguros (Hutton e Clutton-Brock, 1993). Diante de suspeita de hipercapnia, uma análise dos gases do sangue arterial precisa ser feita.

Solução de problemas

É importante sempre garantir um traçado confiável. Quando isso for difícil, deve-se:

- aquecer e esfregar a pele para melhorar a circulação;
- mudar local da ponteira, por exemplo, lobo da orelha;
- trocar ponteira do oxímetro de pulso.

Complicações

A oximetria de pulsos é bastante segura; as complicações são raras e, dificilmente, graves quando ocorrem (Richardson e Hale, 1995). Mas há relato de complicações.

- *Necrose isquêmica por pressão* (Fox, 2002); no caso relatado o paciente estava séptico, hipotenso e tinha uma doença arterial preexistente. Além disso, uma linha arterial estava colocada na artéria radial que pode ter comprometido ainda mais a circulação distal.
- *Abrasões perioperatórias na córnea*: conseqüência de pacientes que esfregam os olhos com o dedo indicador que está com a ponteira e um curativo (Brock-Utne et al., 1992).
- *Lesões com bolhas no local da ponteira*: causadas por cabo da ponteira defeituoso; encurtamento intermitente que resulta em fornecimento excessivo de corrente elétrica ao diodo emissor de luz, causando superaquecimento.
- *Lesão mecânica*: quando o paciente não consegue flexionar o dedo da mão; em pacientes inconscientes ou semiconscientes, a ponteira pode inibir o uso voluntário do dedo, resultando em enrijecimento. A troca regular do local da ponteira é, por isso, defendida (Richardson e Hale, 1995). Trata-se de problema potencial para pacientes em UTIs, onde ocorre monitoramento prolongado.

> **Melhor prática – oximetria de pulso**
>
> Remover tudo que possa prejudicar a claridade do local do sensor.
> Posicionar a ponteira sem força demasiada, isto é, evitar o uso de esparadrapo.
> Assegurar-se da obtenção de traçado adequado.
> Ficar atento à história anterior e atual que possa fornecer resultados aberrantes.
> Observar qualquer atividade associada a um valor de leitura aumentado ou diminuído de SpO_2.
> Observar uso de oxigênio suplementar.
> Comparar os resultados com dados anteriores e avaliar tendências.
> Sempre confiar mais no juízo clínico do que na leitura da SpO_2 isoladamente.
> Com regularidade, monitorar e alternar o local da ponteira.
> Assegurar-se de que o dedo utilizado flexione com regularidade a fim de evitar lesão mecânica.

ANÁLISE DE GASES DO SANGUE ARTERIAL

A análise de gases do sangue arterial (ABG) é um dos testes mais comuns realizados no paciente em condição crítica, tornando-se uma habilidade essencial para todos os profissionais da saúde (Simpson, 2004). Fornece aos médicos informações valiosas sobre a função respiratória e o estado metabólico do paciente (Shoulders-Odom, 2000; Simpson, 2004; Allen, 2005); assim, constitui elemento que integra o monitoramento do paciente em condição crítica. É importante lembrar que, tal como em todos os métodos de avaliação, a interpretação do ABG não deve ser tomada isoladamente (Simpson, 2004).

Procedimento para amostragem do sangue arterial

Há dois métodos de amostragem de sangue arterial, seja por punção ou perfuração arterial feita em uma só vez, seja por canulação arterial. Uma perfuração arterial costuma ocorrer em artéria radial (Woodrow, 2004), uma vez que é mais acessível. A artéria femoral não costuma ser usada com bastante freqüência.

O procedimento a seguir para amostragem do sangue arterial por canulação baseia-se em recomendações de Driscoll e colaboradores (1997):

1. Garantir que a dânula de três vias esteja fechada ao ar. Isso previne fluxo de retorno de sangue e respingos de sangue.
2. Retirar a proteção da dânula de três vias, limpar o orifício aberto com álcool e conectar uma seringa esterilizada de 5 mL.
3. Fechar a dânula para conectar a artéria à seringa e aspirar 5 mL de sangue. Isso garantirá que a amostra de sangue usada para análise seja fresca e não contenha "solução *flush*". A dânula está então "fechada" para a solução *flush*.
4. Fechar a dânula para a seringa; retirá-la e descartá-la.
5. Substituir por seringa heparinizada e abrir a dânula para conectar à artéria.
6. Devagar, aspirar a quantidade necessária de sangue (Figura 3.3); em seguida, fechar a dânula para a seringa. É importante aspirar devagar o sangue, uma vez que isso ajudará a evitar espasmo no vaso (Mallett e Dougherty, 2000).

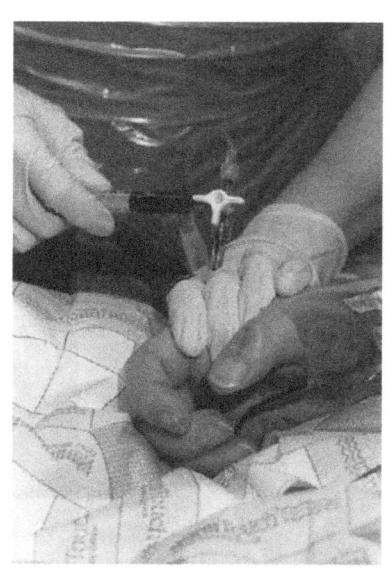

FIGURA 3.3 Amostragem de sangue arterial por canulação.

7. Remover a seringa e reaplicar um novo protetor esterilizado, assegurando-se de que esteja acoplado com firmeza.
8. Realizar um *flush* e observar retorno de traçado arterial confiável no monitor. Garantir que o manguito infusor esteja inflado para 300 mmHg (Mallett e Dougherty, 2000).
9. Inserir sangue no analisador de gases sangüíneos, conforme as recomendações do fabricante, assegurando-se de incluir a identificação do paciente, sua temperatura e oxigênio suplementar sendo administrado (Figura 3.4).
10. Documentar os resultados e informar a equipe médica quando apropriado.

Indicações para análise ABG

As indicações para uma análise ABG incluem:

- comprometimento respiratório;
- pós-parada cardiorrespiratória;

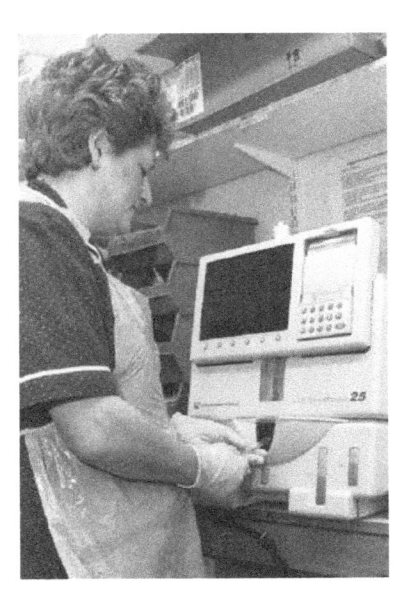

FIGURA 3.4 Máquina de análise de sangue arterial.

- condições metabólicas, por exemplo, cetoacidose diabética (CAD);
- deterioração repentina e inexplicada;
- avaliação de intervenções, por exemplo, mudanças nos ajustes de ventilação invasiva e não-invasiva;
- antes de uma cirurgia, como conjunto inicial de dados para facilitar uma comparação pós-operatória;
- trauma grande.

Princípios da análise ABG

Suprimento de oxigênio aos tecidos depende de como o oxigênio se dissocia da molécula de hemoglobina (Hb) para ficar disponível aos tecidos. Isso, por sua vez, depende do pH do sangue, da temperatura do corpo e do $PaCO_2$ do sangue (Hubbard e Mechan, 1997). À medida que o sangue fica mais ácido, mais quente e com $PaCO_2$ mais alto, a curva de dissociação do oxigênio muda para a direita e reduz a afinidade da molécula HB em relação ao oxigênio (Athern et al., 1995). Embora menos oxigênio possa ser arregimentado pelos pulmões, mais pode ser liberado para os tecidos (Valenti et al., 1997). Diferentemente, uma mudança para a esquerda resulta na molécula Hb tendo afinidade maior com o oxigênio, embora menos possa ser liberado aos tecidos. Assim, isso poderá resultar em oxigenação insatisfatória, apesar de uma PaO_2 adequada.

Quando uma amostra de sangue arterial é processada pelo analisador de sangue arterial, obtém-se percepção valiosa e exata da função respiratória do paciente e percepção de sua condição metabólica.

Os níveis de gases sangüíneos dependem de três variáveis: suprimento de sangue, ventilação e difusão. Assim, havendo suprimento inadequado de sangue aos alvéolos, mas ventilação adequada, uma difusão insuficiente ocasionará retenção de PCO_2, por exemplo, embolia pulmonar. Diferentemente, havendo um bom suprimento de sangue aos alvéolos, mas ventilação insatisfatória, a troca gasosa também ficará comprometida, por exemplo, DPOC, pneumonia e asma. Esses dois desequilíbrios levarão a um descompasso entre perfusão e ventilação (VQ) ou a um "*shunt*" (Smyth, 2005). Unidades de medida de gases sangüíneos chamam-se quilopascais (kPa) ou milímetros de mercúrio (mmHg). Essas duas unidades estão atualmente em uso (para converter kPa em mmHg: kPa x 7,5 = mmHg; para converter mmHg em kPa: mmHg ÷ 7,5 = kPa).

Parâmetros medidos por um analisador de gases do sangue

- pH: 7,35 a 7,45. Mede o equilíbrio geral do acido-básico da amostra de sangue (Pruitt e Jacobs, 2004), sendo influenciado pela função respiratória e metabólica (Woodrow, 2004). O equilíbrio ácido-básico é a manutenção do equilíbrio de íons de hidrogênio (H^+), que possibilita a função normal das células (Simpson, 2004). Níveis de H^+ e de pH possuem uma razão inversa, isto é, um aumenta à medida que o outro diminui (Simpson, 2004). Mudanças pequenas no pH causam risco à vida (Allen, 2005); o corpo, por conseguinte, confia em mecanismos de compensação para contra-atacarem mudanças graves no pH. Tampões no organismo funcionam como esponjas químicas que absorvem alcalinidade ou acidez excessiva (Allen, 2005).
- PaO_2: 10 a 13,3 kPa (75 a 100 mmHg). Trata-se da medida da pressão parcial do oxigênio dissolvido na amostra de sangue, e não a quantidade de oxigênio no sangue (UKRC, 2004). PO_2 arterial (PaO_2) depende do PO_2 alveolar (PAO_2) (UKRC, 2004). O PO_2 arterial é sempre menor que o PO_2 alveolar, e a extensão dessa diferença depende da incidência de doenças pulmonares. Aumentos na diferença indicam descompasso VQ (Simpson, 2004). No nível do mar, uma pessoa hígida respirando normalmente (FiO_2 0,21) deve apresentar um PaO_2 superior a 11 kPa (80 mmHg) e respirando numa concentração de oxigênio de 50% (FiO_2 0,5) apresentará um PaO_2 de cerca de 40 kPa (300 mmHg) (UKRC, 2004). Quando um paciente está recebendo oxigênio suplementar, um PaO_2 normal não indicará, necessariamente, ventilação adequada, já que pequenos aumentos no FiO_2 suplantarão qualquer hipoxemia ocasionada por subventilação (UKRC, 2004). Um nível de PaO_2 inferior a 8 kPa (60 mmHg) é considerado um diagnóstico de hipoxemia (British Thoracic Society, 2002). Pacientes em condição crítica têm demandas maiores de oxigênio devido às demandas

patológicas do organismo (Shoulders-Odom, 2000). É de extrema importância que essas demandas aumentadas de oxigênio sejam satisfeitas para a manutenção de oxigenação tissular adequada e para a prevenção de morte celular.
- $PaCO_2$: 4,7 a 6 kPa (35 a 45 mmHg). Trata-se da medida da pressão parcial do dióxido de carbono dissolvido no sangue (mais solúvel que o oxigênio). Ao ser levado aos pulmões para ser expirado, o dióxido de carbono é transportado em uma solução de plasma, como ácido carbônico (H_2CO_3). Se o paciente tem pouco ou muito dióxido de carbono, esse dado não tem efeito na acidez ou na alcalinidade do sangue (Allen, 2005). A concentração de dióxido de carbono informa sobre a adequação da ventilação (Allen, 2005). O dióxido de carbono é refugo do metabolismo tissular, e os centros respiratórios no tronco cerebral são estimulados em resposta a níveis elevados de dióxido de carbono (Woodrow, 2004). Os centros respiratórios no tronco cerebral são sensíveis à concentração de íons de hidrogênio (UKRC, 2004). Assim, com a elevação do dióxido de carbono, os centros respiratórios são estimulados a aumentar a freqüência e a profundidade respiratórias e a reduzir os níveis deste; inversamente, havendo hiperventilação e diminuição do dióxido de carbono, os centros respiratórios são estimulados a reduzir a freqüência e a profundidade respiratórias:

$$CO_2 + H_2O = H_2CO_3 = HCO_3^- + H^+$$
dióxido de carbono mais água   ácido carbônico   bicarbonato mais íons de hidrogênio

- Bicarbonato (HCO_3^-) (22 a 26 mmol/L). Os principais sistemas de tamponamento no organismo envolvem bicarbonato, proteína e fósforo; o bicarbonato, entretanto, é o mais importante (Resuscitation Council UK, 2006). Tampões possuem duas qualidades: aglutinam íons de hidrogênio livres quando existem em excesso (acidose) e doam íons de hidrogênio quando os níveis estão baixos (alcalose) (Simpson, 2004).
- Excesso de base (BE) (-2 mmol a +2 mmol). Excesso de base é a quantidade de ácido ou base necessária para restaurar o sangue para um pH de 7,4 (Resuscitation Council UK, 2006; Woodrow, 2004). Valor negativo indica deficiência de base (ou excesso de ácido), ao passo que valor positivo indica excesso de base (ou deficiência de ácido) (Resuscitation Council UK, 2006).

- SaO$_2$ (92 a 99%). Saturação de oxigênio arterial é o percentual de oxigênio que se combinou com a molécula de hemoglobina (Hb). O oxigênio combina com a Hb em quantidades suficientes para satisfazer às necessidades do organismo, ao mesmo tempo em que oxigênio é liberado para atender às demandas dos tecidos (Shoulders-Odom, 2000).
- Outros valores: a maioria dos analisadores mede eletrólitos, por exemplo, sódio (Na), potássio (K), cálcio (Ca) e cloreto (Cl), Hb e lactato, o que pode ser útil para uma "rápida verificação". Na maioria das UTIs, esses valores são aceitos como precisos, e o tratamento é estabelecido de acordo com eles. Porém, se valores aberrantes são obtidos, há necessidade de análises laboratoriais para uma comparação.

As variações normais para análise ABG são parte da Tabela 3.3.

TABELA 3.3 Variações normais para resultados ABG

Parâmetro	Variação normal
pH	7,35 a 7,45
PaO$_2$	80 a 100 mmMg
PaCO$_2$	35 a 45 mmMg
Bicarbonato (HCO$_3^-$)	22 a 28 mmol/L
SaO$_2$	>95%
Excesso de base	−2 a +2

© Sheila K. Adam e Sue Osborne 1987. Reproduzida com permissão de Oxford University Press, de Adam e Osborne, 1987.

Análise sistemática dos resultados do ABG

Driscoll e colaboradores (1987) recomendam três princípios quando da análise dos resultados do ABG:

- Levar em conta a história clínica e o exame físico do paciente.
- Analisar os resultados de forma sistemática.
- Integrar os achados clínicos à interpretação dos dados.

Uma abordagem sistemática para análise dos ABGs é pré-requisito para uma investigação objetiva, e a Resuscitation Council UK (UKRC) sugere um método com cinco etapas:

Etapa 1: Investigar a oxigenação

- O paciente está hipóxico?
- Que oxigênio suplementar ele está recebendo?

Etapa 2: Determinar o nível do pH

Está presente acidose (pH < 7,35) ou alcalose (pH > 7,45)?

Etapa 3: Determinar o componente respiratório

O $PaCO_2$ está baixo (<4,7 kPa, <35 mmHg) ou alto (>6 kPa, >45 mmHg)? Se está baixo, pode ser indício de alcalose respiratória primária ou compensação respiratória secundária para uma acidose metabólica. Se o dióxido de carbono está alto, pode indicar acidose respiratória primária ou compensação secundária para uma alcalose metabólica.

Etapa 4: Determinar o componente metabólico

O bicarbonato está baixo (<22 mmol/L) ou alto (>26 mmol/L)? O bicarbonato baixo pode indicar acidose metabólica primária ou compensação renal secundária para alcalose respiratória. Se ele está elevado, pode indicar alcalose metabólica primária ou compensação metabólica secundária para acidose respiratória. Não há necessidade de avaliar o excesso de base, já que seu nível e o do bicarbonato se refletem.

Etapa 5

Combinar os resultados das Etapas 2, 3 e 4 e determinar qual o distúrbio primário e se existem mecanismos compensatórios evidentes.

As mudanças nos distúrbios ácido-básicos estão resumidas na Tabela 3.4.

Classificação de desequilíbrio

Desequilíbrio ácido-básico ocorre quando existe H^+ em demasia (acidose) ou abaixo do nível normal (alcalose) (Simpson, 2004). Se esse desequilíbrio tiver uma causa respiratória, o sistema metabólico buscará compensar, da mesma maneira que o respiratório, em caso de desequilíbrio metabólico.

TABELA 3.4 Resumo das mudanças em distúrbios ácido-básicos

Distúrbio ácido-básico	pH	PaCO$_2$	HCO$_3^-$
Acidose respiratória	↓	↑	N
Acidose metabólica	↓	N	↓
Alcalose respiratória	↑	↓	N
Alcalose metabólica	↑	N	↑
Acidose respiratória com compensação metabólica	↓*	↑	↑
Acidose metabólica com compensação respiratória	↓*	↓	↓
Alcalose respiratória com compensação metabólica	↑*	↓	↓
Alcalose metabólica com compensação respiratória	↑*	↑	↑
Alcalose mista metabólica e respiratória	↓	↑	↓
Alcalose mista metabólica e respiratória	↑	↓	↑

*Quando a compensação estiver virtualmente completa, o pH poderá estar normal.
Resuscitation Council UK, 2006.

Melhor prática – análise de gases do sangue arterial

Considerar a história clínica e o exame físico do paciente.
Analisar, de forma sistemática, os resultados.
Integrar os resultados clínicos à interpretação dos dados.
Jamais remover o oxigênio suplementar ao levar para análise uma amostra de sangue arterial. É importante investigar a reação do paciente ao oxigênio suplementar, e a interrupção do oxigênio em paciente comprometido constitui prática perigosa.

Há quatro classificações de desequilíbrio, com ou sem compensação:

- acidose *respiratória*;
- acidose *metabólica*;
- alcalose *respiratória*;
- alcalose *metabólica*.

Acidose respiratória

Ocorre acidose respiratória quando o pH do sangue reduz-se para menos de 7,35 (Simpson, 2004), sendo causada por ventilação inadequada que ocasiona retenção de dióxido de carbono e aumento nos íons de hidrogênio livres. Os fatores predisponentes incluem:

- exacerbação de DPOC;
- edema pulmonar;
- pneumonia;
- interrupção mecânica da ventilação, por exemplo, ruptura do diafragma, fratura do esterno;
- distúrbio neurológico, por exemplo, eventos intracranianos e distúrbios neuromusculares;
- sedação excessiva, isto é, opióides ou sedativos;
- auto-envenenamento.

Exemplo de acidose respiratória sem compensação metabólica:

pH 7,24
$PaCO_2$ 8,0 kPa (60 mmHg)
PaO_2 7,5 kPa (56 mmHg)
HCO_3^- 24 mmol/L
BE 0
SaO_2 94%

É fundamental que haja um equilíbrio perfeito entre ácidos e bases para que se tenha um ambiente neutro com condição favorável para a função celular. No exemplo anterior, o sistema tampão propiciado pelos rins deve contrabalançar os íons livres de H^+ em conseqüência de produção excessiva de dióxido de carbono. A compensação para uma acidose ou alcalose é obtida pelo outro sistema (i.e., o sistema renal compensará o desarranjo respiratório e o sistema respiratório compensará o desarranjo metabólico). Os pulmões, no entanto, proporcionam um mecanismo compensatório muito mais rápido que os rins, que podem necessitar de horas ou mesmo dias para uma compensação adequada.

Exemplo de acidose respiratória com compensação metabólica:

pH 7,37
$PaCO_2$ 7,3 kPa (55 mmHg)
PaO_2 9,6 kPa (72 mmHg)
HCO_3^- 32 mmol/L
BE +6
SaO_2 95%

Nesse exemplo, há um aumento na quantidade do HCO_3^- reabsorvido pelos rins, que agem como tampão para o excesso de íons H⁺ livres. A compensação é considerada adequada somente quando o pH retorna aos limites normais, como é demonstrado no exemplo.

Acidose metabólica

Envolve excesso de produção fixa de ácido, isto é, lactato ou perda de HCO_3^-. As causas incluem:

- diarréia;
- parada cardíaca;
- cetoacidose diabética;
- insuficiência renal;
- choque distributivo;
- envenenamento por salicílico.

Exemplo de acidose metabólica sem compensação respiratória:

pH 7,20
$PaCO_2$ 4,7 kPa (35 mmHg)
PaO_2 10,0 kPa (75 mmHg)
HCO_3^- 16 mmol/L
BE -12
SaO_2 96%

A ausência de HCO_3^- circulante resulta em acidose metabólica refletida em um déficit de base de -12.

Exemplo de acidose metabólica com compensação respiratória:

pH 7,35
$PaCO_2$ 2,7 kPa (20 mmHg)
PaO_2 11,8 kPa (88 mmHg)
HCO_3^- 12 mmol/L
BE -14
SaO_2 97%

O sistema respiratório compensou, diminuindo o nível de dióxido de carbono por hiperventilação, o que reduz, dessa forma, o nível de íons H⁺ livres em circulação.

Alcalose respiratória

A alcalose respiratória é causada pela excreção excessiva de dióxido de carbono que ocasiona redução nos íons livres de hidrogênio e estado de alcalose. Os fatores predisponentes incluem:

- hiperventilação na histeria;
- ventilação mecânica em excesso.

Exemplo de alcalose respiratória sem compensação metabólica:

pH 7,50
$PaCO_2$ 2,5 kPa (19 mmHg)
PaO_2 8,6 kPa (65 mmHg)
HCO_3^- 22 mmol/L
BE +1
SaO_2 92%

Exemplo de alcalose respiratória com compensação metabólica:

pH 7,44
$PaCO_2$ 2,6 kPa (19 mmHg)
PaO_2 8,9 kPa (67 mmHg)
HCO_3^- 15 mmol/L
BE −9
SaO_2 93%

O paciente excreta íons de bicarbonato através do sistema renal a fim de reduzir a presença de tampões alcalinos mais tarde no sangue.

Alcalose metabólica

A alcalose metabólica é causada por uma perda de ácidos ou um aumento nos tampões alcalinos, isto é, bicarbonato. As causas incluem:

- distúrbios gastrintestinais, por exemplo, vômito grave;
- overdose de antiácidos;
- diuréticos.

Exemplo de alcalose metabólica sem compensação respiratória:

pH 7,67
$PaCO_2$ 4,2 kPa (31 mmHg)
PaO_2 13,1 kPa (97 mmHg)
HCO_3^- 38 mmol/L
BE +15
SaO_2 98%

Há um aumento de bicarbonato circulante, isto é, um excesso alcalino que provoca alcalose.

Um exemplo de alcalose metabólica, com compensação respiratória:

pH 7,45
$PaCO_2$ 7,6 kPa (57 mmHg)
PaO_2 12,4 kPa (93 mmHg)
HCO_3^- 32 mmol/L
BE +4
SaO_2 96%

O sistema respiratório retém dióxido de carbono para criar mais íons livres de hidrogênio à disposição de modo a equilibrar a produção alcalina excessiva, mantendo, assim, o equilíbrio.

PRINCÍPIOS DE CAPNOGRAFIA

A medida do dióxido de carbono corrente final ($ETCO_2$) é útil quando ocorre monitoramento de paciente gravemente doente. Não há, virtualmente, qualquer dióxido de carbono no ar inspirado; entretanto, na medida em que a concentração de $ETCO_2$ assemelha-se bastante à pressão parcial do dióxido de carbono arterial ($PaCO_2$), medir o $ETCO_2$ de fato proporciona um índice da adequação da ventilação (Leach, 2004).

A capnometria é a medida do dióxido de carbono expirado (Mosby, 2006). Ele pode simplesmente ser verificado, anexando-se um detector colorimétrico (Figura 3.5) no tubo traqueal: uma fita indicadora sensível ao pH apresenta coloração amarela na presença de dióxido de carbono expirado, o que confirma, assim, a colocação correta do tubo endotraqueal (Andrews e Nolan, 2006). Esse dispositivo detector colorimétrico costuma ser usado durante reanimação cardiorrespiratória para ajudar a confirmar que o tubo endotraqueal está inserido na traqueia. Novos dispositivos de capnografia estão atualmente disponíveis para pacientes acordados e que respiram de forma espontânea (Figura 3.6).

A capnometria eletrônica, que usa tecnologia com raio infravermelho, é mais precisa e confiável do que a colorimétrica, em especial, em pacientes em choque circulatório (Salem, 2001). Funciona conforme o princípio de que o dióxido de carbono absorve o raio infravermelho na proporção de sua concentração (Gwin-

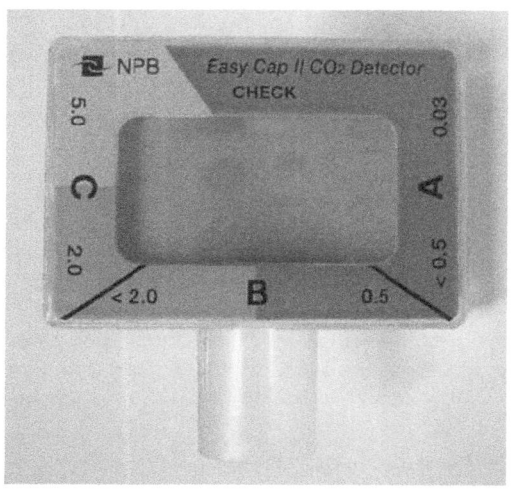

FIGURA 3.5 Detector colorimétrico de dióxido de carbono (Proact Medical Ltd).

nutt, 2006). Produz um capnograma, uma onda que mostra a proporção de dióxido de carbono no ar expirado (Mosby, 2006). Esse método de monitoramento é chamado de capnografia.

O uso da capnografia expandiu-se em anos recentes, sendo atualmente utilizada em uma variedade de cenários de atendimento a pacientes graves. Oferece informações abrangentes sobre o $ETCO_2$, com uma onda contínua característica (Figura 3.7) mostrada em uma tela (Andrews e Nolan, 2006). Oportuniza aos clínicos informações sobre a ventilação e auxilia nos diagnósticos clínicos, por exemplo, no de embolia pulmonar (Ahrens e Sona, 2003). É especialmente útil no caso de pacientes gravemente doentes, uma vez que pode alertar o enfermeiro a respeito de uma hipoventilação, mesmo que os dados da oximetria de pulso do paciente sejam normais (Woomer e Berkheimer, 2003). A capnografia é, ainda, um recurso de monitoramento útil quando a oximetria de pulso não funciona de maneira correta (Kober et al., 2004).

Indicações de capnografia incluem:

- monitoramento respiratório em pacientes em condição crítica;
- durante transporte de pacientes criticamente doentes;

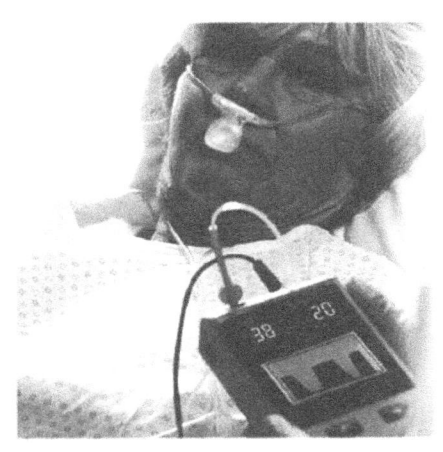

FIGURA 3.6 Um dispositivo de capnografia para uso em paciente que respira de forma espontânea (Proact Medical Ltd).

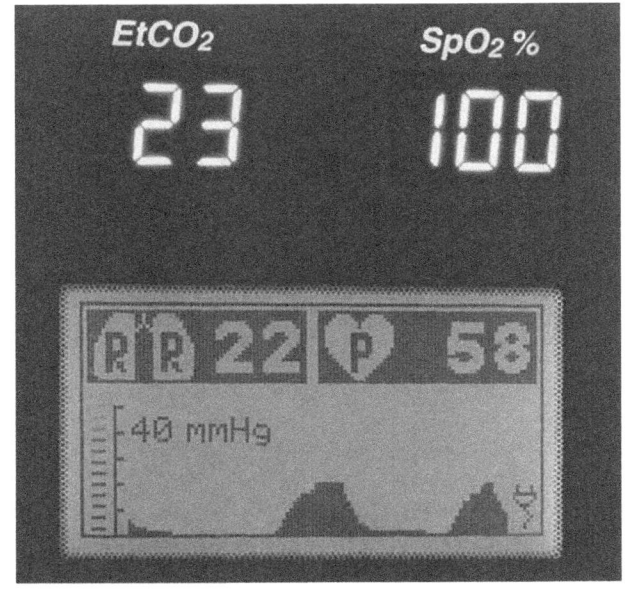

FIGURA 3.7 Uma onda ETCO$_2$ característica (Proact Medical Ltd).

- durante anestesias;
- após inserção de tubo traqueal para confirmar a colocação correta.

(Bersten, 2004)

Mudanças na forma de onda produzida possibilitam uma correlação com as condições clínicas, por exemplo, obstrução do fluxo de ar. Em pacientes com débito cardíaco baixo ou doença torácica, a distância entre os níveis de dióxido de carbono arterial e de $ETCO_2$ aumenta; em conseqüência, deve-se ter cuidado ao interpretar as concentrações de $ETCO_2$ em tais circunstâncias (Gwinnutt, 2006). A análise dos gases do sangue arterial permite que o $ETCO_2$ seja calibrado em relação ao $PaCO_2$: a capnografia pode ser utilizada como monitor contínuo e indireto do $PaCO_2$ e como ventilação (Andrews e Nolan, 2006).

MONITORAMENTO DE PRIORIDADES DO PACIENTE EM VENTILAÇÃO

A ventilação mecânica é um tratamento de suporte importante para pacientes em condições críticas; como tal, é uma ocorrência freqüente na UTI (Newmarch, 2006). O uso de um tubo endotraqueal ou traqueostomia assegura a distribuição garantida da fração de oxigênio inspirado (FiO_2) e a distribuição de gás sob pressão constante prefixada ou a um volume corrente prefixo (Newmarch, 2006).

Há muitos parâmetros físicos e psicológicos a serem monitorados, todos tendo de ser totalmente compreendidos pelo enfermeiro que cuida esses pacientes. A mudança fisiológica primária que ocorre se refere ao sistema cardiovascular. Uma vez que a ventilação mecânica (VM) é completamente inversa à respiração fisiológica normal, os efeitos cardiovasculares podem ser constantes, sendo, assim, fundamental o monitoramento consistente e ininterrupto. Durante a respiração espontânea, o ar é "sugado" mediante pressão negativa, ao passo que, na ventilação mecânica, é distribuído sob pressão positiva (Manno, 2005). Quando o ar é distribuído sob pressão positiva, o retorno venoso para o lado direito do coração é obstruído ou retardado, reduzindo a pré-carga, e, em conseqüência, o débito cardíaco (Manno, 2005). Além disso, a queda do débito cardíaco ocasiona diminuição do fluxo de sangue renal, que estimula a liberação do hormônio antidiurético (ADH), causando retenção de líquido e edema.

A classificação dos ventiladores depende dos métodos empregados para ciclagem da fase inspiratória até a expiratória (Newmarch, 2006). Quando o modo ventilatório está no ciclo de pressão, a pressão inspiratória é fixada, a freqüência, estabelecida, e o volume depende da complacência pulmonar do paciente. Quando o modo está no ciclo de volume, o volume corrente é prefixado, a freqüência, prefixada, e a pressão inspiratória de pico varia, dependendo do grau de complacência pulmonar do paciente. Os modos ventilatórios usados com mais freqüência são os seguintes:

- *Ciclo de volume ou pressão.* Ventilação mandatória intermitente sincronizada (SIMV) que distribui volume ou pressão preestabelecida, a uma freqüência prefixada e em sincronia com o esforço respiratório do próprio paciente (Schumacher e Chernecky, 2005). Uma comparação entre a respiração do paciente e as respirações mandatórias será demonstrada, tendo de ficar registrada. Trata-se do modo ventilatório de uso mais comum, e pode ser empregado como modo de desmame.
- *Ventilação mecânica controlada (CMV).* Distribui gás a um volume e freqüência prefixados, sem sincronia com respirações espontâneas (Manno, 2005).
- *Ventilação por pressão de suporte (PSV).* Modo espontâneo em que uma pressão inspiratória prefixada controla a freqüência e o volume da ventilação (Schumacher e Chernecky, 2005).
- *Ventilação por pressão controlada (PC).* Gás é distribuído a uma freqüência e pressão inspiratória prefixadas, sendo o volume determinado pela complacência pulmonar do paciente.
- *Pressão positiva nas vias aéreas em dois níveis (BIPAP).* Ventilação com pressão controlada possibilita que o paciente respire espontaneamente em qualquer ponto do ciclo, proporcionando pressão expiratória final positiva baixa e alta (Manno, 2005).
- *Pressão positiva contínua das vias aéreas (CPAP).* Proporciona pressão positiva constante das vias aéreas no modo espontâneo (encontrada com freqüência na PSV), além de promover troca de gases, abrindo os alvéolos e aumentando a capacidade residual funcional (Schumacher e Chernecky, 2005).
- *Pressão expiratória terminal positiva (PEEP).* O mesmo princípio da CPAP, embora no modo não-espontâneo.

Parâmetros a serem monitorados durante a ventilação mecânica

Durante ventilação mecânica, devem ser feitas anotações criteriosas das seguintes medidas, que devem ser registradas de hora em hora e após quaisquer alterações nos ajustes:

- *Freqüência respiratória*: a quantidade de respirações proporcionadas pelo ventilador por minuto (Manno, 2005) e todas as respirações espontâneas.
- *Volume corrente (V_T)*: volume de ar por expiração. Deve ser o mesmo ou um pouco mais que o V_T prefixado. Objetive 6 a 8* mL/kg, isto é, o máximo para uma pessoa de 70 kg deve ser de 560 mL por respiração. Uma diminuição na mortalidade foi demonstrada em pacientes com lesão pulmonar aguda, usando esses volumes correntes menores (Brower et al., 2000). Se o V_T inspirado não mostrar correlação com o V_T expirado na ventilação cm ciclo de volume, verificar vazamentos no circuito, checar se o manguito no tubo endotraqueal está suficientemente inflado e verificar o ventilador (válvulas internas, e assim por diante). Se o volume corrente (V_T) estiver elevado, é provável que o paciente esteja respirando espontaneamente. Aumentos no volume corrente podem ainda ser creditados a acréscimo de gás no circuito, isto é, quando drogas são nebulizadas.
- *Volume-minuto (mv)*: quantidade expirada a cada minuto. Deve ser sempre a mesma que o volume corrente prefixado, multiplicado pela freqüência prefixada (V_T x freqüência = mv).
- *Pressão inspiratória de pico*: pressão de pico a que o volume corrente é distribuído ou prefixado na ventilação em ciclo de pressão. Medida em cmH_2O deve sempre estar o mais baixo possível para garantir uma ventilação adequada. Isso diminuirá os efeitos secundários cardiovasculares da VM e reduzirá os riscos de barotrauma.

---

* N. de R.T.: No III Consenso Brasileiro de Ventilação Mecânica publicado pelo *Jornal Brasileiro de Pneumologia*, em 2007, o volume corrente preconizado é de 5 a 7 mL/kg, com grau de recomendação B, para pacientes com asma, e o volume corrente menor ou igual a 6 mL/kg, com grau de recomendação A, para pacientes com lesão pulmonar aguda/síndrome do desconforto respiratório agudo. Ver: *J. Bras. Pneumol.*, 2007: 33 (Supl. 2): S106-S110 e *RBT*, 2007: 19 (3): 374-383.

- *PEEP*: pressão expiratória terminal positiva. Deve variar entre 5 e 20 cmH$_2$O. A PEEP está acima e além da pressão inspiratória, isto é, se a pressão está ajustada a 20 cmH$_2$O e a PEEP a 5 cmH$_2$O, a pressão inspiratória de pico deve estar em 25 cmH$_2$O.
- *FiO$_2$: fração inspirada de oxigênio*, expressa como uma fração de um todo, isto é, 40% = FiO$_2$ 0,4.
- *Proporção inspiratória para expiratória (I:E)*: cada respiração possui três componentes – inspiração, pausa e expiração. Uma alteração na razão ou proporção I:E manipula a troca de gás alveolar; a proporção normal entre I:E é 1:2 (Newmarch, 2006).
- *Níveis de ETCO$_2$* (quando usados).
- *Temperatura do umidificador*: deve ser de 37°C no paciente.
- Garantir que todos os limites mínimos e máximos do alarme estejam ajustados adequadamente e monitorados com regularidade.

Jamais silenciar um alarme de ventilador a menos que você esteja seguro da razão.

Monitoramento de tubo endotraqueal

Os princípios a seguir são fundamentais para o controle de paciente com tubo endotraqueal:

- Manter a desobstrução: a ventilação deve ser atentamente monitorada e a sucção deve estar disponível imediatamente.
- Fixar o tubo endotraqueal no rosto do paciente com esparadrapo comum ou de algodão.*
- Alterar a posição do tubo diariamente nos lábios para prevenir úlcera de pressão.
- Documentar a profundidade em que o tubo é fixado na comissura labial e verificar com regularidade em relação à migração desse marcador para reposicionamento se necessário.**
- Garantir ECG contínuo com onda respiratória.
- Assegurar oximetria de pulso contínua para detectar hipoxemia.
- Avaliar regularmente a necessidade de aspiração endotraqueal, com ou sem hiperinflação, para prevenir retenção de catarro e manter o tubo desobstruído.

* N. de R.T.: A fixação pode ser realizada com cadarço ou fita própria para esse fim já existente no mercado.
** N. de R.T.: Observar a graduação em centímetros ao longo do tubo. O valor deve estar entre 19 e 23 cm, no nível dos dentes incisivos. Ver: AELERT, Barbara. *ACLS, Advanced Cardiol Life Support*. Rio de Janeiro: Elsevier, 2007.

- Com regularidade, auscultar sons respiratórios para ter certeza de expansão pulmonar bilateral. A possibilidade de a extremidade do tubo endotraqueal escorregar para o brônquio principal da direita, causando ventilação unilateral, pode, assim, ser excluída.
- Regular a higiene oral, de preferência, com escova de dentes macia e pasta de dentes, ajudará a manter a higiene oral evitando a proliferação de bactérias.
- Fixar/suportar o circuito e o filtro de troca de umidade e calor do ventilador para prevenir peso excessivo sobre o tubo endotraqueal.
- Verificar o equipamento de emergência, isto é, equipamento de entubação, aspiração e dispositivo de ventilação bolsa-válvula-máscara manual, pelo menos, uma vez por plantão, em caso de extubação acidental.
- Usar tubos endotraqueais com *cuff* ou balonete de volume alto e de baixa pressão para minimizar o risco de estenose/isquemia traqueal; com regularidade, verificar as pressões do *cuff* com os manômetros do *cuff* ou balonete.

O enfermeiro deve estar atento às possíveis complicações de uma entubação endotraqueal. O acrônimo, em inglês, DOPE ajuda na detecção de problemas:

Deslocamento do tubo
Desobstrução do tubo (*Obstruction*)
Pneumotórax
Equipamento

Outras complicações da entubação endotraqueal incluem entubação esofágica ou do brônquio direito principal, hérnia do *cuff* ou balonete, danos às cordas vocais, estenose de traquéia, ulceração traqueal e danos ao palato mole e aos lábios.

MONITORAMENTO DE PACIENTE QUE RECEBE VENTILAÇÃO NÃO-INVASIVA (VNI)

O uso de VNI para evitar entubação endotraqueal foi descrito, pela primeira vez, em 1989 (Keenan et al., 2005). Hoje é freqüentemente utilizado em UTIs, unidades semi-intensivas e unidades hospitalares, basicamente, para ser evitado o uso de ventilação mecânica. Há muitos termos diferentes que descrevem a VNI, dependendo das máquinas empregadas (Woodrow, 2003): pressão positiva contínua das vias aéreas (CPAP), ventilação não-invasiva de pressão positiva (VNIPP), ventilação nasal (VN) e pressão positiva nas vias aéreas com dois níveis (BIPAP), utilizada com mais freqüência.

A VNI é distribuída via máscara facial ou nasal, predominantemente usada para exacerbações de DPOC (Woodrow, 2003). A VNI oferece ao paciente assistência respiratória, distribuindo um gás pressurizado através de máscara bem adaptada (Preston, 2001). O oferecimento de suporte aos pacientes por meio da VNI reduz o trabalho respiratório, aumenta o volume corrente e melhora a oxigenação e a hipercapnia (Preston, 2001). Uma VNI de dois níveis consiste nos seguintes parâmetros:

- pressão de via aérea inspiratória positiva (IPAP);
- pressão de via aérea expiratória positiva (EPAP).

As diretrizes da British Thoracic Society (BTS, 2002) recomendam o uso da VNI de dois níveis para:

- DPOC com acidose respiratória (pH 7,25 a 7,35);
- insuficiência respiratória hipercapnéica, secundária a deformação da parede torácica, por exemplo, escoliose, toracoplastia, doença neuromuscular;
- edema pulmonar cardiogênico que não responda apenas à CPAP;
- pacientes de desmame de ventilação mecânica.

A VNI de dois níveis alterna entre pressão de via aérea inspirada positiva (IPAP) e pressão de via aérea expirada positiva (EPAP). O nível mais elevado da pressão inspiratória ocorre durante a inspiração (IPAP) e aumenta o volume corrente, ajudando a reduzir os níveis de dióxido de carbono e a diminuir o trabalho respiratório (Woodrow, 2003). Já o nível mais inferior de pressão ocorre no final da expiração (EPAP). Ele mantém uma pressão positiva e recruta, dessa forma, os alvéolos, o que previne atelectasia para melhorar a oxigenação (Woodrow, 2003). Pressões positivas para o início da VNI de dois níveis seriam IPAP de 12 cmH_2O e EPAP de 5 cmH_2O, titulados de acordo com a reação do paciente.

Ao monitorar um paciente que recebe VNI de dois níveis, observar as precauções a seguir:

- Medir ABGs após uma hora, certa melhora deverá ser verificada. Se os níveis de dióxido de carbono e acidose respiratória

não apresentarem melhora significativa em 4 a 6 horas, ventilação invasiva terá de ser iniciada (BTS, 2002).
- Monitorar os sinais vitais com regularidade; SpO$_2$ contínuo é vital (Preston, 2001).
- Monitorar e registrar os níveis da IPAP, EFAP, freqüência respiratória, FiO$_2$, volume corrente e volume-minuto.
- Administrar cuidados regulares aos olhos e boca, uma vez que o gás de alta pressão pode causar muito ressecamento.
- Ficar atento ao dado de que as máscaras podem ser claustrofóbicas para alguns pacientes. Estabilizada a condição, intervalos regulares no uso da máscara para higiene oral, refeições e ingestão de líquidos podem ocorrer, embora deva ser administrado oxigênio suplementar.
- Monitorar o movimento da parede torácica (BTS, 2002).

PRINCÍPIOS DE MONITORAMENTO DO PACIENTE COM DRENO TORÁCICO

Um dreno torácico pode ser usado para controle de uma variedade de condições torácicas. Pode remover ar (pneumotórax) ou líquido (hemotórax, derrame pleural) de forma segura da cavidade pleural e evitar sua reintrodução, possibilitando a reexpansão pulmonar (Hilton, 2004).

O local para inserir o dreno é determinado pela necessidade de remover ar ou líquido. O ar costuma subir até o ápice do pulmão, sendo, então, removido com maior eficácia quando a extremidade do dreno está anterior e apical à cavidade torácica (Avery, 2000). O local mais seguro para inserção é a linha axilar média, segundo espaço intercostal (BTS, 2002). Por outro lado, costuma haver acúmulo de líquido na base do pulmão, sendo retirado de maneira mais eficaz quando o dreno está posterior e basal à cavidade torácica, em relação ao quarto, quinto ou sexto espaço intercostal.

Ao monitorar paciente com dreno torácico, observar as precauções a seguir:

- Monitorar os sinais vitais do paciente, em especial, relativos aos parâmetros respiratórios do paciente.
- Solicitar radiografia torácica após inserção de dreno torácico para verificar sua posição e garantir se o pulmão foi reexpandido (BTS, 2002).

- Administrar a analgesia prescrita para dor (Hilton, 2004).
- Fixar o dreno para evitar movimento; grandes quantidades de esparadrapo e curativos, entretanto, são desnecessárias, e um curativo transparente e outro tipo de fixação são recomendados (BTS, 2002).
- Com regularidade, verificar o funcionamento do sistema de drenagem, visto que o dreno está sob o selo d'água e funciona como uma válvula de uma via, possibilitando que o ar forme borbulhas através da água durante a expiração e o ato de tossir, embora não permita que o ar retorne (Avery, 2000).
- Observar e registrar a quantidade, a consistência e a cor de todas as secreções. Se houver acúmulo de secreções em alguma alça do dreno ao longo do circuito, reposicionar ou encurtar (caso esteja muito comprido) o dreno para prevenir a ocorrência (de preferência) ou, com regularidade, erguer e drená-lo (Schmelz et al., 1999).
- Observar o nível de água no sistema de drenagem. Ele deverá flutuar com as respirações; uma diminuição gradativa na flutuação pode indicar reexpansão do pulmão, ao passo que uma redução repentina sugere obstrução do dreno (Avery, 2000). Borbulhas constituem outro sinal de que o ar está sendo evacuado do espaço pleural; devem diminuir à medida que o pulmão é novamente expandido. A continuação das borbulhas sugere um vazamento continuado na pleura visceral (BTS, 2002). Verificar também a inexistência de conexões frouxas no sistema. Diante de suspeita de obstrução no dreno, verificar se não se trata da existência de uma dobra, que talvez tenha de ser desfeita. "Comprimir pouco a pouco" o dreno não é recomendado já que ocasiona flutuações desnecessárias nas pressões intrapleurais.
- Monitorar toda a aspiração utilizada; aspiração de grau baixo pode ser usada como ajuda na remoção de ar ou líquido da cavidade torácica. Aspiração insuficiente, entretanto, evitará a expansão pulmonar, aumentando o risco de pneumotórax de tensão (Avery, 2000), ao passo que aspiração demasiada poderá ocasionar "retirada" de ar e oxigênio, resultando em hipoxia (Tange et al., 1999). Uma pressão de aspiração de 10 a 20 cmH_2O costuma ser usada (McManus, 1998). Observação: Quando um dreno torácico for conectado a uma unidade de aspiração que tenha sido desliga-

da, equivalerá a uso de clampeamento, o que poderá resultar em pneumotórax de tensão (Mallett e Dougherty, 2000).
- Fazer clampeamento no dreno, fechando-o para a parede torácica somente ao trocar o frasco de drenagem, ou após desconexão acidental. Dreno torácico com borbulhas jamais deve receber clampeamento (BTS, 2002).
- Assegurar-se de que o recipiente de drenagem seja mantido abaixo do nível do tórax do paciente a fim de prevenir reingresso de líquido no espaço pleural (Avery, 2000).
- Monitorar o local de inserção do dreno torácico quanto a sinais de infecção.

PRINCÍPIOS DE MONITORAMENTO DE PACIENTE COM TRAQUEOSTOMIA TEMPORÁRIA

Uma traqueostomia é um orifício na parede anterior da traquéia, abaixo da cartilagem cricóide (Russell, 2005). Pacientes que precisam de traqueostomia temporária são uma ocorrência freqüente na população de pacientes gravemente doentes, seja em UTIs, seja na fase de recuperação, em outras unidades hospitalares. A inserção de um tubo de traqueostomia é um procedimento cirúrgico, realizado na sala de cirurgia (traqueostomia cirúrgica) ou em uma UTI (traqueostomia para dilatação percutânea).

As indicações para uma traqueostomia temporária incluem:

- obstrução mecânica de via aérea superior (Russell e Matta, 2004);
- trauma à língua ou mandíbula (Seay et al., 2002);
- cirurgia eletiva de cabeça e pescoço (Russell e Matta, 2004);
- intubação oral prolongada (>14 dias);
- incapacidade de desmame de ventilação mecânica;
- incapacidade para manter a própria via aérea;
- queimaduras severas de cabeça e pescoço (Seay et al., 2002).

Monitoramento de prioridades do paciente com traqueostomia temporária

Um paciente que tenha passado por unidade de cuidados intensivos e que precise, posteriormente, de traqueostomia temporária, com freqüência terá sofrido de doença grave e prolongada, resultando em debilidade grave. Esses pacientes apresentarão força muscular significativamente prejudicada, além de prejuízo das reservas de energia física, o que os deixa suscetíveis a infecções. Assim, esses pacientes vulneráveis precisam de monitoramento contínuo no período de cuidados pós-terapia intensiva. O monitoramento deverá concentrar-se na manutenção da desobstrução do tubo de traqueostomia e na detecção precoce de complicações. Um tubo de traqueostomia que tenha cânula interna removível para limpeza pode reduzir, de maneira significativa, a grave complicação de um tubo bloqueado e via aérea comprometida (Russell, 2005).

Os princípios de monitoramento estão listados a seguir:

- Observação contínua: garantir que o paciente seja localizado em área bastante visível na unidade hospitalar.
- Monitorar a posição e a desobstrução do tubo: sempre observar o paciente quanto a sinais de sofrimento respiratório, garantindo que ele tenha acesso à campainha de chamada e a recursos de comunicação.
- Monitoramento fisiológico regular: freqüência respiratória, freqüência cardíaca, pressão arterial, SpO_2, temperatura.
- Monitorar a temperatura e o nível da água do umidificador, assegurando que os dispositivos que impedem a passagem de água estejam vazios e posicionados abaixo da altura da cabeça do paciente.
- Observar e registrar a quantidade, a cor e a consistência das secreções na aspiração traqueal (de 2 a 4 horas, dependendo das exigências individuais) (Edgtton-Winn e Wright, 2005).
- Observar a quantidade e a consistência do escarro na cânula interna quando limpa; limpá-la conforme as exigências (pelo menos três vezes por dia).
- Monitorar os resultados microbiológicos a partir das amostras de escarro.
- Monitorar a condição nutricional; manter um diário alimentar se o paciente não estiver em alimentação enteral.
- Com regularidade, observar o estoma traqueal em relação a sinais de infecção, como vermelhidão e secreções com odor fétido.

Melhor prática – traqueostomias temporárias

Ter à disposição à beira do leito um tubo de traqueostomia do mesmo tamanho e tipo que o do paciente, bem como um tubo de tamanho abaixo (Seay et al., 2002).

Ter à disposição à beira do leito um fórceps de dilatação traqueal.

Garantir que o tubo de traqueostomia esteja firme com o cadarço, sendo trocado regularmente, sobretudo, quando sujo.

Limpar o local da traqueostomia com solução fisiológica 0,9%, conforme a necessidade, e sempre com dois enfermeiros.

Usar técnica estéril para aspiração do tubo de traqueostomia e roupas de proteção (Russell, 2005).

Ficar atento aos procedimentos de emergência quando o tubo se deslocar, inclusive aos detalhes para contato com a equipe médica, se necessário.

Conhecer a equipe responsável pelo controle da traqueostomia (p. ex., equipe de ouvido, nariz e garganta).

Assegurar que o tubo de traqueostomia seja trocado de acordo com a política hospitalar e por profissionais treinados.

Registrar, no prontuário e na ficha de desmame de traqueostomia (Figura 3.8), a monitoração do progresso do paciente para uma descanulação.

Garantir que o equipamento de emergência esteja à beira do leito, isto é, uma máscara de reinalação, com estrutura para cateter e máscara facial para emergências (Edgtton-Winn e Wright, 2005).

CENÁRIOS

Cenário 1: insuficiência respiratória de Tipo 1

Damien, de 22 anos, envolveu-se em acidente de motocicleta, em que colidiu com um carro. No exame clínico e radiológico na unidade de emergência, descobriu-se que ele apresenta fratura de costelas: a quinta, a sexta, a sétima e a oitava costela do lado direito, e a quarta e a quinta do lado esquerdo, o que causou instabilidade de um fragmento com os movimentos torácicos paradoxais. Uma tomografia computadorizada (TC) da cabeça e da coluna vertebral eliminou lesão cervical ou encefálica.

As observações foram: pressão arterial 90/60 mmHg, pulso 100 bpm, 36 respirações por minuto, temperatura de 35,8°C. Foi

(Continua na página 96)

Nome .... Unidade ....

Data da traqueostomia .... Tamanho/Tipo de tubo ....

Critérios de uso de protetor púrpura (todos devem receber SIM)

Membros relevantes de equipe multidisciplinar precisam estar cientes	SIM/NÃO
Saturações de oxigênio mantidas, isto é, 92 a 95%	SIM/NÃO
Tosse espontânea forte	SIM/NÃO
Cuff ou balonete está desinflado	SIM/NÃO
Paciente ciente do procedimento	SIM/NÃO
Tubo fenestrado com cânula interna	SIM/NÃO
Tubo foi diminuído no tamanho	SIM/NÃO

Processo de desmame

Primeiro dia: Discutir – Aplicar protetor às 8 horas por até 12 horas; oferecer oxigênio umidificado pela boca quando necessário. Retirar o protetor durante a noite. Monitorar a freqüência respiratória e a saturação por 10 minutos após a oclusão, e de hora em hora nas primeiras quatro horas – em seguida, a cada quatro horas. Reaplicar a proteção após aspiração via traqueostomia.

Segundo dia: Colocar protetor a partir de 8h conforme o plano acima para ocluir durante o dia quando houver tolerância. Discutir com fisioterapeutas ou equipe de desmame (ED). Monitorar a freqüência respiratória a cada quatro horas.

Terceiro dia: Se está sendo bem tolerado durante o dia, discutir com a equipe multidisciplinar, isto é, equipe médica, fisioterapeutas e ED de traqueostomia. <u>A traqueostomia deverá ser retirada por profissional com competências na área</u>, um curativo seco e esparadrapo não-poroso, isto é, delicado, aplicado sobre o estoma até a cicatrização. Informar ao fonoaudiólogo. Assunto: avaliação da deglutição.

Data e hora	Válvula da fala ligada	Válvula da fala desligada	Proteção colocada	Proteção retirada	Comentários	Assinatura

<u>RETIRAR IMEDIATAMENTE O PROTETOR SE:</u>

- paciente ficar sem respiração e/ou em sofrimento;
- paciente ficar em sudorese ou com a pele úmida;
- saturação cair para um nível inferior ao de antes do uso do protetor;
- paciente necessitar de aspiração freqüente para retirada de secreções;
- paciente ficar confuso e/ou agitado.

FIGURA 3.8 Ficha de desmame de traqueostomia.

(Continuação)

iniciado oxigênio 15 litros por min de alto fluxo via máscara de não-reinalação, tendo sido iniciada reanimação agressiva hídrica. Monitoramento contínuo com ECG e oximetria de pulso foram iniciados, e os registros da pressão arterial foram realizados a cada 15 minutos. Foi coletado sangue para exame hematológico e bioquímico completos e para identificação de grupo sangüíneo, bem como para armazenamento e análise de gases do sangue arterial:

pH 7,37
$PaCO_2$ 4,0 kPa (30 mmHg)
PaO_2 5,5 kPa (41 mmHg)
HCO_3^- 24 mmol/L
BE -1
SaO_2 85%

O que esses resultados demonstram?

A análise dos gases no sangue demonstra insuficiência respiratória de Tipo 1, resultando em hipoxemia grave na ausência de retenção de dióxido de carbono.

Apesar da inserção de um bloqueio no nervo torácico para controle da dor, Damien continuou a evoluir para uma insuficiência respiratória grave do Tipo 1, sendo efetivamente entubado e ventilado na unidade de emergência. Foi, depois, transferido para a UTI. Sedação e analgesia foram aplicadas, com midazolan e morfina endovenosos. Chegando à UTI, foi conectado a VM com os seguintes ajustes:

Modo: CMV (ventilação mecânica controlada)
VC: 455 mL (calculados a 6-8 mL/kg)
Freqüência: 12 respirações por minuto
FiO_2: ·7
PEEP: +7

A análise dos gases do sangue arterial foi repetida após 30 minutos, com os seguintes ajustes na ventilação:

pH 7,44
$PaCO_2$ 3,8 kPa (28,5 mmHg)
PaO_2 11,5 kPa (86 mmHg)
HCO_3^- 24
BE -2
SaO_2 96%

(Continua)

(Continuação)

A oxigenação de Damien melhorou consideravelmente com a ventilação mecânica, embora ele ainda precise de concentrações significativas de oxigênio.

A sedação foi titulada para um nível que garantiu que o paciente pudesse tolerar a ventilação, mas ainda com condições de ser despertado pela voz, com possibilidade de comunicar-se usando métodos não-verbais. Isso permitiu aos profissionais a medida da eficácia do controle da dor mediante uso de uma escala de dor visual análoga, dissipando a ansiedade do paciente por meio de orientação para o ambiente e as circunstâncias.

Ele continuou a evoluir durante os dias posteriores e, no sétimo dia, foi realizado com sucesso o desmame, sendo extubado. Um controle eficaz da dor foi obtido com o uso de opióides orais, e a respiração espontânea (com oxigênio suplementar umidificado) não apresentou dificuldades ao paciente. Damien recebeu alta da UTI no dia seguinte, recuperando-se sem problemas.

Cenário 2: insuficiência respiratória de Tipo 2

Richard, 67 anos, com história conhecida de enfisema, apresentou-se com falta de ar aumentada após doença semelhante a uma gripe. Chegando à unidade de emergência, estava dispnéico, com cianose central e sonolência. A análise dos gases do sangue foi:

pH 7,11
$PaCO_2$ 10,8 kPa (81 mmHg)
PaO_2 6,8 kPa (51 mmHg)
HCO_3^- 32
BE +5
SaO_2 84%

O que esses resultados informam?

A análise dos gases sangüíneos evidencia insuficiência respiratória grave de Tipo 2, resultando em hipoxemia, retenção de dióxido de carbono e acidose respiratória grave, sem compensação metabólica.

Uma radiografia torácica demonstrou uma aparência típica de DPOC e colapso no lobo médio direito. Richard iniciou oxigênio a

(Continua)

(Continuação)

40% umidificado, foi estabelecido o acesso venoso e foram prescritos líquidos isotônicos a 100 mL por hora. Devido à história de deterioração rápida, escarro purulento, febre e dor no lado esquerdo do peito, houve suspeita de pneumonia, e o paciente iniciou com amoxilina 1 g a cada seis horas, azitromicina 500 mg EV diariamente e nebulização com salbutamol, pulmicort e ipratrópio. Como Richard estava gravemente dispnéico, concordou com a inserção de um cateter urinário. A esta altura, foi indicada admissão na unidade de Pneumologia para um manejo conservador contínuo. Foi revisado uma hora depois, tendo sido analisados os gases do sangue arterial:

pH 7,10
$PaCO_2$ 11,1 kPa (83 mmHg)
PaO_2 7,3 kPa (55 mmHg)
HCO_3^- 33
BE +5
SaO_2 85%

O que esses resultados informam?

A análise dos gases do sangue arterial demonstra melhora no PaO_2, embora aumento no $PaCO_2$ tenha agravado a acidose respiratória.

O aumento no $PaCO_2$ indica que a condição do paciente pode piorar, diante de sua história médica crônica anterior, sua dependência do oxigênio em casa e a natureza progressiva de um enfisema. Decidiu-se que Richard não era um candidato adequado à ventilação invasiva. Assim, ele foi iniciado na ventilação não-invasiva: BIPAP (ventilação com pressão positiva nas vias aéreas em dois níveis), via máscara nasal. Durante a BIPAP, o paciente continua a respirar espontaneamente, embora assistido por ventilador. São ajustados um nível superior de pressão (IPAP) e um nível inferior de pressão (EPAP). O ventilador, assim, oferece suporte à respiração do paciente para esses dois níveis estabelecidos. Isso resulta em redução no trabalho respiratório, aumento do volume corrente, melhora na oxigenação e diminuição do $PaCO_2$. Esse método não-invasivo é uma alternativa mais simples, custo-efetiva, que evita os riscos importantes associados à ventilação invasiva, por exemplo, instabilidade cardiovascular. Em uma hora, a condição clínica de Richard mostrou certa melhora:

pH 7,19
$PaCO_2$ 9 kPa (67,5 mmHg)

(Continua)

(Continuação)
PaO_2 8,1 kPa (61 mmHg)
HCO_3^- 34
BE +4
SaO_2 89%

O que esses resultados informam?
A análise dos gases do sangue arterial demonstra melhora no PaO_2 e diminuição significativa no $PaCO_2$. Persiste a acidose respiratória, mas é lentamente solucionada.

Richard continuou a receber BIPAP durante os três dias seguintes, e com a ajuda de antibióticos, diuréticos e fisioterapia conseguiu retornar à sua casa, sem necessidade de baixa em UTI e ventilação invasiva.

Cenário 3: insuficiência respiratória de Tipo 3

Chris, de 22 anos, sofria de distrofia muscular de Duchenne, tendo sido internado em unidade de internação de clínica médica com infecção pulmonar. Na admissão, estava ansioso, mas cooperativo. Oxigênio a 40% foi administrado via máscara de venturi; a pressão arterial de 120/80 mmHg, a freqüência cardíaca de 100 bpm, a freqüência respiratória de 26 respirações por minuto e o SpO_2 de 96%. Estava sendo tratado com antibióticos de amplo espectro. Um soro de solução salina havia sido iniciado a 100mL por hora. Seis horas depois, o paciente ficou, pouco a pouco, mais sonolento e com dificuldade de despertar. O esforço respiratório permaneceu igual, e seu SpO_2 foi de 97%. Ele parecia ter cor avermelhada, embora estivesse apiréxico. Os resultados dos gases do sangue arterial foram os seguintes:

pH 7,21
$PaCO_2$ 10,6 kPa (79,5 mmHg)
PaO_2 9,6 kPa (72 mmHg)
HCO_3^- 22
BE +1
SaO_2 97%

O que esses resultados informam?
A análise de gases do sangue arterial demonstra acidose respiratória grave, sem compensação metabólica. Esse exemplo evidencia limitação da oximetria de pulso: um SaO_2 normal não apresenta, necessariamente, correlação com ventilação adequada.

CONCLUSÃO

O monitoramento da função respiratória exige uma avaliação acurada da eficácia da respiração, do trabalho respiratório e da adequação da ventilação, junto de uma avaliação completa do paciente. As medidas da freqüência do fluxo de pico expiratório, a oximetria de pulso e a análise dos gases do sangue arterial também contribuem para o processo de monitoramento.

REFERÊNCIAS

Adam, S. & Osborne, S. (1997) *Critical Care Nursing: Science and Practice*. Oxford University Press, Oxford.

Ahrens, T. & Sona, C. (2003) Capnography application in acute and critical care. *AACN Clinical Issues* **14** (2), 123–132.

Allen, K. (2005) Four step method of interpreting arterial blood gas analysis. *Nursing Times* **101** (1), 42.

Andrews, F. & Nolan, J. (2006) Critical care in the emergency department: monitoring the critically ill patient. *Emergency Medicine Journal* **23**, 561–564.

Athern, J., Fildes, S. & Peters, R. (1995) A guide to blood gases. *Nursing Standard* **9** (49), 50–52.

Avery, S. (2000) Insertion and management of chest drains. *Nursing Times Plus* **96** (37), 3–6.

Bennett, C. (2003) Nursing the breathless patient. *Nursing Standard* **17** (17), 45–53.

Berge, K.H., Lanier, W.L. & Scanlon, P.D. (1988) Ischaemic digital skin necrosis: a complication of the reusable nelcor pulse oximeter probe. *Anesthesia and Analgesia* **67**, 712–713.

Bersten, A. (2004) Respiratory monitoring. In: Bersten, A. & Soni, N., eds *Oh's Intensive Care Manual* 5th edn. Butterworth Heinemann, Oxford.

Blackwell, B. (1998) The practice and perception of intensive care staff using the closed suctioning system. *Journal of Advances in Nursing* **28** (5), 1020–1029.

Booker, R. (2004) The effective assessment of acute breathlessness in a patient. *Nursing Times* **100** (24), 61.

Brandt, M. *et al.* (1994) The paediatric chest tube. *Clinical Intensive Care* **5** (3), 123–129.

Brewis, R.A. (1996) *Respiratory Medicine*. W.B. Saunders, Philadelphia.

British Thoracic Society (2002) Non-invasive ventilation in acute respiratory failure. *Thorax* **57** (3), 192–211.

Brock-Utne, J.G., Botz, G. & Jaffe, R.A. (1992) Perioperative corneal abrasions. *Anaesthesiology* **77**, 221.

Brower, R., Matthay, M., Morris, A. *et al.* (2000) Ventilation with lower tidal volumes as compared with traditional tidal volumes for acute lung injury and the acute respiratory distress syndrome. *New England Journal of Medicine* **342** (18), 1301–1308.

Brower, R., Shanholtz, C., Fessler, H. *et al.* (1999) Prospective RCT comparing traditional vs reduced VT ventilation in acute respiratory distress syndrome patients. *Critical Care Medicine* **27** (8), 1492–1498.

Buist, M.D., Jarmolowski, E., Burton, P. *et al.* (1999) Recognising clinical instability in hospital patients before cardiac arrest or unplanned admission to intensive care. *Medical Journal of Australia* **324**, 22–25.

Carroll, P. (1991) What's new in chest tube management. *Registered Nurse* **54** (5), 35–40.

Carroll, P. (1998) Preventing noscomial pneumonia. *Registered Nurse* **61** (6), 44–48.

Coleman, M.D. & Coleman, N.A. (1996) Drug induced methaemoglobinaemia: treatment issues. *Drug Safety* **14** (6), 394–405.

Comroe, J.H. & Botelho, S. (1947) The unreliability of cyanosis in the recognition of arterial anoxaemia. *American Journal of Medical Science* **214**, 1–5.

Considine, J. (2005) The role of nurses in preventing adverse events related to respiratory dysfunction: literature review. *Journal of Advanced Nursing* **49** (6), 624–633.

Cote, C.J., Goldstein, A., Fuchsman, W.H. *et al.* (1988) The effect of nail polish on pulse oximetry. *Anesthesia and Analgesia* **67**, 683–686.

Crispin, C. & Daffurn, K. (2000) Nurses' response to acute severe illness. *Australian Critical Care* **11**, 131–133.

Davidson, J.A. & Hosie, H.E. (1993) Limitations of pulse oximetry: respiratory insufficiency – a failure of detection. *British Medical Journal* **307** (6900), 372–373.

Dobson, F. (1993) Shedding light on pulse oximetry. *Nursing Standard* **7** (46), 4–11.

Driscoll, P., Brown, T., Gwinnutt, C. *et al.* (1997) *A Simple Guide to Blood Gas Analysis*. BMJ Publishing Group, London.

Edgtton-Winn, M. & Wright, K. (2005) Tracheostomy: a guide to nursing care. *Australian Nursing Journal* **13** (5), 17–20.

Fieselman, J.F., Hendryx, M.S., Helms, C.M. *et al.* (1993) Respiratory rate predicts cardiopulmonary arrest for internal medicine patients. *Journal of General Internal Medicine* **8**, 354–360.

Fox, N. (2002) Pulse oximetry. *Nursing Times* **98** (40), 65–67.

Giuliano, K.K. (2006) Knowledge of pulse oximetry among critical care nurses. *Dimensions of Critical Care Nursing* **25** (1), 44–49.

Giuliano, K.K. & Higgins, T.L. (2005) New generation pulse oximetry in the care of critically ill patients. *American Journal of Critical Care* **14** (1), 26–37.

Godden, J. & Hiley, C. (1998) Managing the patient with a chest drain: a review. *Nursing Standard* **12** (32), 35–39.

Goldhill, D.R., White, S.A. & Sumner, A. (1999) Physiological values and procedures in the 24 hours before ICU admission from the ward. *Anaesthesia* **54**, 529–534.

Graham, A. (1996) Chest drain insertion. 'How to' Guide Series. *Care of the Critically Ill* **12** (5).

Gwinnutt, C. (2006) *Clinical Anaesthesia* 2nd edn. Blackwell Publishing, Oxford.

Hanning, C.D. & Alexander-Williams, J.M. (1995) Pulse oximetry: a practical review. *British Medical Journal* **311**, 367–370.

Harrahill, M. (1991) Pulse oximetry, pearls and pitfalls. *Journal of Emergency Nursing* **17** (6), 437–439.

Higgins, D. (2005) Pulse oximetry. *Nursing Times* **101** (6), 34.

Hilton, P. (2004) Evaluating the treatment options for spontaneous pneumothorax. *Nursing Times* **100** (28), 32.

Hinds, C.J. & Watson, D. (1996) *Intensive Care, a concise textbook* 2nd edn. W.B. Saunders, London.

Hubbard, J. & Mechan, D. (1997) *The Physiology of Health and Illness with Related Anatomy.* Stanley Thorn, Cheltenham.

Hutton, P. & Clutton-Brock, T. (1993) The benefits and pitfalls of pulse oximetry. *British Medical Journal* **307**, 457–458.

Jenson, L.A., Onyskiw, J.E. & Prasad, N.G.N. (1998) Meta-analysis of arterial oxygenation saturation monitoring by pulse oximetry in adults. *Heart and Lung* **27** (6), 387–408.

Jevon, P. & Ewens, B. (2000) Pulse oximetry. *Nursing Times* **96** (26), 43–44.

Jevon, P., Ewens, B. & Manzie, J. (2000) Peak flow. *Nursing Times* **96** (38), 49–50.

Jevon, P. & Ewens, B. (2001) Assessment of a breathless patient. *Nursing Standard* **15** (16), 48–53.

Johnson, N. (1987) *Respiratory Medicine.* Blackwell Scientific Publications, Oxford.

Keenan, S., Kernerman, P.D. & Cook, D.J.C. (1997) The effect of positive pressure ventilation on mortality in patients admitted with acute respiratory failure: a metaanalysis. *Critical Care Medicine* **25** (10), 1685–1692.

Keenan, S.P., Powers, C.E. & McCormack, D.G. (2005) Noninvasive positive-pressure ventilation in patients with milder chronic obstructive pulmonary disease exacerbations: a randomised controlled trial. *Respiratory Care* **50** (5), 610–616.

Kober, A., Schubert, B., Bertalanffy, P. *et al.* (2004) Capnography in non-tracheally intubated emergency patients as an additional tool in pulse oximetry for prehospital monitoring of respiration. *Anesthesia & Analgesia* **98** (1), 206–210.

Law, C. (2000) A guide to assessing sputum. *Nursing Times* **96** (24), Respiratory Care Supplement 7–10.
Leach, R. (2004) *Critical Care Medicine at a Glance*. Blackwell Publishing, Oxford.
Lowton, K. (1999) Pulse oximeters for the detection of hypoxaemia. *Professional Nurse* **14** (5), 343–350.
Lynne, M., Scnapp, M.D., Neal, H. *et al.* (1990) Pulse oximetry: uses and abuses. *Chest* **98**, 1244–1250.
Mackreth, B. (1990) Assessing pulse oximetry in the field. *Journal of Emergency Medical Services* **15**, 56–57, 59–60.
Mallett, J. & Dougherty, L. (2000) eds. *The Royal Marsden Hospital Manual of Clinical Nursing Procedures*. Blackwell Science, Oxford.
Manno, M.S. (2005) Managing mechanical ventilation. *Nursing* **35** (12), 36–41.
Mathews, P.J. (2005) The latest in respiratory care. *Nursing Management, Supplement: Critical Care Choices* **18**, 20–21.
McEnroe Ayers, D.M. & Stucky Lappin, J. (2004) Act fast when your patient has dyspnoea. *Nursing* **34** (7), 36–41.
McGloin, H., Adam, S.K. *et al.* (1999) Unexpected deaths and referrals to intensive care of patients on general wards. Are some cases potentially preventable? *Journal of the Royal College of Physicians* **33** (3), 255–259.
McManus, K. (1998) Chest drainage systems. 'How to' Guide Series. *Care of the Critically Ill* **14** (4).
Middleton, S. & Middleton, P.G. (1998) Assessment. In: Pryor, J.A. & Webber, B.A., eds *Physiotherapy for Respiratory and Cardiac Problems*. Churchill Livingstone, Edinburgh.
Miller, A. & Harvey, J. (1993) Guidelines for the management of spontaneous pneumothorax. Standards of Care Committee, British Thoracic Society. *British Medical Journal* **307** (6896), 114–117.
Miller, M. (2005) Changes in measuring peak expiratory flow. *Practice Nursing* **16** (10), 449–503.
Mosby (2006) *Mosby's Medical Dictionary* 7th edn. Mosby, USA.
Newmarch, C. (2006) Caring for the mechanically ventilated patient: part 2. *Nursing Standard* **20** (18), 55–64.
Nunn, A.J. & Gregg, I. (1989) New regression equations for predicting peak expiratory flow in adults. *British Medical Journal* **298**, 1068–1070.
Partridge, M. (1997) *Asthma Care; a Guide to Peak Flow*. Allen & Hanburys, Uxbridge.
Pierce, L. (1995) *Guide to Mechanical Ventilation and Intensive Respiratory Care*. W.B. Saunders, London.
Place, B. (1998) Pulse oximetry in adults. *Nursing Times* **94** (50), 48–49.
Place, B. (2000) Pulse oximetry: benefits and limitations. *Nursing Times* **96** (26), 42.

Preston, R. (2001) Introducing non-invasive positive pressure ventilation. *Nursing Standard* 15 (26), 42–45.
Pruitt, W.C. & Jacobs, M. (2004) Interpreting arterial blood gases: easy as ABC. *Nursing Times* 34 (8), 50–53.
Ralston, A.C. *et al.* (1991) Potential errors in pulse oximetry. *Anaesthesia* 46 (4), 291–295.
Rees, J. & Price, J.F. (1999) *ABC of Asthma*. BMJ Books, London.
Resuscitation Council UK (2006) *Advanced Life Support* 5th edn. Resuscitation Council UK, London.
Reynolds, K.J. *et al.* (1993) The effect of dyshemoglobins on pulse oximetry: Part 1, Theoretical approach & Part 2, Experimental results using an *in vitro* test system. *Journal of Clinical Monitoring* 9 (2), 81–90.
Rich, K. (1999) Inhospital cardiac arrest: pre-event variables and nursing response. *Clinical Nurse Specialist* 13 (3), 147–155.
Richardson, N.G.B. & Hale, J.E. (1995) Pulse oximetry – an unusual complication. *British Journal of Intensive Care* 5 (10), 326–327.
Ross-Plummer, B. (2000) Preparing patients with asthma for discharge. *Nursing Times* 96, 24 Ntplus 13–15.
Russell, C. (2005) Providing the nurse with a guide to tracheostomy care and management. *British Journal of Nursing* 14 (8), 428–433.
Russell, C. & Matta, B. (2004) *Tracheostomy. A multi professional handbook*. Greenwich Medical Ltd, London UK.
Salem, M. (2001) Verification of endotracheal tube position. *Anesthesiology Clinics of North America* 19, 813–839.
Schein, R.M.H., Hazday, N., Pena, M. *et al.* (1990) Clinical antecedents to in-hospital cardiac arrest. *Chest* 98, 1388–1392.
Schmelz, J. *et al.* (1999) Effects of position of chest drainage tube on volume drained and pressure. *American Journal of Critical Care* 8 (5), 319–323.
Schnapp, L.M. & Cohen, N.H. (1990) Pulse oximetry: uses and abuses. *Chest* 98, 1244–1250.
Schumacher, L. & Chernecky, C.C. (2005) *Real World Nursing Survival Guide: Critical Care and Emergency Nursing*. Saunders.
Seay, S.J., Gay, S.L. & Strauss, M. (2002) Tracheostomy emergencies. *Australian Journal of Nursing* 102 (3), 59–63.
Severinghaus, J.W. & Koh, S.O. (1990) Effect of anaemia on pulse oximetry accuracy at low saturation. *Journal of Clinical Monitoring* 6, 85–88.
Shoulders-Odom, B. (2000) Using an algorithm to interpret arterial blood gases. *Dimensions of Critical Care Nursing* 19 (1), 36.
Simpson, H. (2004) Interpretation of arterial blood gases: a clinical guide for nurses. *British Journal of Nursing* 13 (9), 522–528.
Simpson, H. (2006) Respiratory assessment. *British Journal of Nursing* 15 (9), 484–488.

Smith, R. & Olson, M. (1989) Drug induced methaemoglobinaemia on pulse oximetry and mixed venous oximetry. *Anaesthesiology* **70**, 112–117.

Smyth, M. (2005) Acute respiratory failure: Part 2. Failure of ventilation: Exploring the other cause of acute respiratory failure. *American Journal of Nursing* **105** (6), 72AA–72DD.

Stoneham, M.D. *et al.* (1994) Knowledge about pulse oximetry amongst medical and nursing staff. *The Lancet* **344**, 1339–1342.

Tang, A. *et al.* (1999) A regional survey of chest drains: evidence-based practice? *Postgraduate Medical Journal* **75** (886), 471–474.

Technology Subcommittee of the Working Group on Critical Care (1992) Non-invasive blood gas monitoring: a review for use in the adult critical care unit. *Canadian Medical Association Journal* **146**, 703–712.

Thibodeau, G. & Patton, K. (1999) *Anatomy & Physiology*. Mosby, London.

Torrance, C. & Elley, K. (1997) Respiration, technique and observation 1. *Nursing Times* **43**, suppl.

Trim, J. (2005) Respirations. *Nursing Times* **101** (22), 30–31.

Valenti, L., Tamblyn, R. & Rozinski, M.B. (1997) *Critical Care Nursing*. J B Lippincott, New York.

Wahr, J.A. & Tremper, K.K. (1996) Oxygen measurement and monitoring techniques. In: C. Prys-Roberts & B.R. Brown Jr, eds *International Practice of Anaesthesia*. Butterworth Heinemann, Oxford.

Welch, J. (2005) Pulse oximeters. *Biomedical Instrumentation and Technology* March/April, 125–130.

Welch, J. (1993) Chest drains and pleural drainage. *Surgical Nurse* **6** (5), 7–12.

Weston Smith, S.G.W., Glass, U.H., Acharya, J. *et al.* (1989) Pulse oximetry in sickle cell disease. *Clinical and Laboratory Haematology* **11**, 185–188.

Woodrow, P. (1999) Pulse oximetry. *Nursing Standard* **13** (42), 42–47.

Woodrow, P. (2003) Using non-invasive ventilation in acute ward settings: part 1. *Nursing Standard* **17** (18), 39–44.

Woodrow, P. (2004) Arterial blood gas analysis. *Nursing Standard* **18** (21), 45–52, 54–55.

Woomer, J. & Berkheimer, D. (2003) Using capnography to monitor ventilation. *Nursing* **33** (4), 42–43.

4 | Monitoramento da Função Cardiovascular 1: Monitoramento do ECG

INTRODUÇÃO

O monitoramento do ECG é um dos recursos diagnósticos mais valiosos na medicina moderna. É fundamental para o reconhecimento de alterações do ritmo cardíaco, capaz ainda de auxiliar no diagnóstico e no alerta à equipe de cuidados de saúde em relação a mudanças na condição do paciente. O monitoramento do ECG, entretanto, precisa ser realizado com muitos cuidados. As conseqüências de uma técnica insatisfatória incluem interpretação incorreta de arritmias, diagnóstico equivocado, investigações desnecessárias e manejo inadequado do paciente. Os enfermeiros precisam entender princípios do monitoramento do ECG, inclusive identificação e resolução de problemas e reconhecimento de arritmias importantes.

Este capítulo visa compreender os princípios do monitoramento do ECG.

OBJETIVOS DE APRENDIZAGEM

Ao concluir o capítulo, o leitor será capaz de:

- caracterizar os aspectos comuns de um *monitor cardíaco*;
- descrever como preparar o *monitoramento do ECG*;
- discutir os potenciais *problemas* que podem ser encontrados no monitoramento do ECG;
- descrever o ECG e sua *relação com as contrações cardíacas*;
- delinear a abordagem sistemática da *interpretação do ECG*;
- definir e classificar as *arritmias cardíacas*;
- *reconhecer* arritmias cardíacas importantes.

ASPECTOS COMUNS DE UM MONITOR CARDÍACO

O monitor cardíaco para uso à beira do leito (Figura 4.1) ou osciloscópio mostra, continuamente, o ECG do paciente e apresenta as seguintes características comuns:

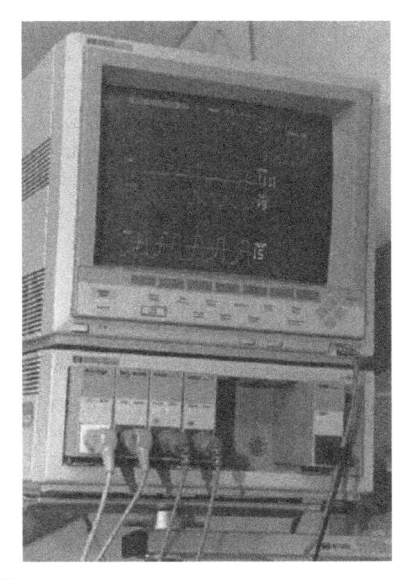

FIGURA 4.1 Monitor cardíaco para uso à beira do leito.

- *Tela que mostra o traçado do ECG*: uma tecla indicando maior/menor nitidez pode ser ajustada se o registro e a imagem de fundo do ECG estiverem demasiadamente claros ou escuros.
- *Facilidade de impressão do ECG*: é muito útil para o registro das arritmias cardíacas e importante para fins de diagnóstico e tratamento. As impressões do ECG podem ainda complementar o prontuário.
- *Contagem da freqüência cardíaca*: a maioria dos ECGs calcula a freqüência cardíaca, contando o número de complexos QRS por minuto.
- *Alarmes nos monitores*: podem alertar o enfermeiro para mudanças na freqüência cardíaca que estejam fora dos limites pre-estabelecidos. Se os alarmes do monitor são confiáveis, precisam estar acionados e ajustados entre parâmetros seguros (de consenso local) e baseados na condição clínica do paciente. Monitores mais sofisticados conseguem identificar arritmias cardíacas importantes e soar o alarme de acordo com isso.

- *Tecla de escolha da derivação*: a Derivação II costuma ser a mais utilizada para monitoramento do ECG.
- *Ganho do ECG*: capaz de alterar o ganho ou o tamanho do complexo ECG; se ajustado baixo demais ou alto demais, o traçado ECG pode ser impreciso e interpretado de maneira equivocada.
- *Processamento digital do ECG*: potencial para análise eletrônica.

(Resuscitation Council UK, 2006)

PREPARO PARA MONITORAMENTO DO ECG

As medidas a seguir devem ser observadas ao preparar o monitoramento do ECG:

1. Explicar o procedimento ao paciente.
2. Preparar a pele: assegurar-se de que a pele esteja seca, sem gorduras; se necessário, usar algodão com álcool e/ou gaze com solução para limpeza (Resuscitation Council UK, 2006). Se necessário, barbear o excesso de pêlos (Perez, 1996a). Isso trará menos desconforto ao paciente quando da remoção dos eletrodos.
3. Acoplar os eletrodos conforme diretrizes de concordância local. Ligar o monitor cardíaco e escolher a derivação de monitoramento necessária.
4. Assegurar-se de que o traçado do ECG esteja definido. Retificar todas as dificuldades encontradas (ver a seguir).
5. Assegurar-se de que os alarmes estejam ajustados dentro de parâmetros seguros, conforme diretrizes localmente consensuais e de acordo com a condição clínica do paciente.
6. Assegurar-se de que o monitor cardíaco possa ser visto com clareza.
7. Documentar, nas anotações do paciente, o início do monitoramento do ECG.

(Adaptado de Jevon, 2003)

A colocação adequada dos eletrodos (Figura 4.2) é essencial para que sejam obtidas informações corretas de todas as derivações de monitoramento (Jacobson, 2000). Tanto a colocação dos eletrodos como a derivação selecionada para o monitoramento do ECG dependem dos fatores listados a seguir.

- *Sistema de monitoramento* (p. ex., sistema de monitoramento com 3 ou 5 derivações). Se utilizado um sistema com cinco derivações,

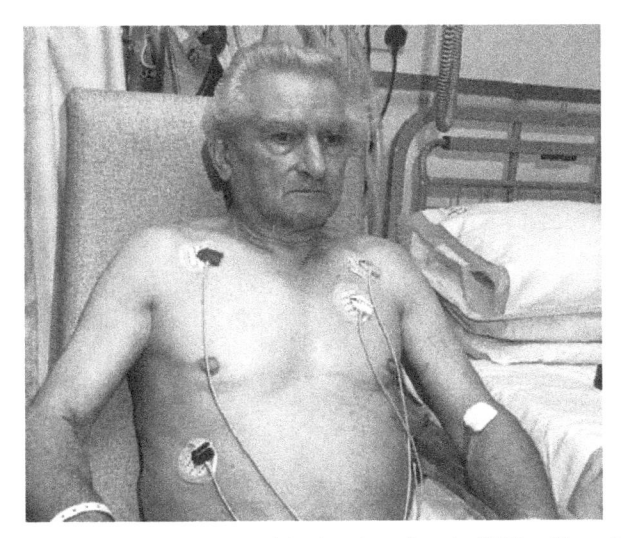

FIGURA 4.2 Colocação sugerida de eletrodos do ECG, utilizando o sistema de monitoramento com cinco derivações.

uma das colocações sugeridas para o ECG é vermelho (ombro direito), amarelo (ombro esquerdo), verde (tórax inferior esquerdo/região do quadril), preto (tórax inferior direito/região do quadril) e branco no tórax, na posição V desejada, normalmente, V1 (Jacobson, 2000). Se usado sistema com três derivações, a colocação sugerida é vermelho (ombro direito), amarelo (ombro esquerdo) e verde (tórax inferior esquerdo/região do quadril).

- *Metas do monitoramento*, por exemplo, se o que se quer é um diagnóstico de arritmias.
- *Situação clínica do paciente* (Jacobson, 2000); por exemplo, na reanimação cardiorrespiratória, o precórdio deve estar desobstruído à esquerda em caso de necessidade de desfibrilação (Resuscitation Council UK, 2006).

Monitoramento do ECG EASI com 12 derivações

O ECG convencional, com 12 derivações, que utliiza 10 eletrodos acoplados nos membros e no tórax, é reconhecido como o padrão médico atual para a identificação, a análise e a confirmação de muitas anormalidades cardíacas, inclusive arritmias cardíacas e isquemia/infarto cardíaco.

Se for realizado monitoramento do ECG contínuo, com 12 derivações, os benefícios incluem:

- Facilitar o reconhecimento preciso de arritmias cardíacas.
- Possibilitar o monitoramento dos eletrodos precordiais médios, de importância especial para a detecção e o controle da isquemia.
- Possibilitar o registro de eventos ECG *passageiros*, com especial importância diagnóstica ou terapêutica.
- Possibilitar a diferenciação entre isquemia pós-ACTP (angioplastia coronariana transluminal percutânea) e oclusão.

Infelizmente, o uso de um sistema convencional de ECG com 12 derivações, utilizando 10 eletrodos para monitoramento cardíaco contínuo é oneroso e problemático, em geral, não praticado na área clínica. Por sua vez, o sistema EASI, um novo conceito em monitoramento do ECG com 12 derivações, requer o uso de apenas cinco eletrodos (Figura 4.3):

- E – eletrodo sobre a porção inferior do esterno, no nível do quinto espaço intercostal.
- A – eletrodo na linha axilar média esquerda, no mesmo nível do eletrodo E.
- S – eletrodo na porção superior do esterno.
- I – eletrodo na linha axilar média direita, no mesmo nível do eletrodo E.

Um quinto eletrodo-terra pode ser colocado em qualquer lugar.

O sistema EASI para monitoramento do ECG com 12 derivações, que faz uso de somente cinco eletrodos, é menos oneroso e mais prático do que o sistema-padrão com 10 eletrodos. É, assim, mais confortável para o paciente; além disso, não interferirá em procedimentos como auscultação cardíaca, reanimação cardiorrespiratória (RCR), desfibrilação e ecocardiograma.

> O monitoramento do ECG deverá *complementar e não substituir* as observações básicas do paciente pelo enfermeiro. Tratar o paciente, e não o monitor.

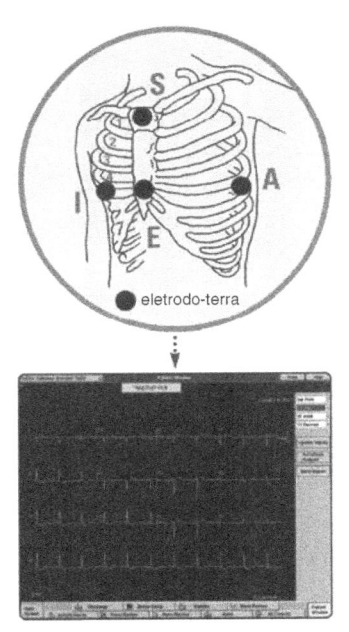

FIGURA 4.3 Sistema de monitoramento EASI com 12 derivações. Reproduzida, com permissão, de Philips.

PROBLEMAS POTENCIAIS COM MONITORAMENTO DO ECG

Há vários problemas que podem ocorrer com o monitoramento do ECG, alguns devidos às limitações do próprio sistema de monitoramento, enquanto outros se devem a uma técnica insatisfatória (Meltzer et al., 1977). Os problemas potenciais que podem ser encontrados incluem:

Traçado "com linha plana"

Examinar imediatamente o paciente. A causa mais provável, no entanto, é mecânica. Verificar se:

- foi selecionada a derivação certa para monitoramento (normalmente, Derivação II);

- o ganho do ECG não está ajustado corretamente;
- os eletrodos estão dentro do prazo de validade e a esponja de gel está umedecida e sem ressecamento;
- os eletrodos estão conectados de forma adequada;
- as derivações estão plugadas no monitor.

Traçado do ECG de baixa qualidade

Se o traçado do ECG apresentar qualidade insatisfatória, verificar:

- todas as conexões;
- a nitidez do monitor;
- se os eletrodos estão dentro do prazo de validade e se a esponja de gel está umedecida e não ressecada (Perez, 1996a);
- se os eletrodos estão acoplados de forma correta.

Se ainda houver dificuldades na obtenção de um traçado claro do ECG, passar algodão com álcool na pele poderá ajudar. Se o paciente estiver transpirando em excesso, a aplicação de pequena quantidade de tintura de benjoin à pele, deixando-a secar antes de aplicar os eletrodos, é recomendada (Jowett e Thompson, 1995). Como os eletrodos tendem a ressecar em três dias, devem ser trocados, no mínimo, com essa freqüência, embora a cada 24 horas possa ser o ideal para manter a integridade da pele (Perez, 1996b).

Interferência e artefatos

Contato insatisfatório dos eletrodos, movimento do paciente e interferência elétrica, por exemplo, de bombas de infusão à beira do leito, podem causar uma aparência "borrada" no traçado do ECG. A interferência pode ser minimizada, aplicando-se os eletrodos sobre ossos, e não sobre músculos (Resuscitation Council UK, 2006). O paciente deve ser tranqüilizado e mantido aquecido.

Linha de base irregular

Uma linha de base irregular (traçado do ECG que sobe e desce) costuma ser causada por movimentos do paciente ou, simplesmente, pela respiração. Se a causa for respiratória e o problema persistir, pode ser aconselhável reposicionar os eletrodos longe das costelas inferiores (Meltzer et al., 1977).

Complexos do ECG pequenos

Algumas vezes, os complexos do ECG podem ser muito pequenos e irreconhecíveis. As possíveis causas incluem efusão do pericárdio, obesidade e hipotireoidismo. A causa, entretanto, pode eventualmente dever-se a um problema técnico. Verificar se o ganho do ECG está ajustado corretamente e se a Derivação II está sendo monitorada. Reposicionar os eletrodos ou escolher outra derivação para monitoramento pode ajudar algumas vezes.

Exibição incorreta da freqüência cardíaca

Se os complexos do ECG forem pequenos demais, poderá ser mostrada uma falsa freqüência cardíaca baixa. Ondas T grandes, movimentos musculares e interferências podem ser confundidas por complexos QRS, resultando na exibição de uma falsa freqüência cardíaca elevada. O enfermeiro deve estar atento à possibilidade de dados imprecisos da freqüência cardíaca que podem ser causados, especialmente, por contato insatisfatório do eletrodo e interferência (Ren et al., 1980). Para minimizar o potencial de imprecisões, um traçado do ECG de boa qualidade e confiável deverá ser obtido.

Irritação da pele

Os eletrodos do ECG podem irritar a pele. Por isso, os locais onde são colocados precisam ser examinados regularmente; se a pele do paciente parecer irritada, escolher uma outra posição para os eletrodos (Paul e Hebra, 1998).

Alarmes falsos

Alarmes falsos freqüentes prejudicam a justificativa para o ajuste desses alarmes, o que pode ainda causar ansiedade indevida no paciente. É importante garantir que os alarmes foram ajustados de forma correta e sensível e que o ECG seja preciso, confiável e de padrão elevado.

> **Melhor prática – Monitoramento do ECG**
>
> Garantir um preparo adequado da pele.
> Utilizar os eletrodos do ECG que estejam dentro do prazo de validade, usando esponja umedecida com gel.
> Posicionar os eletrodos do ECG e escolher a derivação de monitoramento de acordo com protocolos de consenso local.
> Ajustar os alarmes do monitor cardíaco de acordo com a condição clínica do paciente.
> Assegurar que o traçado do ECG seja preciso.
> Garantir que o monitor cardíaco esteja em local visível.

O ECG E SUA RELAÇÃO COM AS CONTRAÇÕES CARDÍACAS

As funções do ECG nos quatro estágios são as seguintes (Figura 4.4):

1. O nódulo sinusal dispara e o impulso elétrico se espalha pelos átrios. Isso resulta em contração atrial (onda P).
2. Ao chegar à junção AV, o impulso é retardado, o que possibilita tempo aos átrios para a contração total e para a ejeção de sangue nos ventrículos. Esse período curto de ausência de atividade elétrica é representado no ECG por uma linha reta (isoelétrica) entre o final da onda P e o início do complexo QRS. O intervalo PR representa despolarização atrial e o atraso do impulso na junção AV, antes da despolarização ventricular.
3. O impulso, em seguida, desce na direção dos ventrículos através dos feixes de His, das ramificações dos feixes direito e esquerdo e das fibras de Purkinje, causando despolarização e contração ventriculares (complexo QRS).
4. Depois, os ventrículos se repolarizam (onde T).

MÉTODO SISTEMÁTICO DE INTERPRETAÇÃO DE UM ECG

É importante o desenvolvimento de um método sistemático de interpretação do ECG, aplicando-o de maneira consistente; isso minimizará o risco de algo importante não ser percebido (Aehlert, 2006).

O método sistemático para interpretar um ECG possibilita ao profissional a interpretação da maioria dos traçados do ECG e a obtenção de um diagnóstico confiável em que se fundamenta um tratamento eficaz. O método com seis etapas é o seguinte:

- Atividade elétrica: presente?
- Freqüência QRS: lenta ou rápida?
- Ritmo QRS: regular ou irregular?
- Largura QRS: normal ou ampla?
- Ondas P: presentes?
- Ondas P e QRS: associados ou dissociados?

(Resuscitation Council UK, 2006)

Atividade elétrica

Diante de ausência de atividade elétrica, pressupondo-se que o paciente tenha pulso, verificar se derivações e eletrodos estão acoplados corretamente; verificar se o ganho do ECG não está muito baixo e se foi selecionada a derivação correta de monitoramento, por exemplo, a Derivação II. Em face da presença de atividade elétrica e para que complexos QRS identificáveis possam ser vistos, continuar a verificação da freqüência QRS, do ritmo QRS, da largura QRS, das ondas P e da relação entre ondas P e complexos QRS (Resuscitation Council UK, 2006).

Freqüência QRS

Calcular a freqüência QRS, contando a quantidade de quadrados grandes (1 cm) entre os complexos QRS adjacentes e dividindo o total por 300, por exemplo, a freqüência QRS, na Figura 4.4, é de aproximadamente 80 batimentos por minuto (300/3,8) (Perez, 1996a).

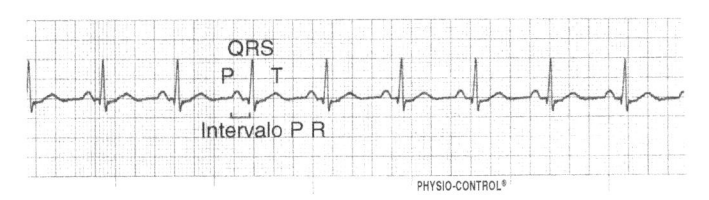

FIGURA 4.4 O ECG e sua relação com contrações cardíacas (complexo PQRST).

- Freqüência ventricular normal – de 60 a 100 batimentos por minuto.
- Bradicardia – freqüência <60 batimentos por minuto.
- Taquicardia – freqüência >100 batimentos por minuto.

(Leach, 2004)

Se o ritmo QRS estiver irregular, é preferível calcular a freqüência, contando-se o número de complexos QRS em 15 segundos em uma fita impressa do ritmo do ECG e, em seguida, multiplicar por 4.

Ritmo QRS

Determinar se o ritmo QRS está regular ou irregular. É importante avaliar a regularidade do ritmo QRS, usando-se uma fita impressa do ritmo do ECG de comprimento adequado (Resuscitation Council UK, 2006). Comparar os intervalos R-R, usando um medidor de espessuras e distâncias ou marcando duas ondas R consecutivas em um pedaço de papel para, em seguida, comparar as marcas com outros intervalos R-R na fita impressa de ritmo do ECG.

Se estiver irregular, estabelecer a existência ou não de um padrão comum ou com muitos erros. As causas de ritmo QRS irregular incluem arritmia sinusal, complexos prematuros e alguns bloqueios átrio-ventriculares (AV). Se o ritmo se apresentar com erros, haverá grande possibilidade de ser fibrilação atrial, em especial, se a largura QRS estiver normal (Resuscitation Council UK, 2006).

Largura QRS

Calcular a largura QRS. O limite superior normal é de 0,12 segundos ou de três quadrados pequenos (Resuscitation Council UK, 2006). As causas de um complexo QRS largo incluem bloqueio do ramo de um feixe, contrações ventriculares prematuras e taquicardia ventricular.

Ondas P

Determinar se as ondas P estão presentes. Elas devem estar verticalmente na Derivação II, todas com a mesma morfologia. As ondas P de morfologias diferentes indicam mudança no marca-passo atrial. As ondas P podem estar ausentes em algumas perturbações de condução e, às vezes, podem ser de difícil distinção ou, de fato, estar "escondidas" no QRS, em algumas taquiarritmias.

Relação entre as ondas P e os complexos QRS

Se as ondas P estiverem presentes, estabelecer se uma delas antecede cada complexo QRS e se cada complexo QRS é seguido de uma onda P. Calcular o intervalo PR normal: ele deve permanecer constante e a variação normal ser de 3 a 5 quadrados pequenos. Um intervalo PR encurtado ou prolongado é indício de uma anormalidade condutora. Um intervalo PR prolongado pode ser visto em bloqueio AV. A dissociação completa entre as ondas P e os complexos QRS costuma ser encontrada, com maior freqüência, em bloqueio cardíaco AV de terceiro grau ou total.

Ritmo sinusal

Está exemplificado na Figura 1.3.

Freqüência QRS: 80 batimentos por minuto
Ritmo QRS: regular
Ondas P: presentes e normais
Relação entre ondas P e QRS: as ondas P antecedem cada QRS, e o intervalo PR é normal
Largura QRS: normal (<2,5 quadrados)

O impulso tem origem no nódulo sinusal, a uma freqüência entre 60 e 100 batimentos por minuto, é regular e desce pelos caminhos normais e sem atrasos anormais, isto é, ritmo sinusal.

Melhor prática – interpretação do ECG

Investigar o paciente quanto a sinais adversos.
Calcular a freqüência QRS.
Confirmar o ritmo QRS.
Identificar se as ondas P estão presentes.
Investigar a relação entre ondas P e complexos QRS.
Calcular a largura QRS.
Conseguir ECG com 12 derivações quando necessário.

DEFINIÇÃO E CLASSIFICAÇÃO DE ARRITMIAS CARDÍACAS

Uma arritmia cardíaca pode ser definida como qualquer ritmo do ECG que se desvie do ritmo sinusal normal. As arritmias cardíacas podem ser classificadas em dois grupos (Meltzer et al., 1977):

- arritmias que resultam de distúrbio na *formação* de impulsos;
- arritmias que resultam de distúrbio na *condução* de impulsos.

> Algumas arritmias cardíacas podem ter um distúrbio na formação do impulso e em sua condução.

Arritmias que resultam de um distúrbio na formação do impulso

Essas arritmias podem ser classificadas em relação a seu local de origem e ao mecanismo de distúrbio, conforme abordado a seguir (adaptado de Jevon, 2000).

Local de origem

Estes aspectos são importantes:

- *nódulo SA*: ritmos sinusais, por exemplo, bradicardia sinusal, taquicardia sinusal;
- *ritmos atriais*, por exemplo, prematuro atrial, fibrilação atrial;
- *junção AV*: ritmos juncionais, por exemplo, ritmo de junção;
- *ventrículos*: ritmos ventriculares, por exemplo, contrações ventriculares prematuras, taquicardia ventricular.

Mecanismo

Os aspectos que surgem do mecanismo do distúrbio são:

- taquicardia >100 batimentos por minuto;
- bradicardia <60 batimentos por minuto;
- contrações prematuras;
- *flutter;*
- fibrilação.

Arritmias que resultam de um distúrbio na condução do impulso

Um distúrbio na condução tem relação com um atraso anormal ou bloqueio do impulso em qualquer lugar ao longo do sistema condutor. Costumam ser categorizados conforme o local do defeito:

- *bloqueios sinoatriais*, por exemplo, parada sinusal;
- *bloqueios atrioventriculares*, por exemplo, bloqueio de primeiro, segundo e terceiro graus;
- *bloqueios intraventriculares*, por exemplo, bloqueios no ramo do feixe esquerdo.

RECONHECIMENTO DE ARRITMIAS IMPORTANTES

Ao interpretar as arritmias, é importante avaliar:

- o efeito hemodinâmico: sinais clínicos de um débito cardíaco baixo incluem hipotensão, consciência prejudicada, dor no peito, dispnéia e insuficiência cardíaca (European Resuscitation Council, 1998)
- se existe ou não risco de parada cardíaca

Taquicardia sinusal

Está exemplificada na Figura 4.5.

Atividade elétrica e complexos QRS reconhecíveis: presentes
Freqüência QRS: 120 por minuto
Ritmo QRS: regular
Largura QRS: normal
Ondas P: presentes e normais
Relação entre ondas P e complexos QRS: as ondas P antecedem todos os complexos QRS; intervalo PR normal

O ECG mostra as mesmas características do ritmo sinusal, a não ser pelo fato de que a freqüência ventricular (QRS) é superior a 100 batimentos por minuto. As causas incluem ansiedade, perda aguda de sangue, exercício, choque, hipertermia e drogas, por exemplo, hidralazina, salbutamol nebulizado. É importante diferenciar entre uma manifestação de insuficiência cardíaca mecanismo reflexo que compensa a redução do volume de ejeção (Meltzer et al., 1977).

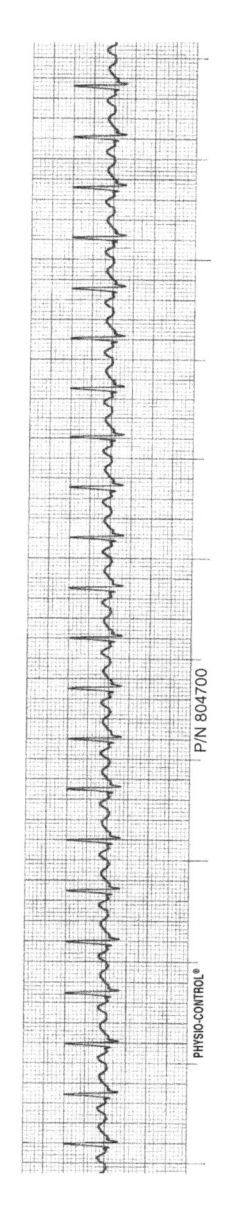

FIGURA 4.5 Taquicardia sinusal.

O tratamento inclui a identificação e o tratamento da causa (Leach, 2004). Às vezes, betabloqueadores trazem benefício, por exemplo, em infarto agudo do miocárdio.

Bradicardia sinusal

A bradicardia sinusal está exemplificada na Figura 4.6.

Atividade elétrica e complexos QRS identificáveis: presentes
Freqüência QRS: 40 por minuto
Ritmo QRS: regular
Largura QRS: normal
Ondas P: presentes e normais
Relação entre ondas P e complexos QRS: as ondas P antecedem cada complexo QRS, e o intervalo PR é normal

O ECG mostra as mesmas características do ritmo sinusal, exceto pelo fato de a freqüência ventricular ser inferior a 60 batimentos por minuto. As causas incluem estimulação vagal, por exemplo, durante sucção da traquéia, pressão intracraniana aumentada, hipoxia, dor grave, hipotermia e drogas, como betabloqueadores. Às vezes, é normal para o paciente, por exemplo, no caso de um atleta. O tratamento necessário depende do risco de apresentar uma assistolia, mais do que da classificação precisa da bradicardia (Resuscitation Council UK, 2006).

Fibrilação atrial

Está exemplificada na Figura 4.7.

Atividade elétrica e complexos QRS identificáveis: presentes
Freqüência QRS: 140 por minuto
Ritmo QRS: irregular e bastante errático
Largura QRS: normal
Ondas P: não-presentes, linha de base irregular – oscilações pequenas, irregulares e rápidas
Relação entre ondas P e complexos QRS: nenhuma onda P presente

A fibrilação atrial caracteriza-se pela ausência de ondas P, linha de base irregular e complexos QRS irregulares. A perda de contração atrial ou "*kick* atrial" resulta em redução de 25% no débito cardíaco. Trata-se da arritmia cardíaca mais comum, encontrada

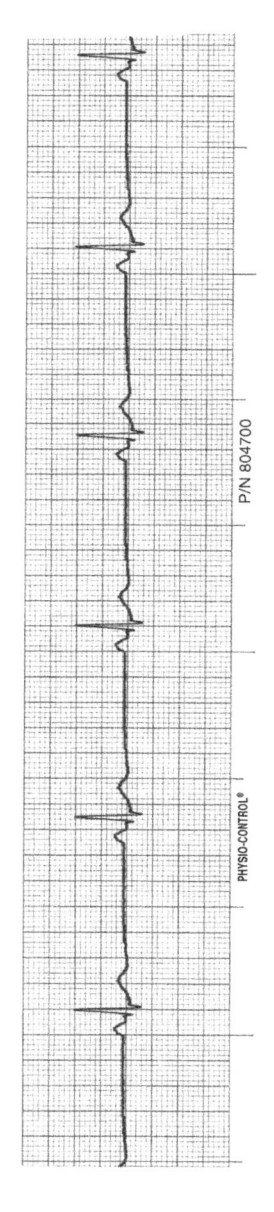

FIGURA 4.6 Bradicardia sinusal.

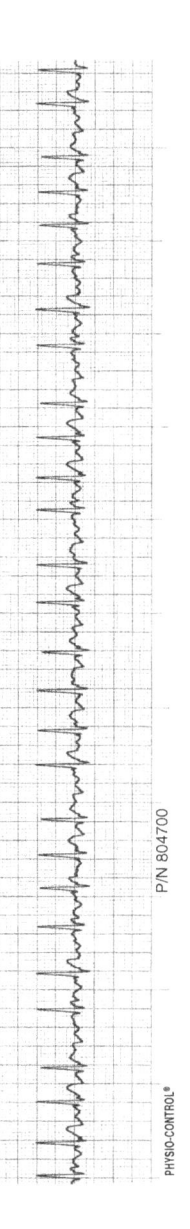

FIGURA 4.7 Fibrilação atrial.

na prática clínica (Resuscitation Council UK, 2006). A freqüência ventricular pode variar, e o tratamento costuma incluir digoxina. Às vezes, há necessidade de cardioversão.

Flutter atrial

O *flutter* atrial está exemplificado na Figura 4.8.

Atividade elétrica e complexos QRS identificáveis: presentes
Freqüência QRS: 100 por minuto
Ritmo QRS: regular
Largura QRS: normal
Ondas P: ondas "serrilhadas" de *flutter* a uma freqüência de 300 por minuto
Relação entre ondas P e complexos QRS: sem significado e não-medida

O *flutter* atrial caracteriza-se por ondas de *flutter* semelhantes a um serrilhado, que costumam ter uma freqüência de cerca de 300 por minuto. A resposta ventricular depende do grau do bloqueio atrioventricular; no exemplo, é de 3:1. O tratamento pode incluir digoxina ou amiodarona. Pode haver necessidade de cardioversão.

Taquicardia com complexo estreito

Os aspectos dessa taquicardia estão mostrados na Figura 4.9.

Atividade elétrica e complexos QRS identificáveis: presentes
Freqüência QRS: 180 batimentos por minuto
Ritmo QRS: regular
Largura QRS: normal
Ondas P: impossível de identificar (situadas em ondas T?)
Relação entre ondas P e complexos QRS: impossível de determinar

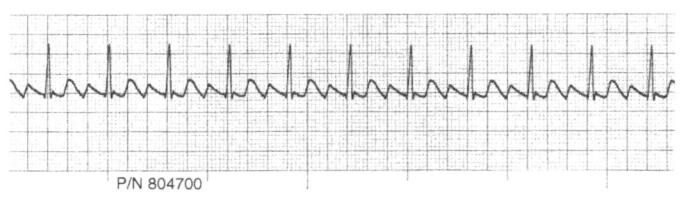

FIGURA 4.8 *Flutter* atrial.

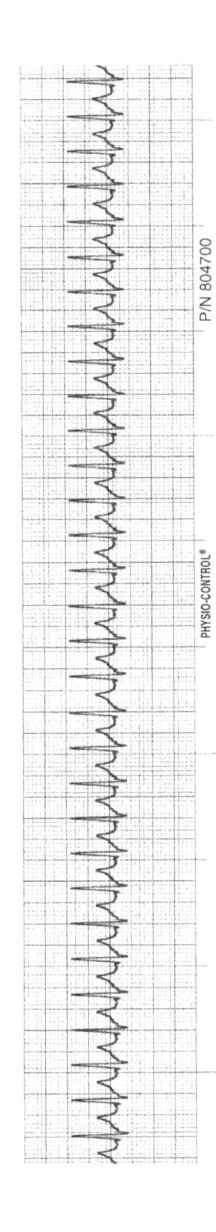

FIGURA 4.9 Taquicardia com complexo estreito.

Diferente da taquicardia sinusal, a taquicardia com complexo estreito (por vezes chamada de taquicardia supraventricular) começa e termina de maneira repentina. A freqüência é sempre superior a 140 batimentos por minuto. Um ECG com 12 derivações ajudará a determinar o diagnóstico exato. A questão central com esse ECG é a largura QRS, que descarta com freqüência a mais grave taquicardia com complexo (ventricular) alargado. O tratamento, que dependerá do grau de comprometimento do paciente, poderá incluir manobras vagais, adenosina, amiodarona e cardioversão.

Taquicardia com complexo alargado

A Figura 4.10 mostra os aspectos destacados dessa taquicardia.

Atividade elétrica e complexos QRS reconhecíveis: presentes
Freqüência QRS: 180 por minuto
Ritmo QRS: regular
Ondas P: não vistas
Relação entre ondas P e complexos QRS: impossível de determinar
Largura QRS: ampla

A taquicardia com complexo alargado costuma resultar de um foco nos ventrículos que desencadeiam uma freqüência rápida. O paciente pode ou não perder débito cardíaco. O ECG revela uma freqüência cardíaca rápida, normalmente, superior a 150 batimentos por minuto, e o complexo QRS está, normalmente, amplo (mais de três quadrados pequenos). A configuração do ECG poderá variar, dependendo de onde se localiza o foco nos ventrículos. Se o paciente apresentar parada cardíaca, o tratamento definitivo é uma desfibrilação rápida. Outro tratamento pode incluir drogas (como lidocaína ou amiodarona) e cardioversão.

Fibrilação ventricular

Na fibrilação ventricular, toda a coordenação da atividade elétrica no miocárdio ventricular é perdida, resultando em parada cardíaca. O ECG é característico, uma forma de onda irregular e bizarra, aparentemente aleatória tanto na freqüência quanto na amplitude. Pode ser classificada como grosseira (Figura 1.1) ou distinta (Figura 4.11). Com certeza, a última é importante na reanimação, porque pode ser confundida com assistolia, em especial, havendo

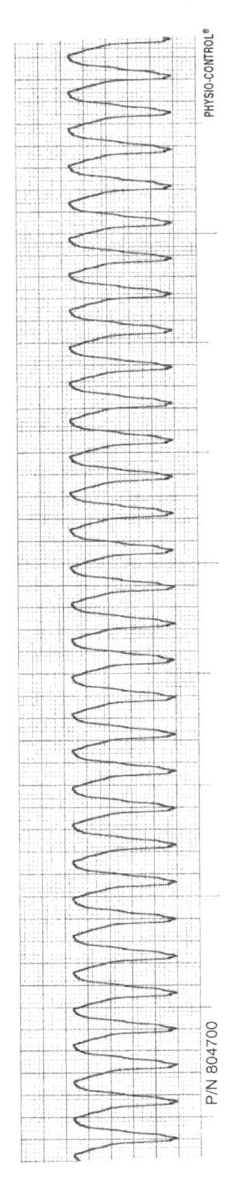

FIGURA 4.10 Taquicardia com complexo alargado.

alguma interferência. O tratamento definitivo é uma desfibrilação rápida (Resuscitation Council UK, 2006).

Assistolia

A assistolia (Figura 1.2) caracteriza-se por uma linha ondulada e, raramente, por uma linha reta. Em todos os casos de assistolia aparente, o traçado do ECG deve ser avaliado com atenção antes de se chegar a um diagnóstico final. Verificar o paciente. Outras causas para um traçado do ECG de linha reta devem ser excluídas, por exemplo, ajuste incorreto da derivação, derivações desconectadas e ganho do ECG ajustado de maneira incorreta. É importante não deixar de perceber fibrilação ventricular.

Atividade elétrica sem pulso

Atividade elétrica sem pulso (ver Figura 1.3) se refere a uma condição em que o paciente está sem pulso, embora mostre traçado de ECG normal. O diagnóstico é feito a partir de uma combinação de ausência clínica de um débito cardíaco e mais um traçado do ECG que, normalmente, seria associado a um bom pulso.

Cenário

Um homem com 40 anos é internado na unidade de cuidados cardíacos, com infarto agudo do miocárdio inferior. Durante a internação, a pressão arterial é de 120/90, o pulso de 70 batimentos por minuto, o ritmo sinusal de 15 respirações por minuto e temperatura de 36,7ºC. O monitor cardíaco começa a soar o alarme assim que identifica "assistolia". O que fazer?

Em primeiro lugar, verificar o paciente. Ele está consciente, sentado de forma ereta na cama e sorrindo. O monitor cardíaco ainda mostra haver "assistolia". O que você faz?

O ECG mostra uma linha reta, que o monitor confundiu com assistolia. Deve haver algum problema mecânico. O seletor de derivação no monitor cardíaco é verificado para garantir que a derivação desejada foi escolhida. Além disso, o ganho de ECG (tamanho) no monitor é checado e parece bem. As derivações são verificadas para garantir que ainda estão conectadas. Uma delas se desconectou do eletrodo, resultando em uma linha reta no ECG. Após a reconexão, o ritmo sinusal de 70 batimentos por minuto aparece no monitor cardíaco.

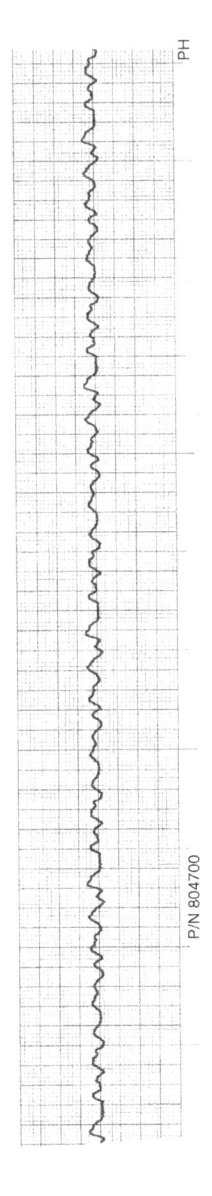

FIGURA 4.11 Fibrilação ventricular (distinta).

CONCLUSÃO

O monitoramento do ECG é essencial no cuidado de um paciente em condição crítica. Precisa ser feito com toda a atenção para que sejam evitadas interpretações equivocadas de arritmias, diagnóstico incorreto, investigações desnecessárias e manejo inadequado do paciente. Os enfermeiros têm de compreender os princípios do monitoramento do ECG, inclusive identificação e solução de problemas, além de reconhecerem arritmias cardíacas importantes. É fundamental lembrar-se de tratar o paciente, e não o monitor.

REFERÊNCIAS

Aehlert, B. (2006) *Pocket Reference for ECGs Made Easy* 3rd edn. Mosby, Elsevier, Missouri.

European Resuscitation Council (1998) *European Resuscitation Council Guidelines for Resuscitation.* Elsevier, Oxford.

Jacobson, C. (2000) Optimum bedside cardiac monitoring. *Progress in Cardiovascular Nursing* 15 (4), 134–137.

Jevon, P. (2000) Cardiac monitoring. *Nursing Times* 96 (23), 43.

Jevon, P. (2003) *ECGs for Nurses.* Blackwell Publishing, Oxford.

Jowett, N.I. & Thompson, D.R. (1995) *Comprehensive Coronary Care* 2nd edn. Scutari Press/RCN, London.

Leach, R. (2004) *Critical Care Medicine at a Glance.* Blackwell Publishing, Oxford.

Meltzer, L.E., Pinneo, R. & Kitchell, J.R. (1977) *Intensive Coronary Care, a Manual for Nurses* 3rd edn. Prentice-Hall, London.

Paul, S. & Hebra, J. (1998) *The Nurse's Guide to Cardiac Rhythm Interpretation.* W.B. Saunders. Philadelphia.

Perez, A. (1996a) Cardiac monitoring: mastering the essentials. *Registered Nurse* 59 (8), 32–39.

Perez, A. (1996b) ECG electrode placement: a refresher course. *Registered Nurse* 59 (9), 29–31.

Ren, Y., Yang, L. & Hu, P. (1998) Analysis of influencing factors on ECG monitoring. *Shanxi Nursing Journal* 12 (5), 213–214.

Resuscitation Council UK (2006) *Advanced Life Support* 5th edn. Resuscitation Council UK, London.

Monitoramento da Função Cardiovascular 2: Monitoramento Hemodinâmico

5

INTRODUÇÃO

A hemodinâmica pode ser definida como o estudo dos aspectos físicos da circulação do sangue, incluindo a função cardíaca e características fisiológicas vasculares periféricas (Mosby, 1998). O monitoramento hemodinâmico é essencial no cuidado de paciente em condição crítica, e pode ser classificado como *não-invasivo, invasivo* e *derivado* (isto é, dados calculados a partir de outras mensurações).

"Medidas hemodinâmicas são importantes para o estabelecimento de um diagnóstico exato, a determinação da terapia apropriada e o monitoramento da resposta a essa terapia"(Gomersall e Oh, 1997). Em especial, podem auxiliar no reconhecimento precoce de choque, em que o fornecimento imediato de suporte circulatório é fundamental (Hinds e Watson, 1999).

Este capítulo visa compreender os princípios do monitoramento hemodinâmico.

OBJETIVOS DE APRENDIZAGEM

Ao concluir o capítulo, o leitor será capaz de:

- discutir os fatores que influenciam a *perfusão tissular*;
- definir e classificar o *choque circulatório*;
- descrever métodos não-invasivos de *monitoramento hemodinâmico*;
- delinear os princípios gerais de monitoramento com *transdutores*;
- discutir os princípios do *monitoramento da pressão venosa central*;
- delinear e discutir os princípios do *monitoramento da pressão da artéria pulmonar*;
- discutir os princípios dos *estudos do débito cardíaco*.

FATORES QUE AFETAM A PERFUSÃO TISSULAR

A perfusão tissular depende de uma pressão sangüínea adequada na aorta. Essa pressão é determinada pelo produto de dois fatores: *débito cardíaco* e *resistência periférica* (Green, 1991) (Figura 5.1).

Débito cardíaco

O débito cardíaco é a quantidade de sangue ejetada do ventrículo esquerdo em um minuto. Em repouso, é de cerca de 5.000 mL. É determinado pela freqüência cardíaca e pelo volume de ejeção ventricular.

Freqüência cardíaca

Os fatores que influenciam a freqüência cardíaca incluem atividade dos barorreceptores aórticos, efeito de Bainbridge, hipertermia, centros superiores, pressão intracraniana e níveis de oxigênio e dióxido de carbono no sangue.

Volume de ejeção

O volume de ejeção é a quantidade de sangue ejetada do ventrículo esquerdo em uma só contração. Em repouso, é de cerca de 70 mL. É influenciada pela freqüência cardíaca, por contratibilidade do miocárdio, por pré-carga e pós-carga (Figura 5.1).

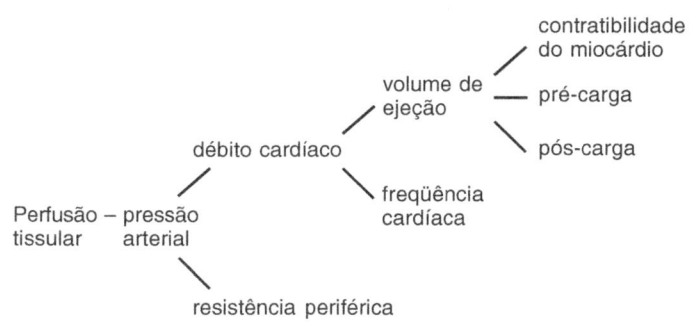

FIGURA 5.1 Visão geral dos fatores que afetam a perfusão tissular.

- *Freqüência cardíaca*: a taquicardia reduz o tempo de enchimento diastólico, resultando em redução do volume de ejeção.
- *Contratibilidade do miocárdio* refere-se à capacidade do coração de funcionar independentemente de mudanças na pré-carga e na pós-carga (Hinds e Wattson, 1996). Costuma ser chamada de "força de contração". Drogas inotrópicas, por exemplo, dobutamina, adrenalina, podem aumentar a contratibilidade do miocárdio. A Tabela 5.1 lista fatores que afetam a contratibilidade do miocárdio.
- *Pré-carga* (ou volume/pressão diastólica final) é a tensão das fibras do miocárdio no final de uma diástole, imediatamente antes de uma contração ventricular (Hinds e Watson, 1996). A lei de Starling dos estados cardíacos dita que "a força da contração do miocárdio é diretamente proporcional ao comprimento inicial da fibra", isto é, fibras esticadas contraem-se com mais força (não significa retesamento excessivo). O retorno venoso é o fator principal que determina a pré-carga e, com aumento da pressão de enchimento, aumenta o volume de ejeção. No entanto, em um ventrículo muito retesado, a dilatação excessiva pode resultar em queda no volume de ejeção. No cenário clínico, a manipulação da pré-carga é o método mais eficaz de melhora do débito cardíaco, porque está associada a apenas uma elevação mínima no consumo de oxigênio (Hinds

TABELA 5.1 Fatores que afetam a contratibilidade do miocárdio

Mudança	Fatores
Aumento da contratibilidade	Drogas com propriedades inotrópicas, por exemplo, dobutamina, dopamina (relacionado à dose), adrenalina, noradrenalina, catecolaminas circulantes, cálcio, aumento da pré-carga, hipertireoidismo
Diminuição da contratibilidade	Drogas com propriedades inotrópicas negativas, por exemplo, lidocaína; hipoxia; hipocalcemia e bloqueadores dos canais de cálcio; bloqueadores beta-adrenérgicos, por exemplo, atenolol; pré-carga reduzida; déficit funcional, por exemplo, após infarto de miocárdio

e Watson, 1996). A Tabela 5.2 lista os fatores que influenciam a pré-carga.

- *Pós-carga* é a resistência do fluxo de saída do sangue proporcionado pela vasculatura, que precisa ser compensada pelos ventrículos durante a contração. No cenário clínico, uma elevação na pós-carga, em especial, no coração que está deficiente, resulta em diminuição do débito cardíaco (Lee e Branch, 1997). A Tabela 5.3 traz os fatores que influenciam a pós-carga.

Resistência periférica

Trata-se da resistência ao fluxo de sangue, determinada pelo tônus da musculatura vascular e pelo diâmetro dos vasos sangüíneos (Mosby, 1998).

Os músculos lisos das arteríolas são controlados pelo centro vasomotor na medula. Estão em um estado de contração parcial, causada por atividade nervosa simpática ininterrupta, normalmente chamada de "tônus simpático". Um aumento na atividade vasomotora causa vasoconstrição das arteríolas, resultando em elevação da resistência periférica. Quando o débito cardíaco permanece constante, a pressão arterial aumenta. Diferentemente, uma redução na atividade vasomotora causa vasodilatação e queda na resistência periférica. Quando o débito cardíaco permanece constante,

TABELA 5.2 Fatores que afetam a pré-carga

Mudança	Fatores
Pré-carga aumentada	Ganho de volume, por exemplo, sobrecarga hídrica; insuficiência renal; vasoconstrição (pode ser causada por drogas, p. ex., noradrenalina, adrenalina e dopamina relacionada à dose); insuficiência cardíaca; hipotermia e ansiedade; bradicardia
Pré-carga diminuída	Perda de volume, por exemplo, hemorragia, vômito grave e poliúria; vasodilatação, por exemplo, anafilaxia, septicemia, hipertermia, choque neurogênico e drogas, como nitratos; retorno venoso impedido, por exemplo, embolia pulmonar, tamponamento pericárdico; taquicardia (queda no tempo de enchimento diastólico)

TABELA 5.3 Fatores que influenciam a pós-carga

Mudança	Fatores
Pós-carga aumentada	Drogas com propriedades vasoconstritoras, por exemplo, noradrenalina; choque cardiogênico; aterosclerose
Pós-carga diminuída	Drogas com propriedades vasodilatadores, por exemplo, nitratos, nitroprussido; enfisema; septicemia; hipotermia

a pressão arterial (PA) cai. Os fatores mais importantes que influenciam a atividade vasomotora são os seguintes:

- *Atividade barorreceptora*, que ajuda a manter a pressão do sangue em um nível constante. Os barorreceptores estão localizados no arco aórtico, nas artérias carótidas e no seio carótido. A atividade barorreceptora inibe a ação do centro vasomotor: um aumento na PA eleva a atividade e uma queda na PA reduz a atividade barorreceptora. Diante do movimento de uma posição deitada para a posição de pé, o débito cardíaco cairá. Entretanto, a atividade barorreceptora garante que a PA permaneça constante. Após repouso prolongado no leito, esse mecanismo pode ser perdido, e o paciente pode desmaiar.
- *Dióxido de carbono (CO_2)*: aumento nos níveis de dióxido de carbono no sangue eleva a atividade vasomotora, ao passo que uma queda suprime essa atividade. Em pacientes com uso de ventilação mecânica, deve-se cuidar para evitar hiperventilação, uma vez que isso poderá levar a uma queda nos níveis de dióxido de carbono, com diminuição correspondente na PA.
- *Nervos sensoriais* podem influenciar a atividade vasomotora, em especial, as associadas com a dor. Dor leve poderá aumentar a atividade vasomotora, resultando em elevação da PA, enquanto dor forte poderá reduzir a atividade vasomotora e ocasionar queda da PA.
- *Centro respiratório*: situa-se próximo do centro vasomotor; uma elevação nessa atividade, em especial, na inspiração, resultará em aumento da atividade vasomotora, ocasionando elevação da PA.

- *Oxigênio (O$_2$)*: queda moderada nos níveis de oxigênio no sangue aumenta a atividade vasomotora de maneira direta, bem como, de forma indireta, via quimiorreceptores.
- *Centros superiores*: excitação emocional ou estresse resulta em elevação na atividade vasomotora e elevação correspondente na PA. Em algumas situações, a inibição do centro vasomotor ocorrerá, resultando em vasodilatação e em queda na PA; por exemplo, algumas pessoas desmaiam ao enxergarem sangue.

Há outros fatores que afetam a resistência periférica, como:

- *Angiotensina*: fluxo sangüíneo inadequado aos rins ocasiona uma liberação da enzima renina que causa a formação de angiotensina, poderoso vasoconstritor.
- *Viscosidade sangüínea*: quando aumenta a viscosidade do sangue, por exemplo, na policitemia, aumenta também a resistência periférica.
- *Estimulação dos receptores alfa e beta 2* (encontrados na musculatura lisa das arteríolas): a estimulação dos receptores alfa, por exemplo, por noradrenalina, ocasiona vasoconstrição; a estimulação dos receptores beta 2, por exemplo, por salbutamol, ocasiona vasodilatação.

CLASSIFICAÇÃO DE CHOQUE CIRCULATÓRIO

Choque circulatório pode ser definido como uma insuficiência circulatória aguda, com perfusão tissular distribuída de maneira inadequada ou inapropriada, resultando em hipóxia celular generalizada (Graham e Parke, 2005). Fenômeno fisiológico complexo, o choque é uma condição que traz risco à vida, com uma variedade de causas. Sem tratamento, leva a inanição celular, morte celular, disfunção orgânica, insuficiência orgânica e, finalmente, morte (Collins, 2000; Hand, 2001). A presença de choque é mais bem detectada pela busca de sinais de perfusão comprometida de órgão terminal (Graham e Parke, 2005).

O monitoramento hemodinâmico auxilia os enfermeiros no reconhecimento dos primeiro sinais de choque, facilita o controle, avalia a resposta ao tratamento e, potencialmente, reverte os estágios iniciais de seqüelas irreverssíveis.

O prognóstico de choque dependerá da causa subjacente, da gravidade e da duração do estado de choque. A idade do paciente e alguma doença preexistente (co-morbidade) também são fatores colaboradores. Há quatro importantes classificações de choque: cardiogênico, hipovolêmico, distributivo e obstrutivo (Bridges e Dukes, 2005).

Choque hipovolêmico

Embora o coração possa bombear com eficácia, perda de volume circulatório resulta em baixo estado de perfusão tissular (Collins, 2000) e distribuição reduzida de oxigênio. As causas de uma hipovolemia são trocas internas de líquidos ou perdas externas de líquido (Diehl-Oplinger e Kaminski, 2004). Trocas de líquido de compartimentos intravasculares para "terceiros espaços" (compartimentos intracelulares ou extracelulares), que não oferecem apoio à circulação, podem ser conseqüência de obstrução intestinal, vômito e diarréia, pancreatite, peritonite, queimaduras e terapia excessiva com diuréticos (Collins, 2000; Diehl-Oplinger e Kaminski, 2004). Perda externa de líquidos pode ser causada por hemorragia, vômito grave, diurese osmótica, trauma e cirurgia (Hand, 2001).

Choque cardiogênico

O choque cardiogênico é causado por insuficiência cardíaca grave (Leach, 2004), normalmente secundária a infarto agudo do miocárdio (IAM), embora possa ocorrer também após cardiomiopatia, trauma ou miocardite (Collins, 2000). Devido a débito cardíaco diminuído, as catecolaminas (adrenalina e noradrenalina), renina e aldosterona são liberadas, o que ocasiona taquicardia e vasoconstrição, pós-carga aumentada, carga de trabalho do miocárdio e consumo de oxigênio. Dados hemodinâmicos demonstrarão que taquicardia, pressão arterial sistólica em queda, débito cardíaco reduzido, pressão de oclusão da artéria pulmonar (POAP) elevada, resistência vascular sistêmica (RVS) aumentada e queda no volume de ejeção do ventrículo esquerdo (VEVE) (Green, 1991).

Choque distributivo

Ocorre choque distributivo em decorrência de anormalidade da circulação periférica; pode ser dividido em três tipos diferentes:

neurogênico, anafilático e séptico (Hand, 2001). Apesar de um volume circulatório adequado, a vasculatura expande-se até não conseguir mais manter a pressão em seu interior (Hand, 2001); o retorno venoso diminuirá, levando a uma queda no débito cardíaco.

Ainda que o débito cardíaco possa aumentar, a absorção de oxigênio fica prejudicada; há um volume baixo relativo, porque o espaço intravascular aumentou devido à dilatação da vasculatura sistêmica. Em sepse e anafilaxia, os capilares ficam permeáveis devido aos mediadores inflamatórios na circulação. Essa permeabilidade causa vazamento de líquido da vasculatura para o espaço intersticial, reduzindo ainda mais o volume intravascular. Um choque neurogênico pode ser causado por danos à medula espinal ou ao tronco cerebral, trauma emocional ou drogas causadoras de uma redução dos impulsos simpáticos, ocasionando vasodilatação em massa (Collins, 2000).

Os dados hemodinâmicos, em um primeiro momento, parecem normais ou revelam aumento no débito cardíaco, queda na RVS e pressão de oclusão da artéria pulmonar (POAP) baixa, já que um estado hiperdinâmico tem início para compensar o débito cardíaco diminuído.

Choque obstrutivo

O choque obstrutivo é causado por obstrução circulatória (Leach, 2004). As causas incluem embolia pulmonar, pneumotórax espontâneo e tamponamento cardíaco.

Os dados hemodinâmicos revelam queda no débito cardíaco, queda na POAP e elevação na RVS. As pressões no lado direito do coração, na artéria pulmonar e nas câmaras do lado esquerdo equilibram-se na diástole, ao mesmo tempo em que cai o débito cardíaco, a RVS aumenta e a POAP é uma dependente variável em relação à causa da obstrução.

MÉTODOS NÃO-INVASIVOS DE MONITORAMENTO HEMODINÂMICO

Esta parte do livro traz os vários métodos não-invasivos de monitoramento hemodinâmico. Um dispositivo de monitoramento não-invasivo é mostrado na Figura 5.2.

Avaliação da freqüência respiratória

A freqüência respiratória é um indicador precoce importante de disfunção celular. Trata-se de um indicador fisiológico sensível, que deve ser monitorado e registrado com regularidade. Freqüência e amplitude dos movimentos respiratórios aumentarão, em um primeiro momento, em resposta a hipóxia celular.

Avaliação de pulso e do ECG

Pulso rápido, fraco e fino é sinal característico de choque (Collins, 2000). Pulso com bloqueamento total ou vibração demasiada pode indicar anemia, bloqueio cardíaco, insuficiência cardíaca ou primeiros estágios de choque séptico, hiperdinâmico ou compensatório. Uma discrepância no volume entre os pulsos distal e central pode ser causada por uma queda no débito cardíaco (e temperatura ambiente fria).

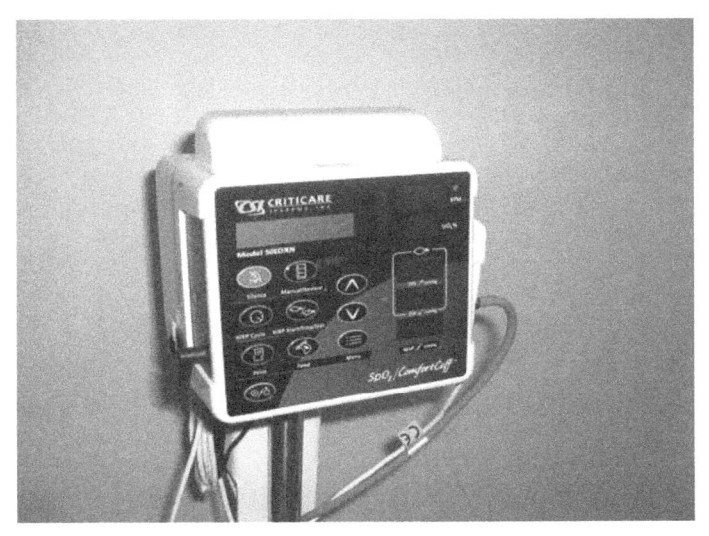

FIGURA 5.2 Dispositivo de monitoramento não-invasivo da pressão arterial.

O monitoramento do ECG é um método não-invasivo importantíssimo de avaliação contínua da freqüência cardíaca. Fornece ao profissional os sinais iniciais de uma queda no débito cardíaco. Os princípios do monitoramento do ECG foram abordados no Capítulo 4.

Avaliação da perfusão cerebral

Estado mental alterado (Robson e Newell, 2005), como deterioração no nível de consciência, confusão, agitação e letargia, constitui um importante determinante de perfusão cerebral e de presença de choque.

Avaliação da perfusão da pele

Perfusão da pele reduzida costuma ser caracterizada por extremidades frias, manchas na pele, palidez, cianose e tempo de enchimento capilar retardado. O procedimento a seguir é uma sugestão para avaliação deste último:

- Explicar o procedimento ao paciente.
- Elevar o dedo até o nível do coração (ou um pouco acima). Isso assegurará a avaliação capilar das arteríolas, e não o enchimento por estase venosa.
- Aplicar pressão suficiente para ocasionar branqueamento do dedo por cinco segundos e, em seguida, soltar (Resuscitation Council UK, 2006).
- Cronometrar o tempo necessário para que a cor da pele retorne à mesma cor dos tecidos ao redor, isto é, tempo de enchimento capilar. O enchimento normal é inferior a dois segundos (Gwinnutt, 2006).

Enchimento lento (retardado) (>2 segundos) sugere perfusão periférica insatisfatória. Outros fatores que podem prolongar o enchimento incluem temperatura ambiente fria, iluminação inadequada e idade avançada (Resuscitation Council UK, 2006).

Avaliação do débito urinário

O débito urinário pode, indiretamente, oferecer indícios do débito cardíaco. Em pessoas saudáveis, 25% do débito cardíaco respondem pela perfusão renal. Quando a perfusão renal está adequada, o débito urinário deverá ultrapassar 0,5mL/kg por hora

(Gomersall e Oh, 1997). Débito urinário diminuído pode ser um primeiro sinal de hipovolemia, porque, quando ocorre diminuição do débito cardíaco, o mesmo ocorre com a perfusão renal (Druding, 2000). Quando o débito urinário é inferior a, aproximadamente, 500 mL/dia, os rins não conseguem excretar os produtos de eliminação do metabolismo; uremia, acidose metabólica e hipercalemia podem se instalar (Qwinnutt, 2006).

No paciente em condição crítica, insuficiência renal aguda costuma ser causada por pressão inadequada da perfusão renal (insuficiência pré-renal), em virtude de, por exemplo, hipovolemia (Gwuinnutt, 2006). Se diuréticos foram administrados (p. ex., furosemida), o débito urinário não será útil na investigação do débito cardíaco (Duke et al., 1994). Se o paciente estiver com cateter vesical, assegurar-se de que a extensão da sonda não esteja bloqueada ou dobrada.

Medidas da pressão arterial

A pressão arterial (PA) é a força exercida pelo volume de sangue em circulação sobre as paredes das artérias (Mosby, 1998). Mudanças no débito cardíaco ou na resistência periférica podem influenciar a PA. Paciente com débito cardíaco baixo é capaz de manter pressão arterial normal por vasoconstrição, ao passo que paciente com vasodilatação pode estar hipotenso, apesar de débito cardíaco elevado, por exemplo, na sepse. A pressão arterial média (PAM) é um dado intermediário da pressão no sistema arterial (Garretson, 2005) e um indicador útil, uma vez que é capaz de aproximar a perfusão de órgãos essenciais, como os rins. A PAM é reconhecida como o principal elemento final terapêutico em paciente com sepse (Giuliano, 2006).

"A adequação da pressão arterial em cada paciente precisa sempre ser avaliada em relação a seu valor pré-mórbido" (Hinds e Watson, 1996). A Tabela 5.4 traz uma indicação das medidas "esperadas" da pressão arterial sistólica e diastólica. Uma hipotensão pode ocasionar perfusão inadequada de órgãos vitais. A hipertensão aumenta a carga de trabalho do miocárdio e pode precipitar acidentes vasculares cerebrais.

O débito cardíaco tem relação com a pressão das pulsações, que é a diferença entre as pressões sistólica e diastólica, normalmente entre 30 a 40 mmHg (Mosby, 1998). Após uma queda no débito cardíaco, a pressão das pulsações se estreitará, resultando em pulso fino. Nos estágios iniciais de choque séptico, o débito

TABELA 5.4 Pressões intracardíacas normais

Parâmetro	Variação normal
Venosa central	0 a +8 mmHg (nível atrial direito)
Ventrículo direito	0 a +8 mmHg na diástole
	+15 a +30 mmHg na sístole
Pressão capilar pulmonar	+5 a +15 mmHg
Átrio esquerdo	+5 a +15 mmHg
Ventrículo esquerdo	+4 a +12 mmHg na diástole
	+90 a +140 mmHg na sístole
Aorta	+90 a +140 mmHg na sístole
	+60 a +90 mmHg na diástole
	+70 a +105 mmHg média

Reproduzida mediante gentil permissão de Routledge, de Woodrow P. (2000). *Intensive Care Nursing*, p. 212.

cardíaco pode se elevar, resultando em pressão ampla das pulsações e em pulsações de alta ressonância.

Fatores que influenciam as medidas da PA

Há inúmeros fatores capazes de influenciar a PA, por exemplo, nicotina, ansiedade, dor, posição do paciente, medicamentos, exercício. É importante assegurar-se de que seja usado um método padronizado para mensuração minimizando o impacto de variáveis externas sobre essa pressão (Torrance e Semple, 1987).

Ainda que os dados da PA no braço esquerdo costumem oferecer um reflexo mais exato da pressão arterial (Torrance e Semple, 1997), sua medida deve ser registrada no braço com o resultado mais alto (O'Brien et al., 1995). Grandes discrepâncias entre medidas da PA no braço direito e esquerdo podem indicar aneurisma aórtico.

Fatores que influenciam a exatidão das medidas da PA

A precisão da medida da PA pode ser influenciada pelos seguintes fatores:

- *Largura do manguito*: se estreito demais, a leitura será falsamente elevada, ao passo que manguito demasiadamente amplo causará leitura falsamente baixa (British Hypertension Society, 2006). A European Standard recomenda que a largura da faixa seja de 40%,

e o comprimento, de 80 a 100% da circunferência do braço (CEN, 1995; British Hypertension Society, 2006).
- *Posição do braço*: o braço deve estar apoiado em posição horizontal, no nível do coração. Posição incorreta durante o procedimento pode levar a erros de até 10% (O'Brien et al., 1995).

Complicações

Complicações associadas a dispositivos não-invasivos para mensuração da PA incluem edema de membro, bolhas de atrito e paralisia do nervo ulnar se o manguito for colocado baixo demais na porção superior do braço (British Hypertension Society, 2006). Se o paciente estiver anticoagulado, por exemplo, após infarto do miocárdio, inflações freqüentes ou excessivas poderão causar hematomas e contusões (Smith, 2000).

PRINCÍPIOS GERAIS DE MONITORAMENTO COM TRANSDUTORES

Transdutores possibilitam que dados da leitura da pressão a partir de monitoramento invasivo do paciente sejam mostrados em um monitor, isto é, através de cateteres arteriais ou venosos para medir pressão venosa central (PVC). Para manter a patência do cateter e evitar fluxo de retorno do sangue, uma bolsa de soro fisiológico 0,9% deve estar conectada ao cateter do transdutor e mantida sob pressão contínua de 300 mmHg (i.e., superior à da pressão arterial), facilitando, assim, um fluxo contínuo a 3mL por hora.

> **Melhor prática – monitoramento com transdutores**
>
> Verificar o fluxo a cada plantão – se for baixo demais, o cateter pode obstruir.
> Assegurar que a bolsa pressurizadora permaneça inflada a 300 mmHg – para garantir irrigação contínua.
> Diante de traçado plano indicativo de intervalos de ar no circuito – verificar com atenção e irrigar o cateter.*
> Se o traçado permacener plano, aspirar sangue ao mesmo tempo em que manipula o membro.
> Sempre avaliar o paciente – assistolia ocasiona traçado plano.

* N. de R.T.: Nesse procedimento, é imprescindível tomar o cuidado para não injetar bolhas de ar na circulação do paciente.

Garantia de precisão

As precauções a seguir ajudarão a assegurar a precisão das medidas:

- Manter o nível do transdutor no ponto de referência zero, normalmente, no ponto médio das axilas. Sempre utilizar o mesmo ponto de referência para garantir comparações significativas.
- Limitar o uso de dânulas de três vias.
- Retirar todas as bolhas de ar do sistema.
- Calibrar o transdutor para uma pressão atmosférica anterior ao uso e, regularmente, durante o uso. Isso deverá ser feito conforme as recomendações do fabricante, que, normalmente, apresentam-se da seguinte maneira:
  1. Abrir a dânula de três vias para entrada de ar ambiente (pressão atmosférica) e fechar entrada para o paciente.
  2. Apertar o botão zero no monitor e observar se o zero é ou não mostrado na tela.
  3. Fechar a dânula de três vias para entrada de ar ambiente e abrir para o paciente.
  4. Assegurar-se de que o transdutor esteja no ponto de referência zero e observar o traçado da pressão no monitor.

Princípios de monitoramento da PA

Indicações para inserção de uma linha arterial incluem a exigência de monitoramento contínuo da PA em pacientes em condição crítica (Garretson, 2005), ao usar drogas vasoativas potentes, como adrenalina e noradrenalina, e amostragem freqüente do sangue, como, por exemplo, gases do sangue e análise ácido-básica.

Melhor prática – monitoramento de uma linha arterial

Assegurar-se de que a linha arterial tenha identificação clara de "arterial".

O membro deverá estar exposto e ser, constantemente, observado em relação a sinais de diminuição na perfusão e desconexão do cateter (Garretson, 2005).

Usar curativo transparente para que o local possa ser monitorado em relação a sinais de infecção.

Assegurar-se de que os alarmes do monitor tenham sido ajustados conforme protocolo local.

Diante de traçado plano, excluída assistolia, identificar e retificar a causa do problema.

Locais comuns para inserção

A artéria radial (os locais alternativos incluem as artérias braquial, dorsal do pé e femoral) costuma ser o local preferido; as vantagens são:

- posição superficial;
- acesso fácil;
- monitoramento e observação fáceis;
- aplicação de pressão facilitada em caso de sangramento;
- restrição mínima para movimentos do paciente;
- circulação colateral adequada normalmente presente (Hinds e Watson, 1999).

Onda arterial

A onda arterial reflete a pressão gerada nas artérias, após contração ventricular, devendo mostrar correlação com o QRS do ECG (Garretson, 2005). A Figura 5.3 mostra uma onda típica, e sua configuração pode ser descrita da seguinte forma:

- *Nó anacrótico*: indica a primeira fase da sístole ventricular (Ciesla e Murdock, 2000).
- *Pressão sistólica de pico*: isso reflete a pressão máxima sistólica do ventrículo esquerdo.
- *Nó dicrótico*: reflete fechamento da válvula aórtica (Garretson, 2005). Mostra-se muito elevado em pacientes com resistência periférica aumentada e débito cardíaco diminuído.
- *Pressão diastólica*: reflete o grau de vasoconstrição ou dilatação no sistema arterial.

Complicações da inserção de uma linha arterial

Os enfermeiros têm de permanecer constantemente em alerta em virtude de possíveis complicações decorrentes de uma inserção de linha arterial. Essas complicações incluem hemorragia, isquemia distal ao cateter e necrose tissular, administração inadvertida de drogas na artéria, embolia gasosa e trombose (Tabela 5.5).

Monitoramento das prioridades de paciente com uma linha arterial

As medidas a seguir devem sempre ser observadas quando do monitoramento de um paciente com uma linha arterial:

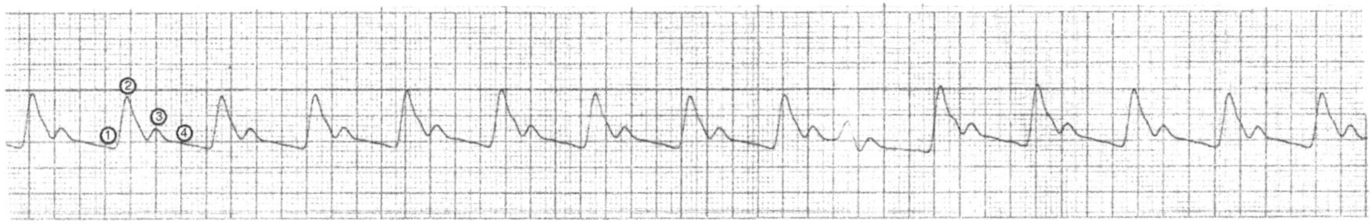

13.665

FIGURA 5.3 Onda arterial. 1. Nó anacrótico; 2. Pressão sistólica de pico; 3. Nó dicrótico; 4. Pressão diastólica.

TABELA 5.5 Resumo de problemas potenciais associados a um cateter arterial

Problema	Causa	Ação
Traçado achatado (Figura 5.4) que leva a uma PA subestimada (pico de pressão nada marcante, perda do nó dicrótico).	Perda de pressão ou ausência de líquido na bolsa pressurizadora.	Inflar a bolsa pressurizadora para 300 mmHg. Verificar se há líquido de irrigação suficiente.
	Formação de trombo/fibrina na extremidade do cateter.	Retirar o sangue e, depois, irrigar o cateter.
	Ar na extensão do cateter ou no transdutor.	Desconectar a extensão do cateter e irrigar através dele para expelir o ar antes de reconectá-lo. Se necessário, trocar o transdutor.
	Muitas dânulas de três vias no circuito.	Retirar o excesso de dânulas.
	Comprimento demasiado da extensão entre o cateter e o transdutor.	Encurtar a extensão.
	Posição insatisfatória do membro; extremidade do cateter contra parede do vaso; extensão dobrada.	Manipular o cateter e/ou o membro para obter um traçado melhor.
Não há onda arterial (linha reta)	Dânulas fechadas para o paciente ou o transdutor.	Checar se as dânulas estão abertas para o paciente e o transdutor.

(Continua)

TABELA 5.5 Resumo de problemas potenciais associados a um cateter arterial *(Continuação)*

Problema	Causa	Ação
	Desconexão do cateter.	Checar o local do cateter – reconectar imediatamente.
	Desconexão do cabo do transdutor até o monitor.	Verificar as conexões – reconectar.
	Posição insatisfatória do cateter (extremidade posicionada contra a parede do vaso).	Manipular posição; irrigar o cateter.
	Assistolia.	Iniciar RCR.
Fluxo de retorno de sangue do cateter para o transdutor	Conexão solta da dânula dentro do circuito.	Verificar se todas as conexões estão firmes.
	Pressão da bolsa de irrigação baixa demais (aquém da PA do paciente).	Inflar a bolsa para pressão de 300 mmHg.

RCR = reanimação cardiorrespiratória. Reproduzida mediante permissão de Oxford University Press, de Adam e Osborne, 1997.

- Assegurar-se de que a extensão e o cateter estejam bem firmes.
- Rotular com clareza a extensão "arterial" para ajudar a evitar injeção acidental de drogas (Mallett e Dougherty, 2000).
- Usar curativo transparente para que qualquer deslocamento ou desconexão seja imediatamente reconhecido.
- Garantir que o membro fique visível todos os momentos para monitoramento da perfusão e manutenção de um circuito fechado.
- Com regularidade, investigar a perfusão tissular distal ao local do cateter. Trombose ou surgimento de hematoma adjacente pode prejudicar o fluxo de sangue arterial. Quando sinais de perfusão tissular insatisfatória estiverem presentes,

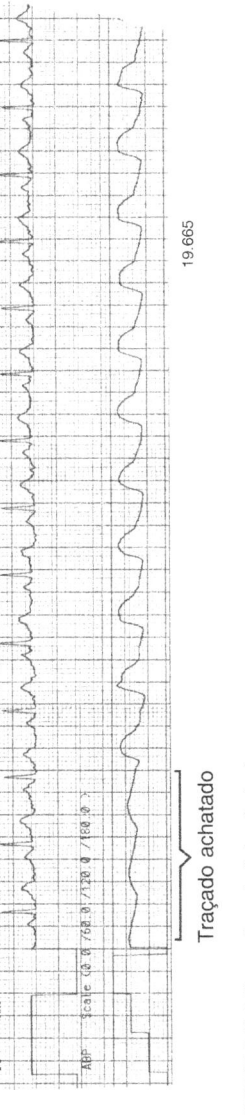

FIGURA 5.4 Traçado arterial achatado.

por exemplo, se o membro começar a esbranquiçar, esfriar ou doer, informar imediatamente a equipe médica – a linha terá de ser removida.
- Regularmente, investigar o local em relação a sinais de infecção. Substituir o curativo (quando sujo).
- Manter bolsa com soro fisiológico 0,9% a uma pressão de 300 mgHg para ajudar a manter a patência, trocando-a de acordo com protocolos locais.
- Assegurar-se de que todas as conexões estejam firmes. Uma hemorragia através de cateter intravenoso periférico flexível nº 18 poderá ocasionar perda de 500 mL por minuto (Gomersall e Oh, 1997). Há necessidade de vigilância extra quando a artéria femoral for utilizada porque o local estará coberto. Se o cateter for conectado a um transdutor de pressão, os alarmes precisam estar ajustados corretamente para que o enfermeiro seja avisado sobre qualquer interrupção nas pressões indicando desconexão.
- Apenas profissionais competentes podem fazer amostragem de sangue arterial.
- Usar uma quantidade mínima de "dânulas" para reduzir o risco de infecção, vazamento e administração desavisada de drogas.

Identificação e solução de problemas – traçado arterial plano

Quando um traçado arterial plano é observado no monitor, verificar:

- se o paciente não está em assistolia;
- as conexões do circuito;
- o circuito em relação a bolhas de ar e, com segurança, removê-las quando presentes;
- se a extensão no circuito não está dobrada;
- a bolsa de irrigação poderá não ter líquido adequado e ausência de pressão suficiente sendo mantida;
- o ponto proximal (de inserção), já que o cateter poderá estar dobrado ou comprimido contra a parede do vaso – poderá ser necessário reposicionar a articulação;
- a patência do cateter arterial através de retirada de sangue;
- a pressão do sangue do paciente (manualmente).

Solucionado o problema, irrigar e novamente zerar a linha.

Análise das ondas de pulso

Existem, atualmente, dispositivos que analisam o formato da onda arterial (análise das ondas de pulso); podem derivar o volume de ejeção e determinar o débito cardíaco (Gwinnutt, 2006). O volume de ejeção é oriundo da análise da área sistólica da onda arterial, com correções adequadas à idade do paciente e à sua freqüência cardíaca (British Hypertension Society, 2006). A calibragem, de acordo com um método simultâneo, por exemplo, termodiluição, possibilita que a análise das ondas de pulso seja usada nas ondas arteriais periféricas (British Hypertension Society, 2006).

PRINCÍPIOS DE MONITORAMENTO DA PRESSÃO VENOSA CENTRAL

A pressão venosa central (PVC) reflete a pressão de enchimento do átrio direito ou a pré-carga do ventrículo direito (Druding, 2000), sendo dependente do volume de sangue, do tônus vascular e da função cardíaca (Woodrow, 2002). A PVC normal fica entre 0 e 8 mmHg (Woodrow, 2000). Um dado baixo dessa pressão costuma indicar hipovolemia, ao passo que um dado elevado da PVC possui muitas causas, inclusive hipervolemia, insuficiência cardíaca e embolia pulmonar.

Indicações para cateteres venosos centrais (CVCs)

As indicações para CVC incluem:

- reanimação com líquidos;
- administração de medicamentos e líquidos;
- alimentação parenteral;
- medida da pressão venosa central;
- acesso venoso insatisfatório;
- medição da freqüência cardíaca.

(Woodrow, 2002)

No Reino Unido, cerca de 200.000 CVCs centrais são inseridos anualmente (NICE, 2002). Os locais mais comuns de inserção são a jugular interna (direita e esquerda) e a subclávia (direita e esquerda). Embora a subclávia tenha marcos mais identificáveis para auxiliar o clínico, a jugular interna costuma ser o local preferido, pois possui menos riscos associados. A veia femoral é usada algumas vezes, mas, em geral, somente como um último recurso devido a risco aumentado de infecção (Woodrow, 2002).

Os CVCS podem ser únicos, triplos, quádruplos ou quíntuplos quanto a lúmen. Uma assepsia muito rígida tem de ser obedecida na inserção e no manejo, uma vez que microrganismos podem colonizar os pontos centrais do cateter, e a pele adjacente ao local da inserção constitui a fonte da maioria das infecções da corrente sangüínea relacionadas a cateteres (Department of Health, 2001).

Há evidências recentes que sugerem que CVCs impregnados de antimicrobianos usados por pouco tempo (<7 dias) reduzem o risco de infecções da corrente sangüínea relacionadas a cateteres (Mermel, 2000), ainda que só há pouco tenham sido disponibilizados no Reino Unido.

O monitoramento da PVC pode ajudar na avaliação da função cardíaca, do volume de sangue em circulação, do tônus vascular e da resposta do paciente ao tratamento. A PVC, entretanto, pode ser influenciada por uma quantidade de fatores e deve, portanto, ser interpretada em combinação com outras medidas sistêmicas. Uma medida isolada da PVC pode ser enganosa; uma tendência nos dados demonstrará a resposta ao tratamento e/ou a progressão da doença (Woodrow, 2002), sendo, assim, de maior valor.

Para auxiliar a garantir a validade das medidas e a precisão de sua interpretação, a posição do paciente deverá ser constante (em supino, se possível), e o mesmo ponto de referência (linha média da axila) deverá ser utilizado para cada leitura.

Métodos de monitoramento da pressão venosa central (PVC)

Há dois métodos de monitoramento da PVC:

- *sistema com manômetro de água (coluna d'água)*: possibilita dados intermitentes e é menos preciso que o sistema com transdutor, sendo usado com menor freqüência;

- *sistema com transdutor de pressão*: possibilita dados contínuos que são mostrados em um monitor (Gwinnutt, 2006).

Procedimento de medida da PVC com manômetro de água (coluna d'água)

1. Explicar o procedimento ao paciente.
2. Assegurar a patência do CVC antes do procedimento – via de regra, isso pode ser confirmado por verificação do funcionamento da irrigação e por retirada de sangue que retorna.
3. Posicionar o paciente em supino (se possível). A mesma posição deve ser utilizada para cada medida a fim de ajudar a garantir a precisão da tendência dos dados obtidos.
4. Alinhar o ponto zero do manômetro com a linha média da axila, utilizando uma régua de nível. O número na escala do manômetro, nesse nível, deverá ser zero (a linha de partida da escala do manômetro está agora nivelada com o átrio direito). Usar o mesmo ponto de referência para cada medida.
5. Fechar a via de saída para o paciente e abrir para o manômetro. Verificar o soro, assegurando-se de que se trata da solução correta a ser empregada (comumente, soro fisiológico 0,9%) e que não contenha medicamentos.
6. Conectar o soro e, devagar, encher a extensão do manômetro até acima do número esperado. Deve-se ter cuidado para garantir que a extensão do manômetro encha devagar, o que ajudará a evitar bolhas de ar que podem levar a números imprecisos e evitar excesso de soro e respingos no manômetro, o que constitui risco de infecção (Mallett e Dougherty, 2000).
7. Fechar a dânula de três vias para o soro e "abri-la" para o paciente. O nível do soro na extensão do manômetro deverá diminuir rapidamente, o que possibilitará ao soro do manômetro entrar no átrio direito.
8. Assim que o nível de soro parar de cair (deverá estar oscilante com as respirações do paciente), a leitura poderá, então, ser feita usando-se o dado mais baixo.
9. Fechar a dânula de três vias para o paciente (reconectar as soluções de infusão, se apropriado).
10. Registrar os dados obtidos e comunicar todas as mudanças ou anormalidades.

Procedimento para medir a PVC com um transdutor de pressão:

1. Explicar o procedimento ao paciente.
2. Assegurar a patência do CVC antes do procedimento.
3. Posicionar o paciente em supino (se possível). A mesma posição deverá ser utilizada em cada medida.*
4. Calibrar (zerar) o monitor conforme as recomendações do fabricante o que costuma envolver a abertura do sistema para o ar ambiente (fechar para o paciente) e pressionar o botão "zerar" do monitor; quando o monitor mostrar um zero, a calibragem estará completa. Zerar a PVC garante que a pressão atmosférica no ponto de medida esteja no zero (Woodrow, 2002).
5. Observar o traçado da PVC no monitor. A onda deverá se mostrar um pouco ondulante por natureza (Figura 5.5), refletindo as mudanças na pressão atrial direita durante o ciclo cardíaco.
6. Registrar os dados obtidos e comunicar todas as mudanças e anormalidades.

Onda da PVC

A onda da PVC reflete as mudanças na pressão atrial direita durante o ciclo cardíaco. A Figura 5.5 mostra uma forma de onda PVC característica, e sua configuração pode ser descrita da seguinte maneira:

- *Onda A: contração atrial direita (onda P no ECG).* Se a onda A estiver elevada, o paciente pode apresentar insuficiência ventricular direita ou estenose da tricúspide.
- *Onda C: fechamento da válvula tricúspide (após complexo QRS no ECG).* A distância de A a C deve ter relação com o intervalo PR no ECG.
- *Onda V: pressão gerada para o átrio direito durante a contração ventricular, apesar de a válvula tricúspide estar fechada (a parte final da onda T no ECG).* Quando a onda V estiver elevada, o paciente poderá ter alguma doença na válvula tricúspide.

---

* N. de R.T.: Se não houver contra-indicação, o ponto zero pode ser estabelecido com o paciente em cabeceira de 30 graus.

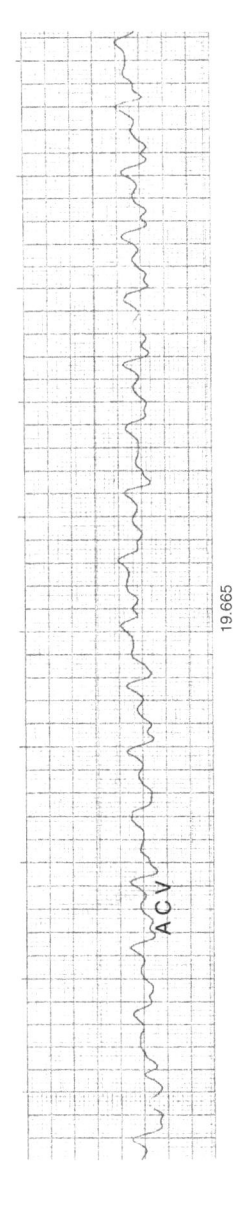

FIGURA 5.5 Traçado da PVC. Ondas A, C e V.

Medidas normais da PVC

O monitoramento da pressão venosa central deve, normalmente, mostrar estas medidas:

- 5 a 10 mmHg na axila média;
- 7 a 14 cmH$_2$O na axila média.

(Woodrow, 2002)

Detecção de problemas e solução

Hinds e Watson (1996) identificaram os seguintes problemas no monitoramento da pressão venosa central:

- *Cateter ocluído:* resultará em um número elevado persistente, com traçado achatado. Assegurar-se da patência do cateter.
- *Calibragem incorreta:* deverá ser calibrado conforme as recomendações do fabricante.
- *Procedimento inconsistente para medidas:* garantir procedimentos (posição do paciente e ponto de referência idênticos) para medida seriada da PVC.
- *Infusão (-sões) em curso:* uma medida falsamente elevada da PVC ocorrerá se a infusão continuar a ser administrada através de cateter venoso central durante o procedimento. Além disso, se o líquido infundido possuir drogas vasoativas, a "irrigação" resultante poderá causar um período repentino de instabilidade cardíaca. A(s) infusão(-sões) deverá(ão) ser temporariamente fechada(s) enquanto a medida da PVC estiver sendo verificada (o ideal seria que toda a infusão fosse administrada através de outros lumens).
- *Extremidade do cateter no ventrículo direito:* isso resultará em um dado da pressão inesperadamente elevado. Se o paciente estiver usando transdutor, a onda que se apresentar confirmará as suspeitas.
- *Oscilações respiratórias:* as medidas devem ser tomadas na expiração final, em especial, quando o paciente estiver em sofrimento respiratório ou em uso de ventilação mecânica, já que a PVC estará artificialmente mais elevada devido à pressão intratorácica positiva.

Complicações após inserção de linha PVC

Os enfermeiros precisam permanecer atentos à possibilidade de complicações após inserção de CVC:

- posicionamento inadequado do cateter (Czepizak et al., 1995) (Figura 5.6);
- perfuração arterial (Robinson et al., 1995);
- pneumotórax (Woodrow, 2002);
- hemorragia;
- infecção;
- embolia gasosa: embora menos de 20 mL de ar raramente causem problemas (Hudak et al., 1998), volumes maiores de ar podem causar embolia pulmonar e parada cardíaca;

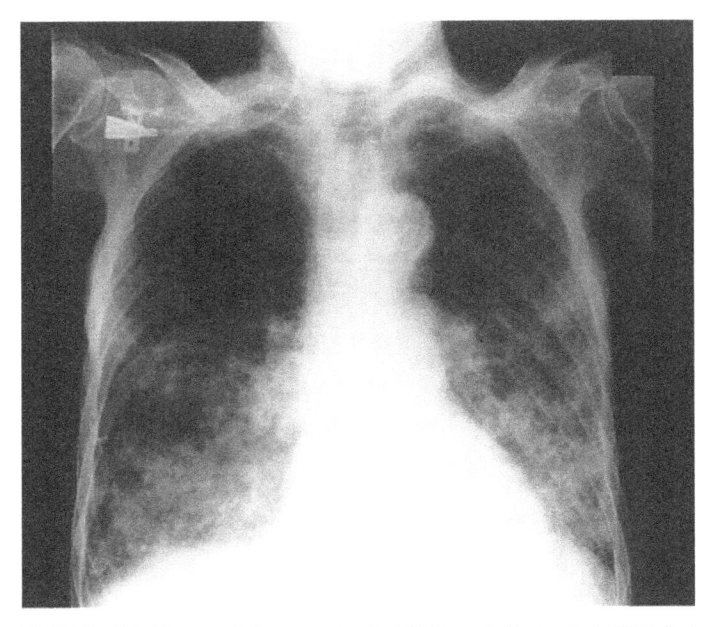

FIGURA 5.6 Mau posicionamento do CVC – paciente com DPOC e fibrose pulmonar basal. A extremidade do cateter inserido na subclávia direita está apontando para o crânio, alojando-se na veia jugular interna. (Somos gratos a Louise Holland, Consultant Radiologist no Manor Hospital Walsall, por sua ajuda.)

- trombose;
- perfuração ventricular;
- arritmias cardíacas.

Manejo de paciente com CVC

As precauções aqui listadas devem ser sempre observadas.

- Monitorar o paciente quanto a sinais de complicações.
- Rotular, identificando, o CVC com drogas/líquidos, e assim por diante, que estiverem sendo infundidos para que seja reduzido o risco de injeção acidental de bolo.
- Caso não esteja em uso, irrigar regularmente o cateter para ajudar a evitar trombose. Uma bolsa de 500 mL de soro fisiológico 0,9% deverá ser mantida a uma pressão de 300 mmHg e trocada conforme protocolo local.
- Garantir a firmeza de todas as conexões locais para evitar hemorragia, infecção e embolia gasosa.
- Observar com freqüência o local da inserção em relação a sinais de infecção. Curativos transparentes devem ser usados para permitir monitoramento contínuo do lugar. A incidência de infecção relacionada a CVC varia de 4 a 18%. Diante de suspeita de infecção do CVC, realizar culturas de sangue após a remoção do cateter. A extremidade do cateter deverá ser enviada para cultura. O comprimento do cateter deverá ser registrado e, com regularidade, monitorado. O curativo terá de ser trocado sempre que necessário, com garantia de técnica asséptica rígida.
- Ainda que a substituição rotineira de cateteres de PVC seja algo disseminado no Reino Unido (Cyna et al., 1998), ela não recomendada, já que está associada a uma incidência maior de morbidade e mortalidade em pacientes críticos. Além disso, a substituição de um cateter de PVC é procedimento de alto custo, sendo ainda traumático para o paciente, com o risco adicional de infecção (Clemence et al., 1995). CVCs devem, assim, somente ser removidos quando houver indicação clínica (O'Leary e Bihari, 1998).
- Ficar atento às possíveis complicações identificadas anteriormente.

PRINCÍPIOS DE MONITORAMENTO DA PRESSÃO ARTERIAL PULMONAR

Cateter de artéria pulmonar

Desde a descrição inicial por Swan e Ganz, na década de 1970, o cateter de artéria pulmonar (AP), também conhecido como cateter com fluxo direcional de múltiplos lumens (Figura 5.7), vem sendo utilizado amplamente para diagnóstico e tratamento de pacientes em estado crítico.

Pode ser empregado para avaliação da função cardíaca e detecção de problemas na vasculatura pulmonar, possibilitando ao clínico a otimização do débito cardíaco (DC) e a distribuição de oxigênio, ao mesmo tempo em que minimiza o risco de edema pulmonar. Ele também permite o uso racional de drogas vasoativas e inotrópicas (Hinds e Watson, 1999). O uso do cateter de AP também traz riscos. Embora sua utilização seja comum em UTIs nos últimos 30 anos, ainda existem dúvidas quanto à sua segurança. No entanto, um ensaio randomizado e controlado, realizado em um grande multicentro (Harvey et al., 2005), concluiu que não existem evidências claras do benefício ou dano ao paciente em condição crítica, monitorado com um cateter de AP. O uso de cateteres de AP deverá ser limitado a clínicos experientes e com bom treinamento, familiarizados com a interpretação de dados derivados do cateter e com condições de adaptarem o tratamento, com base nos resultados obtidos.

Devido às dúvidas que cercam a eficácia dos cateteres de AP, métodos menos invasivos de medida do DC foram desenvolvidos, sendo objeto de discussão posterior.

Indicações

O uso da medida da pressão na AP é indicado para:

- avaliação do volume circulatório e do manejo de líquidos em caso de prejuízo da função ventricular direita ou esquerda ou hipertensão pulmonar;
- medidas do DC;
- medidas da saturação venosa mista;
- diagnóstico de defeito de septo ventricular;
- após cirurgia cardíaca.

(Gomersall e Oh, 1997)

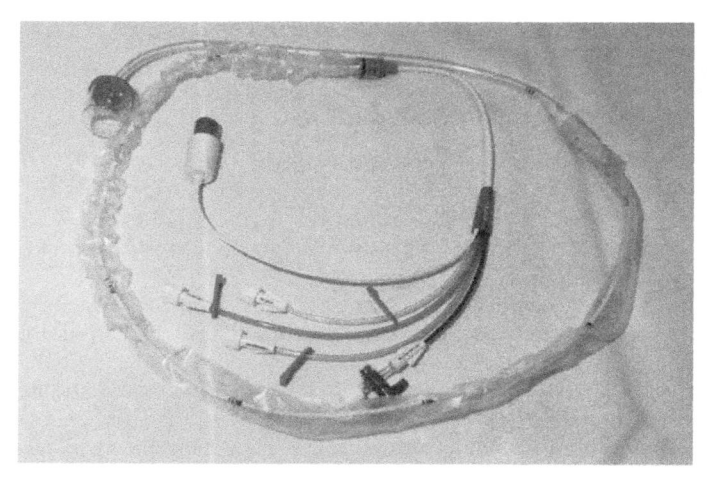

FIGURA 5.7 Cateter de artéria pulmonar.

Forma de onda quando o cateter de AP passa da veia cava para a AP

A Figura 5.8 mostra traçados da pressão encontrados enquanto um cateter de AP passa da veia cava para a AP. A vasculatura pulmonar é mais complacente do que os vasos sistêmicos; em conseqüência, as pressões pulmonares são mais baixas (Tabela 5.5) (Woodrow, 2000). Hipertensão pulmonar é comum em pacientes de UTIs, por exemplo, pacientes com síndrome do desconforto respiratório agudo (SDRA). Quando a pressão da AP estiver baixa, apesar de PVC elevada, trata-se de indício de insuficiência cardíaca do lado direito (Woodrow, 2000).

Pressões

Com o uso de um cateter de AP, é possível medir as pressões no átrio direito (AD), no ventrículo direito (VD) e na artéria pulmonar (AP) (Tabela 5.5).

- Pressão do AP: durante o enchimento ventricular, a pressão do AD é de 0 a 8 mmHg

- Pressão do VD: pressão diastólica terminal é de 0 a 8 mmHg; já a pressão sistólica é de 15 a 30 mmHg
- Pressão da AP: diastólica, 5 a 15 mmHg; sistólica, 15 a 30 mmHg

Uma pressão diastólica elevada indica insuficiência cardíaca do lado direito, hipertensão pulmonar ou tamponamento. Pressão da AP elevada indica insuficiência ventricular esquerda ou hipertensão pulmonar, ao passo que pressão da AP baixa sugere hipovolemia.

O índice cardíaco (IC) é o débito cardíaco, indexado à área da superfície corporal individual. O normal fica entre 2,4 e 4L/min/m^2 (Druding, 2000). Esses dados podem não ser exatos, já que é muito difícil pesar e medir com precisão um paciente crítico. A importância, entretanto, situa-se na tendência dos resultados facilitados pelo uso do cateter de AP e na resposta ao tratamento instituído.

Pressão de oclusão da artéria pulmonar (POAP)

Quando o balão está inflado em um dos ramos da AP, a pressão na extremidade do cateter refletirá a pressão distal, isto é, a pressão atrial e ventricular esquerda que está em correlação direta com a pré-carga do lado direito do coração (Druding, 2000).

Procedimento

1. Explicar o procedimento ao paciente.
2. Observar, ao mesmo tempo, o monitor; lentamente, inflar o balão até que a forma de onda característica seja identificada (Figura 5.8). O balão estará, assim, "em cunha," isto é, estará ocluindo o fluxo de sangue em uma das ramificações da AP.
3. Parar de inflar o balão e deixar correr o traçado para os três ciclos respiratórios (muito importante).
4. "Congelar" a tela do monitor e desinflar rapidamente o balão.
5. Confirmar a pressão de oclusão, alinhando o controle do cursor no monitor com a posição correta na forma da onda (expiração final).
6. "Descongelar" a tela do monitor e garantir a presença da forma de onda da AP.

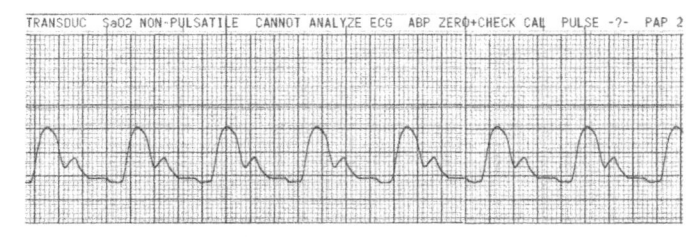

FIGURA 5.8 Traçados da pressão encontrados enquanto o cateter de artéria pulmonar passa da veia cava à artéria pulmonar.

Precauções

Deve-se ter cuidado na observância das seguintes precauções:

- Não deixar o balão inflado por mais do que três ciclos respiratórios (15 segundos).
- Não inflar mais que 1,5 mL de ar para dentro do balão.
- Não irrigar o cateter quando o balão estiver inflado.
- Quando o traçado se elevar abruptamente durante a inflação do balão, o cateter estará, então, excessivamente em cunha.

Limitações

A POAP não reflete, com exatidão, a pressão esquerda atrial e ventricular em:

- obstrução venosa pulmonar;
- estenose mitral;
- mixoma atrial esquerdo (muito raro).

A variação da POAP normal fica entre 5 e 15 mmHg (Woodrow, 2000), e deve ter correlação com a pressão diastólica da artéria pulmonar. Um dado elevado poderá significar insuficiência ventricular esquerda, sobrecarga hídrica ou insuficiência mitral, ao passo que um dado baixo poderá significar hipovolemia.

A resistência vascular sistêmica (RVS) é a medida da pós-carga e uma medida importante no diagnóstico e tratamento da sepse. A RVS normal fica entre 900 e 1.400 dynes.s/cm^{-5}. O índice de resistência vascular sistêmica (IRVS) é indexado à área da superfície corporal, calculada a partir do peso e da altura.

Complicações

As complicações resultantes após o uso de cateter de AP incluem:

- arritmias cardíacas;
- trombose;
- infarto pulmonar;
- ruptura da artéria pulmonar – normalmente associada à inflação do balão durante medida da POAP (Leeper, 1995).
- perfuração do miocárdio (Daily e Schroeder, 1989);
- nó do cateter (Tan et al., 1997).

ESTUDOS DO DÉBITO CARDÍACO (DC)

Termodiluição

A termodiluição é um método para medir o DC. Para avaliar o progresso na direção das metas do tratamento, é importante que dados sejam obtidos após as intervenções, por exemplo, titulação de drogas vasoativas ou inotrópicas ou desafio hídrico. Esse processo envolve uma injeção rápida de uma quantidade medida de soro frio (normalmente, 5 a 10 mL de dextrose* a 5%) no átrio direito, através do lúmen proximal do cateter de AP. Sua diluição pelo sangue é calculada por mudanças seriadas da temperatura na AP, à medida que o líquido atravessa o coração. O DC é calculado com base na mudança da temperatura: o aumento na temperatura da solução é inversamente relacionado ao funcionamento do coração.

Indicações

A termodiluição é indicada em situações clínicas nas quais a avaliação do estado volêmico e do DC, junto com variáveis hemodinâmicas, auxiliará no diagnóstico e no manejo. Por exemplo:

- manejo e diagnóstico de todas as formas de choque;
- prejuízo da função ventricular direita e esquerda, conforme visto na insuficiência cardíaca;

---

* N. de R.T.: No Brasil, a solução mais utilizada para medida do DC é soro fisiológico 0,9%.

- medida do DC;
- medida da saturação venosa mista;
- diagnóstico de defeito do septo ventricular.

Procedimento

1. Explicar o procedimento ao paciente.
2. Aspirar o soro para injeção.
3. Assegurar-se de que a temperatura do soro da injeção seja inferior à do corpo.
4. Irrigar o orifício proximal com o soro da injeção; o soro da injeção deverá estar na variação de temperatura aceita para o sistema de monitoramento.
5. Garantir que o monitor esteja pronto.
6. Comprimir o botão para iniciar no monitor e injetar, devagar, entre 5 e 10 mL, em quatro segundos (não segurar o recipiente cilíndrico da seringa, pois isso poderá aquecer o soro a ser injetado). Cerca de 15 segundos depois, a medida do débito cardíaco será mostrada no monitor. Depois de cerca de 45 segundos, o monitor mostrará o aviso "*ready*" (pronto) novamente.
7. Comprimir o botão para começar novamente e repetir o procedimento descrito. No mínimo, três medidas devem ser feitas, e uma média das três medidas obtidas deve ser calculada.

Identificação e solução de problemas

Os problemas a seguir estão associados às medidas do DC por termodiluição (Adam e Osborne, 1997):

- *Dificuldade para injetar a solução*: o cateter pode estar dobrado ou ocluído, ou a extremidade pode estar posicionada contra a parede do vaso. Desdobrar, reposicionar ou substituir o cateter de acordo com a necessidade.
- *A temperatura do sangue não é mostrada*: o sensor térmico pode estar defeituoso ou ter acoplado a ele um pouco de fibrina. Substituir o cateter quando necessário.
- *Não é mostrada, no monitor, a temperatura do soro da injeção*: substituir o cateter de temperatura defeituosa.
- *Grandes discrepâncias nas medidas em série*: as causas possíveis incluem técnica de injeção insatisfatória, arritmias cardíacas

(que causam volumes de ejeção variáveis) e doença vascular, causadora de turbulência no sangue e movimento do paciente. Obedecer ao procedimento descrito, não injetar durante episódios de arritmia e movimentos do paciente.

- *Medidas inadequadas de DC alto*: as possíveis causas incluem volume incorreto do soro injetado (normalmente bem pouco ou existência de vazamento na conexão), temperatura muito baixa do soro injetado, técnica insatisfatória de injeção e erro do computador. Atender ao procedimento descrito e, quando indicado, conferir o computador.
- *Medidas inadequadas de DC baixo*: as causas possíveis incluem volume incorreto do soro injetado (normalmente em demasia), temperatura elevada demais do soro injetado; botão de início no monitor pressionado depois de iniciar a injeção, erro do computador, tempo de injeção prolongado e infusão concomitante de soro, através de lúmen distal. Atender ao procedimento descrito anteriormente e, quando indicado, verificar o computador.

Saturação mista de oxigênio venoso

A saturação mista de oxigênio venoso (SVO_2) representa a quantidade de oxigênio que permanece após a perfusão dos leitos capilares. Trata-se também de um indicador do equilíbrio entre a distribuição de oxigênio e seu consumo (Takala, 1997). As medidas da SVO_2, que podem ser utilizadas como um guia da perfusão tissular, são diretamente proporcionais ao débito cardíaco, à hemoglobina e aos níveis de saturação de oxigênio, e inversamente proporcionais à taxa metabólica (Gomersall e Oh, 1997).

- SVO_2 75%: normal
- $SVO_2 \leq 75\%$: baixa. Se a distribuição de oxigênio cair ou se aumentar a demanda de oxigênio aos tecidos, isso poderá levar a uma medida baixa. Se a $SVO_2 < 30\%$, a distribuição de oxigênio é, então, baixa para atender às necessidades de oxigênio dos tecidos.
- $SVO_2 \geq 75\%$: alta, podendo dificultar a interpretação. As causas incluem sepse, hipotermia, envenenamento por cianeto, desvios cardíacos da esquerda para a direita (Gomersall e Oh, 1997).

Métodos de medida da SVO_2

A medida da SVO_2 pode ser feita de duas maneiras:

- amostragem *intermitente* de sangue do cateter de AP distal ou *contínua*, através de cateter de AP de fibra óptica;
- um co-oxímetro também pode ser usado porque as máquinas de gases sangüíneos não conseguem calcular uma SVO_2 mais baixa.

Métodos não-invasivos de medida do DC

Devido à natureza invasiva dos cateteres de PA e suas complicações associadas, pode ser preferível o uso de métodos não-invasivos, quando disponibilizados, para a medida da função cardíaca.

NICO®

NICO® é um dispositivo não-invasivo (Figura 5.9), que calcula o DC por meio de uma equação de Fick modificada, com base na reinalação parcial de dióxido de carbono. Dados do

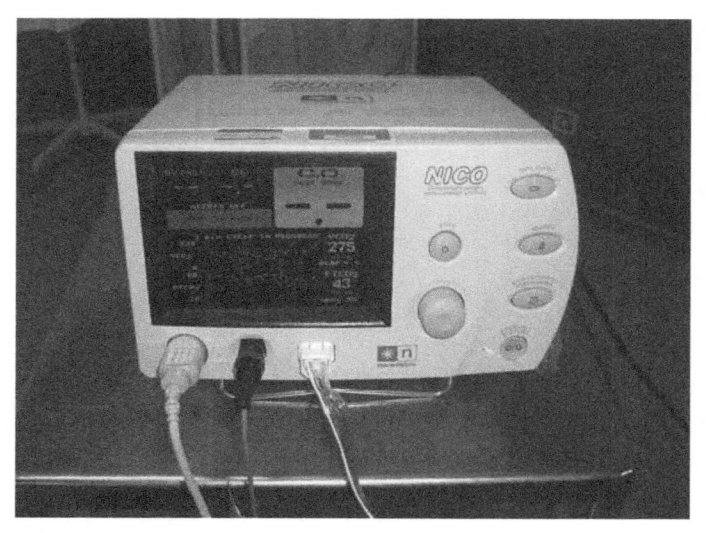

FIGURA 5.9 Monitor não-invasivo do DC.

DC têm origem em sensores que medem fluxo, pressão de vias aéreas e concentração de dióxido de carbono. Em virtude disso, o uso do NICO é limitado ao paciente em ventilação mecânica.

PICCO®

PICO® é a análise cardíaca contínua das ondas de pulso, proporcionando dados hemodinâmicos derivados, via cateter femoral ou de artéria axilar e um CVC.

Doppler transesofágico

Esse dispositivo envolve a introdução de um Doppler no esôfago e a demonstração de uma ecoimagem da turbulência do fluxo de sangue através da aorta. Esse método é necessário em 2,9% de estudos por termodiluição do DC, sendo que a maioria das medidas é formada por subestimativas (Hinds e Watson, 1999). É adequado somente para pacientes sedados e pode causar trauma ao esôfago (Valtier et al., 1998).

CENÁRIOS

Cenário 1

Susan, de 45 anos, tem pedras na vesícula, com internação hospitalar e uma história de dor no quadrante superior direito, pirexia, vômito e mal-estar. Seus sinais vitais foram:

Pressão arterial 115/55 mmHg
Freqüência cardíaca 100/bpm
Freqüência respiratória 24/mpm
SpO_2 97% ao ar
Temperatura 37,6°C

Um diagnóstico provisório de colecistite foi feito, e a paciente iniciou uma infusão EV para manter a hidratação, um regime analgésico e cefotaxima 2 g EV TDS, além de metronidazol 500 mg EV TDS.

No segundo dia da internação, Susan teve sua condição agravada. Queixou-se de sentir-se muito mal. O exame mostrou pele

(Continua)

(Continuação)

avermelhada, quente ao toque e extremidades quentes. Os sinais vitais foram:

Pressão arterial 100/50 mmHg
Freqüência cardíaca 120/bpm
Freqüência respiratória 30/mpm
SpO$_2$ 93% ao ar
Temperatura 38,5°C

Foi iniciado oxigênio de alto fluxo, via máscara de não-reinalação, e o líquido EV foi aumentado para 150 mL por hora.

A paciente continuou piorando e foi transferida para a UTI, onde seria mais bem acompanhada. Na internação à UTI, susan ficou confusa e agitada; tentou ininterruptamente remover a máscara de oxigênio, vindo a dessaturar em conseqüência disso. Tomou-se a decisão de, de forma eletiva, sedar e ventilar a paciente. Na indução de seqüência rápida, Susan desenvolveu hipotensão grave que exigiu reanimação com líquidos e doses em bolus de efedrina. Novamente estabilizada, foi estabelecido acesso endovenoso, via CVC com quatro lumens e instalação de uma linha arterial. A paciente continuou a demonstrar instabilidade hemodinâmica e foi iniciada em uma infusão de noradrenalina, via CVC. Devido à deterioração rápida e à suspeita de choque séptico, um cateter de AP foi inserido, tendo sido obtidos os seguintes dados:

Pressão de oclusão da artéria pulmonar (POAP) 10 mmHg
Débito cardíaco (DC) 3 L/min
Índice cardíaco (IC) 2,1L/min/m^2
Índice de volume de ejeção 45mL/bat/m^2
Resistência vascular sistêmica (RVS) 1.200 dynes.s/cm^{-5}
PVC 3 mmHg

Os resultados do cateter de AP confirmaram débito cardíaco reduzido, secundário a choque séptico.

Cenário 2

Gordon tem 52 anos e apresentou-se com episódio curto de dor grave em região central do peito, com náusea e diaforese associadas. Estava recebendo aspirina 300 mg oralmente e trinitrato

(Continua)

(Continuação)

glicanil (GTN) sublingual, antes de chegar à unidade de emergência. Nessa unidade, foi iniciado em oxigênio, recebendo morfina EV 2 mg. Foi coletado sangue para biomarcadores cardíacos, uréia e eletrólitos. Ainda na emergência, o diagnóstico do ECG com 12 derivações confirmou síndrome coronariana aguda em segmento não-ST. Uma vez que essa síndrome não exige terapia de reperfusão, Gordon foi, imediatamente, transferido para a unidade de cuidados coronarianos.

Suas observações estavam dentro de limites normais; o paciente não tinha dor, estava quente e com boa perfusão. Logo após a internação, o paciente, repentinamente, desenvolveu uma taquicardia com complexo alargado, com freqüência de 180 bpm. Ele estava consciente. O que fazer?

O paciente está consciente; assim, ele deve ter pulso (se estivesse sem pulso, haveria necessidade de reanimação cardiorrespiratória e desfibrilação rápida). Se já não estiver em oxigenoterapia, administrar oxigênio, firmar acesso EV e estabelecer se o paciente está ou não comprometido hemodinamicamente. Há sinais adversos? (P. ex., pressão arterial <90 mmHg, dor no peito, insuficiência cardíaca, freqüência rápida >150/bpm (Resuscitation Council UK, 2000).

O pulso do sr. Gordon mostra-se fraco ao exame, rápido (180 bpm/min) e filamentoso. A pressão arterial caiu para 70 mmHg; está frio, pálido e com pele pegajosa e nível de consciência em deterioração. O que fazer?

O paciente está gravemente comprometido, exigindo tratamento urgente, como, por exemplo, cardioversão. Se ele não estivesse comprometido, drogas (p. ex., amiodarona ou lidocaína) teriam sido, provavelmente, a primeira opção de tratamento. Todo o desequilíbrio eletrolítico também teria de ser tratado.

CONCLUSÃO

O monitoramento hemodinâmico é fundamental ao cuidado de pacientes críticos. Esse monitoramento auxilia a estabelecer um diagnóstico preciso, a determinar a terapia apropriada e a monitorar a resposta àquela terapia. Em especial, os vários métodos de monitoramento hemodinâmico podem auxiliar no reconhecimento e no tratamento precoces do choque. O reconhecimento imediato e o tratamento rápido desses distúrbios melhoram os resultados. É sempre preferível utilizar a técnica mais precisa à disposição, ainda que a menos invasiva, para reduzir o risco de complicações ao paciente. Usuários de dispositivos de monitoramento precisam conhecer o modo operacional e a forma de identificar e solucionar problemas, o que minimizará o risco de diagnósticos equivocados.

REFERÊNCIAS

Adam, S.K. & Osborne, S. (1997) *Critical Care Nursing: Science and Practice.* Oxford University Press, Oxford.

Bridges, E.J. & Dukes, M.S. (2005) Cardiovascular aspects of septic shock. Pathophysiology, monitoring and treatment. *Critical Care Nurse* **25** (2), 14–40.

British Hypertension Society (2006) *Blood pressure measurement.* www.bhsoc.org (accessed 16/09/06).

CEN European Committee for Standardisation (1995) *EN 1060-1 Noninvasive sphygmomanometers: general requirements.* British Standards Institution, London.

Ciesla, N.D. & Murdock, K. (2000) Lines, tubes, catheters and physiologic monitoring in the ICU. *Cardiopulmonary Physical Therapy Journal* **11** (1), 16–25.

Clemence, M., Walker, D. & Forr, B. (1995) Central venous catheter practices: results of a survey. *American Journal of Infection Control* **23** (1), 5–12.

Collins, T. (2000) Understanding Shock. *Nursing Standard* **14** (49), 35–40.

Cyna, A.M., Hovenden, J.L., Lehmann, A. *et al.* (1998) Routine replacement of central venous catheters: telephone survey of intensive care units in mainland Britain. *British Medical Journal* **316**, 1944–1945.

Czepizak, C.A., O'Callaghan, J.M. & Venus, B. (1995) Evaluation of formulas for optimal positioning of central venous catheters. *Chest* **107**, 1662–1664.

Daily, E.K. & Schroeder, J.S. (1989) *Techniques in Bedside Hemodynamic Monitoring* 4th edn. C.V. Mosby, London.

Department of Health (2001) Guidelines for preventing infections associated with the insertion and maintenance of central venous catheters. *Journal of Hospital Infection* **47** (supplement), S47–S67.

Diehl-Oplinger, L. & Kaminski, M.F. (2004) Choosing the right fluid to counter hypovolaemic shock. *Nursing* **34** (3), 52–54.

Druding, M.C. (2000) Integrating haemodynamic monitoring and physical assessment. *Dimensions of Critical Care Nursing* **19** (4), 25–30.

Duke, G.J., Briedis, J.H. & Weaver, R.A. (1994) Renal support in critically ill patients: low dose dopamine or low dose dobutamine? *Critical Care Medicine* **22**, 1919–1925.

European Society of Intensive Care Medicine Expert Panel (1991) The use of the pulmonary artery catheter. *Intensive Care Medicine* 17, 1–8.

Garretson, S. (2005) Haemodynamic monitoring: arterial catheters. *Nursing Standard* 19 (31), 55–63.

Giuliano, K.K. (2006) Continuous physiologic monitoring and the identification of sepsis. *AACN Advanced Critical Care* 17 (2), 215–223.

Gomersall, C. & Oh, T. (1997) Haemodynamic monitoring. In: T. Oh, ed. *Intensive Care Manual* 4th edn. Butterworth Heinemann, Oxford.

Graham, C. & Parke, T. (2005) Critical care in the emergency department: shock and circulatory support. *Emergency Medicine Journal* 22, 17–21.

Green, J.H. (1991) *An Introduction to Human Physiology*. Oxford Medical Publications, Oxford.

Gwinnutt, C. (2006) *Clinical Anaesthesia* 2nd edn. Blackwell Publishing, Oxford.

Hand, H. (2001) Shock. *Nursing Standard* 15 (48), 45–52.

Harvey, S., Harrison, D.A. & Singer, M. (2005) Assessment of the clinical effect of pulmonary artery catheters in the management of patients in intensive care (PAC-Man): a randomized controlled trial. *Lancet* 366, 472–477.

Henderson, N. (1997) Central venous lines. *Nursing Standard* 11 (42), 49–56.

Hinds, C.J. & Watson, D. (1996) *Intensive Care, a concise textbook* 2nd edn. W.B. Saunders, London.

Hinds, C.J. & Watson, D. (1999) ABC of intensive care: circulatory support. *British Medical Journal* 318, 1749–1752.

Hudak, C.M., Gallo, B.M. & Morton, P.G. (1998) *Critical Care Nursing: a holistic approach* 7th edn. Lippincott, New York.

Jones, C. (2006) Central venous catheter infection in adults in acute hospital settings. *British Journal of Nursing* 15 (7), 362–368.

Leach, R. (2004) Critical Care Medicine at a Glance. Blackwell Publishing, Oxford.

Lee, R. & Branch, J. (1997) Postoperative cardiac intensive care. In: T. Oh, ed. *Intensive Care Manual* 4th edn. Butterworth-Heinemann, Oxford.

Leeper, B. (1995) Ask the experts. *Critical Care Nurse* 15, 82–83.

Mallett, J. & Dougherty, L. (2000) eds. *The Royal Marsden Hospital Manual of Clinical Nursing Procedures*. Blackwell Science, Oxford.

Mermel, L. (2000) Prevention of intravascular catheter-related infection. *Annals of Internal Medicine* 32 (5), 391–402.

Mosby Publishers (1998) *Mosby's Medical, Nursing and Allied Health Dictionary* 5th edn. Mosby, London.

Newell, R.W. (2005) Assessing, treating and managing patients with sepsis. *Nursing Standard* 19 (50), 56–64.

NICE (2002) *NICE guidance on the use of ultrasound locating devices for placing central venous catheters*. NICE, London.
O'Brien, E., Beevers, D. & Marshall, H. (1995) *ABC of Hypertension*. BMJ Books, London.
O'Leary, M. & Bihari, D. (1998) Central venous catheters – time for change? *British Medical Journal* 316, 1918–1919.
Resuscitation Council UK (2000) *Advanced Life Support Manual* 4th edn. Resuscitation Council UK, London.
Robinson, J.F., Robinson, W.A., Cohn, H. *et al.* (1995) Perforation of the great vessels during central venous line placement. *Archives of Internal Medicine* 155, 1225–1228.
Robson, W. & Newell, J. (2005) Assessing, treating and managing patients with sepsis. *Nursing Standard* 19 (50), 56–64.
Skowronski, G. (1997) Circulator shock. In: T. Oh, ed. *Intensive Care Manual* 4th edn. Butterworth-Heinemann, Oxford.
Smith, G. (2000) Devices for blood pressure measurement. *Professional Nurse* 15 (5), 337–340.
Starling, E.H. (1918) *The Law of the Heart*. Linacre Lecture, London.
Swan, H.J.C. & Ganz, W. (1974) Guidelines for use of balloon-tipped catheters. *American Journal of Cardiology* 34, 119–120.
Takala, J. (1997) Monitoring oxygenation. In: T. Oh, ed. *Intensive Care Manual*, 4th edn. Butterworth Heinemann, Oxford.
Tan, C. *et al.* (1997) A technique to remove knotted pulmonary artery catheters. *Anaesthesia and Intensive Care* 25 (2), 160–162.
Torrance, C. & Semple, M. (1997) Blood pressure measurement. *Nursing Times* 93 (38), suppl. 1–2.
Valtier, B., Cholley, B., Belot, J.-P. *et al.* (1998) Non-invasive monitoring of cardiac output in critically ill patients using transoesophageal doppler. *American Journal of Respiratory and Critical Care Medicine* 158 (1), 77–83.
Woodrow, P. (2000) *Intensive Care Nursing, A Framework for Practice*. Routledge, London.
Woodrow, P. (2002) Central venous catheters and central venous pressure. *Nursing Standard* 16 (26), 45–51.

Monitoramento da Função Neurológica   6

INTRODUÇÃO

Nível de consciência alterado é comum no paciente em condição crítica (Smith, 2003). As mudanças na função neurológica podem ser rápidas e drásticas, ou de desenvolvimento sutil durante alguns minutos, algumas horas, dias ou, até mesmo, períodos maiores (Aucken e Crawford, 1998). Em pacientes com lesão encefálica ou outro insulto cerebral, o monitoramento da função neurológica é essencial para o reconhecimento e o tratamento rápido de complicações e a melhora do prognóstico (Hinds e Watson, 1996). Pode ainda oportunizar uma indicação do funcionamento de outros sistemas; por exemplo, na insuficiência renal, um quadro confusional pode sinalizar níveis elevados de uréia no sangue.

Monitorar a função neurológica requer investigação precisa e interpretação correta dos dados observados (Bassett e Makin, 2000). É importante levar em conta os efeitos de todos os medicamentos administrados (Woodrow, 2000a), o consumo de álcool, a condição clínica do paciente e a existência ou não de uma história de lesão encefálica.

Este capítulo visa compreender os princípios do monitoramento da função neurológica.

OBJETIVOS DE APRENDIZAGEM

Ao concluir o capítulo, o leitor será capaz de:

- definir *consciência*;
- descrever a avaliação *AVDI* da consciência;
- discutir o uso da *Escala de Coma de Glasgow*;
- descrever a *avaliação pupilar*;
- discutir os princípios do *monitoramento da pressão intracraniana*;

❏ delinear os princípios do *monitoramento da saturação de oxigênio no bulbo venoso da jugular*;
❏ descrever o monitoramento da *sedação*;
❏ delinear o monitoramento da *dor* e do *alívio à dor*.

DEFINIÇÃO DE CONSCIÊNCIA

O nível de consciência do paciente foi descrito como o grau de seu despertar e percepção (Geraghty, 2005). Depende da interação do sistema ascendente de ativação reticular, localizado no tronco cerebral e nos hemisférios cerebrais. Qualquer ruptura nesse processo de comunicação resultará em prejuízo da consciência (Bassett e Makin, 2000).

A manifestação de uma consciência prejudicada ou ausente implica disfunção cerebral subjacente (Geraghty, 2005). Foram elaboradas várias escalas para a descrição dos níveis de consciência (Geraghty, 2005); o National Institute for Clinical Excellence (NICE, 2003), entretanto, recomenda o uso da Escala de Coma de Glasgow para avaliar pacientes com lesões encefálicas. As definições de prejuízo da consciência estão arroladas na Tabela 6.1. Não é possível medir diretamente a consciência. Isso só pode ser feito pela observação da reação comportamental do paciente a estímulos diferentes (Waterhouse, 2005).

AVALIAÇÃO AVDI

O aspecto mais importante de qualquer avaliação neurológica é o nível de consciência, porque se trata do indicador mais sensível de deterioração neurológica (Waterhouse, 2005). Uma avaliação neurológica rápida pode ser feita usando-se o método AVDI (Resuscitation Council UK, 2006). AVDI é um sistema mnemônico simples, rápido e eficaz para pontuação neurológica que quantifica a resposta a estímulos e avalia o nível de consciência. É ideal em situações de emergência, quando há necessidade de uma avaliação rápida do nível de consciência. AVDI significa:

Alerta
Reage à voz
Reage à dor (*pain*)
Inconsciente (*não-reagente*)

TABELA 6.1 Definições de consciência prejudicada

Condição	Definição
Consciência	Percepção do eu e do ambiente
Confusão	Percepção reduzida, desorientação
Delírio	Desorientação, medo, instabilidade, alucinação
Obnubilação	Estado de alerta reduzido, retardo psicomotor, sonolência
Estupor	Irresponsivo, com excitação somente por estímulos
Coma	Falta de reação sem possibilidade de excitação
Estado vegetativo	Coma prolongado (>1 mês), um pouco de preservação do tronco cerebral e de reflexos motores
Mutismo acinético	Coma prolongado, com estado de alerta aparente e tônus motor flácido
Estado *locked in*	Paralisia total abaixo dos núcleos do terceiro nervo craniano, função mental normal ou prejudicada

Reimpressa de *Intensive Care Manual*, T. Oh, 4th edition, © 1997, mediante permissão de Elsevier Inc.

AVALIAÇÃO ACDU

ACDU é um acrônimo que descreve outro sistema de avaliação que pode ser útil como um dos componentes dos sistemas de pontuação de alerta precoce (McNarry e Goldhill, 2004);

Alerta
Confuso
Sonolento (*Drowsy*)
Sem reação (*Unresponsive*)

A ESCALA DE COMA DE GLASGOW

A Escala de Coma de Glasgow foi desenvolvida, em sua origem, para classificar a gravidade e a conseqüência de lesão encefálica por trauma (Teadsdale e Jennett, 1974). É hoje utilizada no mundo inteiro para avaliar o nível de consciência (Mallett e Dougherty, 2000) e possibilita:

- *padronização* das observações clínicas de pacientes com consciência prejudicada;
- *monitoramento da evolução* de pacientes que passam por cirurgia intracraniana, com variação mínima e subjetividade na investigação clínica;
- *indicação* do prognóstico.

(Shah, 1999)

A Escala de Coma de Glasgow avalia os dois aspectos da consciência:

- *excitabilidade* ou *estar desperto*: ter percepção do ambiente;
- *ter percepção*: demonstração de compreensão do que o profissional falou por meio da capacidade de realizar tarefas.

A escala com 15 pontos avalia o nível de consciência do paciente, observando três respostas comportamentais: abertura dos olhos, resposta verbal e resposta motora (Fairley, 2005; Waterhouse, 2005). Em cada categoria, cada nível de resposta recebe um valor numérico, em uma escala de cada vez maior deterioração neurológica (Waterhouse, 2005). Conferindo-se um valor numérico ao nível de reação aos critérios individuais de cada seção, três números são obtidos, que podem chegar até um escore máximo de 15 e um mínimo de 3. Diz-se que há coma quando a Escala de Coma de Glasgow é inferior a 8 (Albarran e Price, 1998). Um escore total de 12 ou menos deve causar preocupação (Woodrow, 2000b). Uma redução no escore motor de um ou dois, por deterioração total é importante, devendo ser comunicada (Cree, 2003; NICE, 2003). Embora escores agregados sejam, normalmente, documentados, o peso dos escores entre reações dos olhos, verbais e motoras permanece não-testado (Woodrow, 2000b). Assim, a documentação das respostas individualmente pode oferecer uma indicação mais clara das funções e dos déficits remanescentes (Waterhouse, 2005). O quadro de observação neurológica mostrado na Figura 6.1 incorpora a Escala de Coma de Glasgow.

A Escala de Coma de Glasgow é de uso fácil, não exige equipamento especial e é um bom preditor de resultados (Woodrow, 2000a). Pode ser empregada por observadores diferentes e ainda produzir uma avaliação consistente, mostrando-se confiável e de uso facilitado (Cree, 2003). No entanto, tal como ocorre com outros

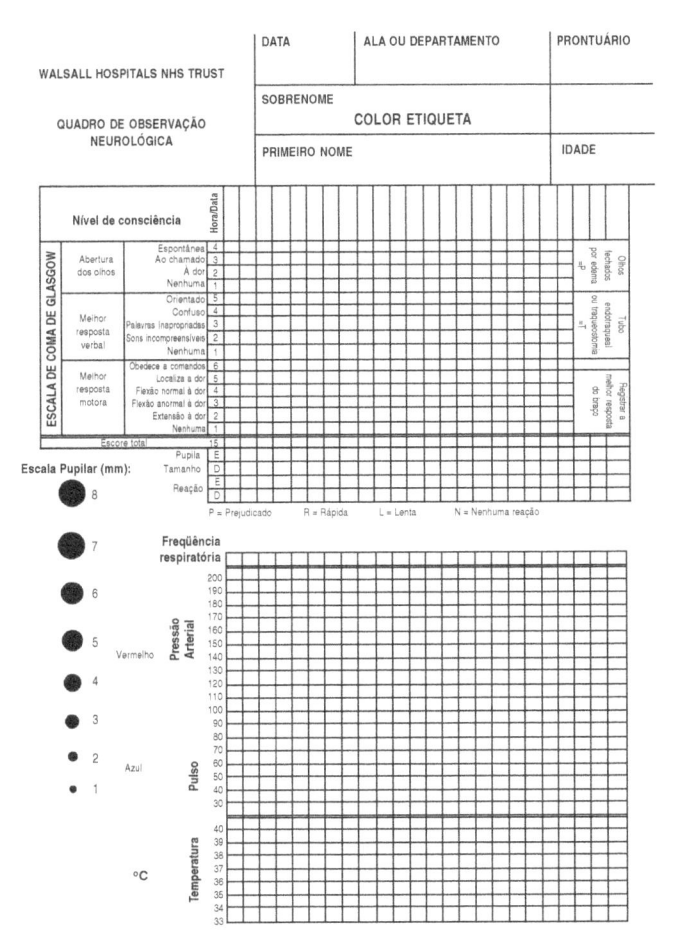

FIGURA 6.1 Quadro de observação neurológica que incorpora a Escala de Coma de Glasgow (Walsall Hospitals NHS Trust).

sistemas de pontuação, a Escala de Coma de Glasgow é passível de subjetividade (Woodrow, 2000a), devendo ser utilizada somente como um recurso auxiliar de avaliação do paciente (Adam e Osborne, 1999). Podem ocorrer diferenças entre os observadores na medida da Escala de Coma de Glasgow, a menos que tenha sido dado treinamento no uso desse instrumento para evitar registros imprecisos e inconsistentes, que podem causar efeito nocivo ao paciente (Mooney e Comeford, 2003). Sugere-se, assim, que na passagem de dados de avaliação de pacientes, na troca dos plantões, a Escala de Coma de Glasgow deve ser feita por todos os enfermeiros para a identificação de discrepâncias (Woodrow, 2000b).

A freqüência do monitoramento da Escala de Coma de Glasgow deverá ser individualizada, atendendo às necessidades do paciente (Woodrow, 2000b). Em vez de acentuar o escore numérico acoplado a cada resposta, é muito mais benéfico definir as respostas em termos descritivos.

Há dificuldades no uso da Escala de Coma de Glasgow em uma UTI (Price, 1996), em especial, em pacientes sedados, com lesão encefálica e com uso de ventilação mecânica. A Escala de Coma de Glasgow não foi desenvolvida para avaliar escores de sedação, mas sim para verificar o funcionamento cerebral (Cree, 2003). Há relatos de diferenças entre escores de dois ou mais em relação a um mesmo paciente, por profissionais diferentes (Holdgate, 2006), o que reitera a recomendação de que decisões clínicas não devem se basear apenas na Escala de Coma de Glasgow (Holdgate, 2006), mas que essa escala deve ser utilizada como um dos componentes do monitoramento da função neurológica.

Avaliação de respostas comportamentais

As três respostas comportamentais avaliadas são:

- abertura dos olhos;
- resposta verbal;
- resposta motora.

Cada uma delas será agora discutida.

Abertura dos olhos

A investigação da abertura dos olhos envolve a avaliação do despertar/excitação, o primeiro aspecto de consciência. Quando os olhos do paciente estão fechados, seu estado de despertar é investigado conforme o grau de estímulos necessários para garantir a abertura dos olhos. Essa abertura (despertar) é sempre a primeira medida feita como parte da Escala de Coma de Glasgow, uma vez que sem ela a cognição não é capaz de ocorrer (Aucken e Crawford, 1998). Quando a região dos olhos do paciente está com edema, a avaliação das pupilas pode não ser possível (Mallett e Dougherty, 2000). A pontuação ou escore é a seguinte:

- Escore 4 = espontaneamente: olhos abertos sem a necessidade de chamado ou toque (Fairley, 2005); resposta excelente.
- Escore 3 = ao chamado: olhos abertos em resposta a estímulo verbal (normalmente, o nome do paciente), sem que se toque no paciente (Waterhouse, 2005). Iniciar no volume normal e elevar a voz se necessário, utilizando comandos claros (Fairley, 2005).
- Escore 2 = à dor: olhos abertos em resposta somente a uma dor central, por exemplo, compressão do trapézio, pressão suborbital (recomendada), ato de pressionar o esterno (Tabela 6.2). Observação: Estímulos dolorosos devem ser empregados somente se o paciente fracassa em reagir a comandos firmes e claros (Mallett e Dougherty, 2000).
- Escore 1 = ausência de resposta: nenhuma abertura de olhos apesar de estímulo verbal e de dor central.

TABELA 6.2 Estímulos de dor central

Estímulos	Técnica
Compressão do trapézio	Com o polegar e o indicador, beliscar cerca de 5 cm do músculo trapézio (entre a cabeça e os ombros) e torcer (Woodward, 1997)
Pressão suborbital	Passar um dos dedos através da margem supra-orbital (marca óssea ao longo da parte superior dos olhos), o que permite a identificação de um nó ou ranhura – a aplicação de pressão aqui causa uma dor semelhante à dor de cabeça. Às vezes, pode levar o paciente a fazer caretas, acarretando o fechamento dos olhos, e não a sua abertura. Obs.: não deve ser utilizada se o paciente apresentar fraturas no rosto
Ato de pressionar o esterno	Pressionar o esterno com os nós dos dedos da mão. Obs.: alternar com outros métodos porque esse estímulo marca a pele.

Observação: Registrar "P", de prejudicado, quando o paciente for incapaz de abrir os olhos devido a edema, ptose ou curativo.

Resposta verbal

A investigação de uma resposta verbal envolve a avaliação da percepção, o segundo aspecto da consciência. Entender o que o profissional falou e o funcionamento dos centros superiores, além da capacidade para articular e expressar uma resposta estão sendo avaliados (Waterhouse, 2005). Afasia ou incapacidade para falar pode ser causada por qualquer tipo de dano aos centros da fala no cérebro, por exemplo, após cirurgia intracraniana ou lesão encefálica.

É importante apurar a acuidade auditiva do paciente e sua compreensão da linguagem, antes de investigar essa resposta (Adam e Osborne, 1999). A falta de fala pode nem sempre indicar uma queda do nível de consciência (Mallett e Dougherty, 2000). Além disso, alguns pacientes podem necessitar muita estimulação para manter sua concentração enquanto respondem a perguntas. A quantidade de estímulos necessária deve ser documentada, como parte da avaliação inicial (Aucken e Crawford, 1998). A pontuação é a seguinte:

- Escore 5 = orientado: o paciente pode dizer ao profissional quem ele é, onde se encontra e o dia, o ano e o mês (evitar o uso do dia da semana ou da data).
- Escore 4 = confuso: o paciente pode manter uma conversa com o profissional, mas não consegue responder com precisão às perguntas anteriores (Fairley, 2005).
- Escore 3 = palavras inapropriadas: o paciente tende a usar palavras isoladas em vez de frases, e a troca de uma conversa está ausente (Fairley, 2005).
- Escore 2 = sons incompreensíveis: a resposta do paciente compõe-se de sons incompreensíveis, como murmúrios ou lamentos (Mooney e Comerford, 2003), sem palavras discerníveis. Um estímulo verbal acompanhado de um estímulo de dor pode ser necessário para que o paciente reaja. Esse tipo de paciente não percebe o que o cerca (Mooney e Crawford, 2003).

- Escore 1 = ausência de resposta: nenhuma reação do paciente apesar de estímulos verbais ou físicos (Fairley, 2005).

Observação: Registrar "A" se o paciente estiver afásico e "T" se o paciente tiver, no local, tubo traqueal ou traqueostomia.

Resposta motora

A resposta motora procura confirmar a capacidade do paciente para obedecer a comandos e localizar, retrair-se ou assumir posições corporais anormais, em uma reação a estímulo de dor (Adam e Osborne, 1999). Se o paciente não reagir, obedecendo aos comandos, terá de ser avaliada uma reação a estímulo de dor.

No passado, a aplicação de um estímulo periférico de dor (pressão aplicada ao leito das unhas da mão) foi defendida (Teadsdale e Jennett, 1974). Entretanto, esse procedimento pode ser traumático, não sendo mais recomendado. Ademais, um estímulo periférico pode provocar um reflexo da medula que não envolve alguma função central (Shah, 1999). Isso pode levar os pacientes a afastarem os dedos da mão da fonte de dor; somente um estímulo de dor central demonstrará a localização da dor (Waterhouse, 2005).

Uma resposta real de localização envolve o paciente levar o braço até o nível do queixo para, por exemplo, arrancar uma máscara de oxigênio (Waterhouse, 2005). Para que seja provocada uma resposta à compressão do trapézio, pressão na elevação supra-orbital ou na margem da mandíbula é recomendada. Para evitar lesão aos tecidos moles, o estímulo tem de ser aplicado por no máximo 10 segundos e liberado (Waterhouse, 2005). Além disso, ao aplicar um estímulo, a melhor prática é começar com pressão leve e aumentá-la para provocar uma reação (Sheppard e Wright, 2000).

- Escore 6 = obedece a comandos: pedir que paciente coloque a língua para fora; jamais lhe pedir que somente comprima sua mão, uma vez que isso poderá provocar uma reação de preensão primitiva; ter certeza de solicitar-lhe a soltura de sua mão. Uma vez que é importante estabelecer que a resposta não constitui apenas um movimento reflexo, também vale pedir que o paciente execute dois comandos diferentes (Bassett e Makin, 2000).
- Escore 5 = localiza-se quanto à dor central, quando o paciente não reagir a estímulo verbal: o paciente, propositadamente, movimenta um dos braços, tentando remover a causa da dor.

Pressão na saliência supra-orbital é entendida como a técnica mais confiável, uma vez que é bastante pequena a probabilidade de ser mal-interpretada (Fairley, 2005).

- Escore 4 = retraimento da dor: o paciente flexiona ou dobra normalmente o braço na direção da fonte da dor, mas fracassa em localizá-la (Waterhouse, 2005). Não ocorre rotação do punho.
- Escore 3 = flexão à dor: o paciente flexiona ou dobra o braço de maneira anormal. Caracteriza-se por uma rotação interna e adução do ombro, com flexão do cotovelo, sendo muito mais lenta que uma flexão normal (Fairley, 2005).
- Escore 2 = extensão em relação à dor: o paciente estende o braço, retificando o cotovelo, por vezes em conjunto com rotação interna do ombro e do punho; algumas vezes chamado de postura em descerebração (Waterhouse, 2005).
- Escore 1 = ausência de reação: nenhuma reação a estímulos de dor central.

> **Melhor prática – aplicação de estímulos de dor**
>
> Estímulos de dor somente devem ser empregados se o paciente fracassa em reagir a comandos firmes e claros.
>
> Para avaliar a função cerebral, aplicar um estímulo central e não periférico, por exemplo, compressão do trapézio, pressão sobre a saliência supra-orbital ou pressão sobre a margem mandibular.
>
> Ao aplicar um estímulo, iniciar com pressão leve e aumentar essa pressão para provocar uma reação.
>
> Para evitar lesão a tecidos moles, jamais aplicar estímulo por mais de 10 segundos.

AVALIAÇÃO PUPILAR

Embora uma avaliação pupilar não seja parte da Escala de Coma de Glasgow, é um auxiliar essencial dela, em especial, quando há prejuízo de consciência (Bersten et al., 2003). A reação pupilar é uma investigação do terceiro nervo craniano (nervo oculomotor), que controla a constrição pupilar. A compressão desse nervo resultará em pupilas dilatadas fixas (Fairley, 2005). A Escala de Coma de Glasgow pode ser de difícil investigação em pacientes sedados e com uso de ventilação mecânica; assim, o teste da reação pupilar indica muito a respeito da condição neurológica do paciente (Cree, 2003). Quaisquer mudanças na reação pupilar, tamanho ou forma, junto de outros sinais neurológicos, constituem indicação de aumento da pressão intracraniana (PIC) e compressão do nervo óptico (Mooney e Comerford, 2003).

Antes de realizar uma investigação pupilar, deverá ser observado o seguinte:

- qualquer irregularidade preexistente com as pupilas, por exemplo, catarata, olho falso e lesão ocular anterior;
- fatores que causam dilatação pupilar (medicamentos como tricíclicos, atropina e simpatomiméticos) e midríase traumática (Bersten et al., 2003);
- fatores que causam constrição pupilar, por exemplo, medicamentos que incluem os narcóticos (Fairley, 2005) e betabloqueadores tópicos.

Uma investigação das pupilas deve incluir as seguintes observações:

- *Tamanho* (milímetros): antes de incidir luz sobre os olhos, calcular o tamanho da pupila com a escala impressa no quadro de investigação neurológica, como parâmetro. O tamanho médio é de 2 a 5 mm (Bersten et al., 2003). Ambas as pupilas devem ter o mesmo tamanho.
- *Forma*: devem ser arredondadas; formatos anormais podem indicar dano cerebral; forma ovalada pode indicar hipertensão intracraniana (Fairley, 2005).
- *Reatividade à luz*: fonte brilhante de luz (via de regra, uma lanterna pequenina) deve ser movimentada do aspecto externo do olho à pupila – constrição rápida da pupila deverá ocorrer. Após a remoção da fonte luminosa, a pupila deverá voltar ao tamanho original. O procedimento deverá ser repetido com o outro olho. Também, deverá haver uma reação consensual à fonte de luz, isto é, compressão dos olhos quando a fonte de luz é aplicada a um deles. Pupilas que não reagem podem ter como causa alguma massa em expansão, por exemplo, coágulo de sangue que pressiona o terceiro nervo craniano; pupila fixa e dilatada pode dever-se a hérnia do lobo temporal médio (Bassett e Makin, 2000). A reação deve ficar documentada (Figura 6.1) como + ou "R" para rápida, – ou "N" para nenhuma reação, bem como "L" para reação lenta (conforme a política local). Observação: Implantes de lente ou catarata podem evitar

que a pupila se contraia em uma reação à luz (Waterhouse, 2005).

- *Igualdade*: as duas pupilas devem ter o mesmo tamanho e formato e reagir igualmente à luz.

PRINCÍPIOS DE MONITORAMENTO DA PRESSÃO INTRACRANIANA

A pressão intracraniana (PIC) é a pressão exercida pelos componentes cerebrais normais (tecido cerebral, sangue e líquido cerebrospinal) no interior da estrutura rígida do crânio. Qualquer aumento em um desses componentes significa que o volume do outro se reduz na mesma proporção (LeJeune e Howard-Fain, 2002) para manter a homeostase (Cree, 2003). O líquido cerebrospinal é o componente que mais se desloca e, se a PIC permanecer elevada, altera-se o volume de sangue no cérebro. Quando se chega a uma troca máxima de volume, o volume intracraniano aumenta, elevando de maneira significativa a PIC (LeJeune e Howard-Fain, 2002). Isso pode levar a uma queda na pressão da perfusão intracraniana, o que resulta em perfusão cerebral diminuída e oferta inadequada de oxigênio.

A detecção precoce de PIC elevada é, portanto, fundamental para a prevenção de maiores danos ao cérebro, bem como da morte. A inserção de um parafuso ou cateter intraventricular permitirá o monitoramento ininterrupto da PIC. A PIC normal é inferior a 10 mmHg; uma PIC superior a 25 mmHg é motivo de preocupação, embora a pressão da perfusão cerebral (PPC) seja mais importante (Grant e Andrews, 1999). O cérebro requer uma PPC superior a 60 mmHg, e um fluxo sangüíneo cerebral (FSC) de 50 a 100 mL para manter uma oxigenação excelente (Cree, 2003). O FSC e a PPC têm relação direta com a pressão arterial média (PAM) e a PIC (Cree, 2003):

PPC = PAM − PIC

O tratamento busca manter a PPC.

Sinais vitais

É importante monitorar os sinais vitais do paciente, porque podem ser afetados de maneira drástica por uma elevação da PIC.

Os centros que controlam freqüência cardíaca, pressão arterial, respiração e temperatura localizam-se no tronco cerebral. Dentre esses sinais vitais, o monitoramento das respirações oferece a indicação mais clara da função cerebral, porque são controladas por áreas diferentes do cérebro (Mallett e Dougherty, 2000). A freqüência, o caráter e o padrão das respirações precisam ser registrados. Padrões anormais nas respirações foram abordados do Capítulo 3.

Pressão arterial elevada e freqüência cardíaca e respiratória em queda são sinais de PIC aumentada (reflexo de Cushing) (Mooney e Comenford, 2003). Uma elevação maciça e repentina na PIC, por exemplo, após hemorragia subaracnóide grande, pode causar um padrão respiratório de Cheyne-Stokes (Shah, 1999). Por sua vez, danos ao hipotálamo podem ocasionar mudanças na temperatura.

Indicações

Indicações para monitoramento da PIC incluem:

- exigência de ventilação mecânica;
- escore da Escola de Coma de Glasgow menor do que 8: cerca de dois terços de pacientes com lesões encefálicas e Escala de Coma de Glasgow de 8 ou menos desenvolvem PIC elevada;
- presença de pequenos hematomas vistos em tomografia computadorizada;
- após cirurgia para descompressão.

(Hinds e Watson, 1996)

Drenagem ventricular externa (DVE)

O uso de DEVs é comum no controle de lesão cerebral traumática grave, hemorragia subaracnóide, tumores, infecções do SNC e "*shunt*" agudo ou obstrução ventricular (Littlejohns e Trimble, 2005). No centro cirúrgico, um cateter é introduzido no ventrículo não-dominante, através de orifício feito por broca; em seguida, é feita tunelagem sob o couro cabeludo e sutura (Woodward et al., 2002; Littlejohns e Trimble, 2005). Uma conexão com um transdutor permite traçados visíveis em um monitor. Além disso, o cateter é conectado a um sistema de drenagem, possibilitando a drenagem por gravidade quando a PIC ultrapassa um nível estabelecido, dessa forma, permitindo que os enfermeiros mantenham a pressão dentro de parâmetros normais.

Manutenção da precisão

É importante que:

- seja verificado se todas as conexões e o cateter estejam firmes (Woodward et al., 2002);
- seja mantido o transdutor no mesmo nível do forame de Monro ou no nível do meato acústico (Littlejohn e Trimble, 2005);
- seja registrada de hora em hora a quantidade de líquido cerebrospinal drenado e esvaziado (Woodward et al., 2002);
- o sistema seja clampeado antes de reposicionar o paciente, além de zerado e recalibrado, sempre que a posição do paciente for alterada (Woodward et al., 2002);
- seja garantido que bolhas de ar não entrem no transdutor ou cateter, uma vez que isso pode achatar o traçado e causar imprecisão na medida da PIC (Littlejohns e Trimble, 2005).

Diante de suspeita de bloqueio do dreno, avisar o neurocirurgião imediatamente (Woodward et al., 2002). Medidas inexatas ou enganosas são os problemas mais comumente encontrados no monitoramento da PIC (Bergsneider e Becker, 1995).

PRINCÍPIOS DE MONITORAMENTO DA SATURAÇÃO DE OXIGÊNIO NO BULBO VENOSO DA JUGULAR

Essa forma avançada de monitoramento é cada vez mais utilizada nas unidades de neurociência, em especial, para pacientes com lesões encefálicas. Junto de outros sinais clínicos e variáveis fisiológicas, o método possibilita a detecção de isquemia cerebral, orienta para uma terapia mais diferenciada e é preciso em relação ao prognóstico (Moore e Knowles, 1999).

Um cateter de fibra óptica é inserido na veia jugular interna, sendo passado até a direção do bulbo venoso da jugular. Contra-indicações à inserção incluem trauma significativo ao pescoço, estado de hipercoagulação e diátese hemorrágica* (Moore e Knowles, 1999).

O monitoramento da saturação do oxigênio no bulbo venoso da jugular (SjO_2) proporciona uma indicação de distribuição global de oxigênio ao cérebro, mas não de isquemia regional (Feldman e Robertson, 1997). O consumo de oxigênio pelo cérebro

---

* N. de R.T.: Diátese hemorrágica é uma suscetibilidade não usual a sangramento (hemorragia) devido a um defeito no sistema de coagulação.

costuma ficar entre 35 e 40% de oxigênio livre; uma SjO_2 normal fica entre 60 e 65% (March, 1994).

Mudanças na SjO_2 refletem mudanças na taxa metabólica do cérebro e no fluxo de sangue ao cérebro (Woodrow, 2000a). Dados abaixo de 50% para mais de 15 minutos foram descritos como um episódio de dessaturação da jugular (Dearden, 1991), estando associada a resultado neurológico insatisfatório (Gopinath et al., 1994). Deve-se observar que quedas na SjO_2 podem se situar aquém de aumento na PIC e sinais clínicos de deterioração (Sheinberg et al., 1992).

O monitoramento da SjO_2 partilha muitos dos problemas encontrados na oximetria de pulso (Woodrow, 2000a). Quase metade dos aparentes episódios de dessaturação é causada por problemas técnicos, por exemplo, pouca intensidade da luz (Sikes e Segal, 1994). Já a intensidade da luz deve ser monitorada para assegurar a exatidão dos dados numéricos.

Causas de uma SjO_2 alta ou baixa

As causas de uma SjO_2 elevada (>80%) incluem:

- aumento no fluxo de sangue cerebral;
- queda na extração de oxigênio;
- PIC aumentada;
- hiperventilação.

Causas de uma SjO_2 baixa (<50%) incluem:

- hipoxia;
- hipotensão e hipoperfusão cerebral.

A SjO_2 elevada pode refletir queda na demanda metabólica cerebral por oxigênio, por exemplo, morte tissular, hipotermia ou uso de medicamentos, como thiopental; na verdade, uma SjO_2 baixa inicial, seguida de aumento gradual para mais de 75% pode ser um evento predeterminado, indicativo de isquemia inicial e, em seguida, de morte do tecido cerebral (Moore e Kowles, 1999).

PRINCÍPIOS DE MONITORAMENTO DA SEDAÇÃO

A finalidade da sedação é possibilitar ao paciente um sono sem perturbação, minimizar desconforto, acabar com a dor, reduzir a ansiedade e facilitar o suporte a órgãos e sistemas e o cuidado de enfermagem (Bion e Oh, 1997). Um nível adequado de sedação produz um paciente calmo e cooperativo, mais fácil de ser cuidado e tratado (Gwinnutt, 2006). Sempre que possível, o paciente deve ainda ser capaz de comunicar-se de maneira coerente, embora em certas situações, como PIC aumentada, sedação profunda possa ser necessária. Midazolan e propofol são os medicamentos sedativos de uso mais comum (Gwinnutt, 2006).

Efeitos de sedação excessiva e insuficiente

Uma sedação excessiva priva o paciente da consciência, podendo causar depressão respiratória e cardiovascular. Por sua vez, quando insuficiente, a sedação expõe o paciente a estímulos nocivos, como dor, aumento da fragmentação de proteínas, decorrente de hipermetabolismo induzido por estresse, prolonga o processo de desmame ventilatório (Woodrow, 2000a), resultando em repouso prolongado ao leito, o que eleva o risco de complicações pela imobilidade. A sedação deve, assim, ser avaliada de maneira precisa.

Avaliação da sedação

Fica difícil avaliar a sedação, porque as necessidades do paciente variam (Shelly, 1998), e há discrepâncias entre as avaliações dos profissionais (Westcott, 1995). Mudanças hemodinâmicas não são confiáveis, porque a maior parte dos pacientes de UTIs já está em situação instável (Shelly, 1998). Na medida em que os reflexos da córnea permanecem até que o paciente esteja em coma profundo, há a sugestão de tocar de leve as pontas dos cílios do paciente, como um método para investigar se ele está suficientemente sedado para tolerar intervenções traumáticas, como uma entubação (Woodrow, 2000a).

Bion e Oh (1997) sugerem os seguintes métodos de avaliação da sedação:

- *Nível de consciência* (ou profundidade da sedação): para incluir qualquer dor ou desconforto, compreensão, tolerância do suporte a órgãos-sistemas e gravidade da doença. Há várias escalas de sedação atualmente em uso, por exemplo, a escala de sedação de Ramsey (Ramsey et al., 1974) (Tabela 6.3).
- *Escalas análogas lineares*: quando registradas por observadores treinados, elas permitem que os vários componentes da sedação sejam medidos de maneira independente. Tais componen-

TABELA 6.3 A escala de sedação de Ramsey

Níveis de excitação/despertar

(1) Paciente ansioso e agitado, inquieto, ou ambos
(2) Paciente cooperativo, orientado e tranqüilo
(3) Paciente reage apenas a comandos

Níveis de sono

(4) Resposta rápida
(5) Resposta lenta
(6) Ausência de resposta

Fonte: Ramsey et al., 1974.

tes são flexíveis descritivamente e podem ser analisados de forma gráfica ou numérica (Wallace et al., 1988).

Problemas associados à sedação

Os problemas associados à sedação incluem:

- hipotensão;
- inibição do sono;
- amnésia (Perrins et al., 1998).

É ainda importante conhecer os efeitos secundários específicos dos analgésicos ou hipnóticos usados para a sedação.

MONITORAMENTO DA DOR E DO ALÍVIO DA DOR

Tendo em vista o propósito deste livro, apenas alguns princípios básicos de monitoramento da dor e do seu alívio serão discutidos. Se o leitor precisar de informações mais aprofundadas, há, à disposição, livros que abordam o controle da dor, por exemplo, McCaffery e Beebe (1994).

Causas da dor

O paciente pode ter dor aguda (p. ex., após cirurgia) ou dor crônica (p. ex., osteoartrite). Um levantamento com pacientes com pósalta de UTI, realizado por Puntillo (1990), descobriu as seguintes causas de dor moderada a grave:

- cirurgia;
- entubação;
- remoção de drenos torácicos;
- aspiração;
- infusões de potássio.

Em ambientes de cuidados a pacientes críticos, a dor é agravada por ansiedade, medo, dificuldades de comunicação e necessidade de intervenções para salvar a vida (Adam e Osborne, 1999).

Avaliação da dor

Uma barreira para o controle eficaz da dor no paciente em condição crítica é a falta de métodos sistemáticos e abrangentes de avaliação e tratamento da dor (Puntillo et al., 2002). Com freqüência, a investigação da dor em paciente em condição crítica pode ser difícil, em especial, se ele está entubado, sedado ou tem as habilidades motoras prejudicadas (Woodrow, 2000a). O paciente crítico mostra variáveis fisiológicas, por exemplo, taquicardia, aumento da pressão arterial e respostas físicas, como sudorese e expressão facial, particularmente mais significativas (Adam e Osborne, 1999) do que dor.

O uso de instrumentos para avaliar a dor melhora o controle desta (Puntillo et al., 2002), embora não exista, infelizmente, nenhum instrumento ideal para uma avaliação da dor em UTIs (Woodrow, 2000a).

Alívio/prevenção da dor

A pesquisa pioneira feita por Hayward (1975) demonstrou que preparação e explicações sinceras reduzem dor, exigências de analgesia e tempo de recuperação. Assim, uma boa comunicação é fundamental.

Métodos para aliviar a dor incluem analgesia (como, opióides), analgesia regional (p. ex., epidural) e óxido nitroso. Após a administração do método escolhido, é importante avaliar a eficácia. Ainda que essa prática deva ser senso comum, freqüentemente os enfermeiros não a realizam (Tittle e McMillan, 1994). O uso de um quadro para avaliar a dor ou de um registro adequado no plano de cuidado do paciente é importante, assim como a intervenção para aliviá-la, que deve ser avaliada com cuidado (Adam e Osborne, 1999). Também é importante atentar para possíveis efeitos colaterais, por exemplo, depressão respiratória após administração de opióides.

Analgesia epidural

A analgesia epidural tem uso amplo em pós-operatórios (Audit Commission, 1997). É colocado um cateter no espaço epidural, então analgesia (p. ex., diamorfina, fentanil) e um anestésico (p. ex., bupivacaína 0,125%) podem ser administrados de forma contínua através de infusão ou de injeções em bolus ou dose em bolus controlados pelo paciente. O local de inserção deve ser verificado quando há vazamentos, sinais de irritação da pele e infecção (Chapman e Day, 2001). Um monitoramento criterioso do paciente é fundamental para a identificação de quaisquer complicações, que podem incluir:

- depressão respiratória;
- hipotensão;
- náusea e vômito;
- prurido;
- retenção urinária por inibição do reflexo de mictúria;
- migração do cateter;
- meningite (raro).

(Chapman e Day, 2001)

Os parâmetros a seguir devem ser monitorados:

- sinais vitais;
- escore de sedação;
- escore da dor;
- balanço hídrico;
- nível/profundidade do bloqueio, por exemplo, utilizando o escore de Bromage.

(Hall, 2000)

Cenário

Homem de 25 anos é internado na unidade de emergência com lesão encefálica, após queda de bicicleta. Está completamente consciente, conversando com você, sem lesões visíveis. Quais suas primeiras prioridades de monitoramento?

As vias aéreas estão desobstruídas, e o pescoço, imobilizado, com colar resistente, até que seja excluída lesão na cervical. Pressão arterial de 120/70 mmHg, freqüência respiratória de 15

(Continua)

(Continuação)

por minuto, pulso de 90 batimentos por minuto, SpO$_2$ de 98%, Escala de Coma de Glasgow de 15; as pupilas estão medianas e ambas reagindo igual e rapidamente à luz. Uma tomografia é solicitada. Que monitorameno contínuo terá de ser oferecido ao paciente?

Sinais vitais, SpO$_2$, Escala de Coma de Glasgow e investigação pupilar do paciente continuam sendo monitorados. O paciente começa a demonstrar sinais de confusão; pressão arterial de 120/75, pulso de 94 batimentos por minuto, SpO$_2$ de 97%, Escala de Coma de Glasgow de 13; as pupilas estão medianas e ambas reagem igual e rapidamente à luz. O que se pode concluir a partir dessas observações?

Os sinais vitais do paciente estão estáveis, mas uma leve queda na Escala de Coma de Glasgow preocupa. O paciente é levado para realizar uma tomografia. Durante o procedimento, seu nível de consciência cai de forma drástica. Pressão arterial de 170/100, pulso de 55, freqüência respiratória de 10 por minuto, SpO$_2$ de 96%, Escala de Coma de Glasgow de 9. Está reagindo e localizando a dor, produzindo sons incompreensíveis. Sua pupila direita está dilatada e não reage à luz. A esquerda está média e reagindo rapidamente à luz. O que pode ser deduzido dessas observações?

Há confirmação de hematoma subdural no lado direito por tomografia. Aumento na pressão arterial, queda na freqüência respiratória e cardíaca e deterioração no nível de consciência são sinais consistentes com aumento da pressão intracraniana. A pupila direita não-reagente é consistente com compressão do terceiro nervo craniano, secundária à lesão subdural do lado direito. Há exigência de encaminhamento ao neurocirurgião. Monitoramento ininterrupto deve continuar, com atenção especial à manutenção de vias aéreas desobstruídas.

CONCLUSÃO

O monitoramento da função neurológica é essencial no cuidado de todos os pacientes em condição crítica, em especial, os que apresentam lesão encefálica, ou outras lesões cerebrais. Ele possibilita o reconhecimento e o tratamento precoces de complicações, com possibilidade de melhorar o prognóstico. Pode ainda proporcionar indícios do funcionamento de outros sistemas importantes do organismo. A administração de medicamentos, por exemplo, sedativos e agentes paralisantes, e todo consumo recente de álcool devem ser levados em consideração.

REFERÊNCIAS

Adam, S. & Osborne, S. (1999) *Critical Care Nursing: Science and Practice*. Oxford Medical Publications, Oxford.

Albarran, J. & Price, T. (1998) *Managing the Nursing Priorities in Intensive Care*. Quay Books/Mark Allen Publishing, Dinton.

American College of Surgeons' Committee on Trauma (1997) *Student Course Manual*. American College of Surgeons, Chicago.

Aucken, S. & Crawford, B. (1998) Neurological assessment. In: D. Guerrero, ed. *Neuro-Oncology for Nurses*. Whurr Publishers, London.

Audit Commission (1997) *Anaesthesia Under Examination*. The Stationery Office, London.

Bassett, C. & Makin, L. (2000) eds. *Caring for the Seriously Ill Patient*. Arnold, London.

Bergsneider, M. & Becker, D. (1995) Intracranial pressure monitoring. In: S. Ayres, A. Grenvik, P. Holbrook & W. Shoemaker, eds. *Textbook of Critical Care* 3rd edn. W.B. Saunders, London.

Bersten, A.D., Soni, N. & Oh, T.E. (2003) *Oh's Intensive Care Manual* 5th edn. Butterworth-Heinman, London, UK.

Bion, J. & Oh, T. (1997) Sedation in intensive care. In: T. Oh, ed. *Intensive Care Manual* 4th edn. Butterworth Heinemann, Oxford.

Chapman, S. & Day, R. (2001) Spinal anatomy and the use of epidurals. *Professional Nurse* 16 (6), 1174–1177.

Cree, C. (2003) Aquired brain injury: acute management. *Nursing Standard* 18 (11), 45–54.

Dearden, N. (1991) Jugular venous oxygen saturation in the management of severe head injury. *Current Opinions in Anaesthesiology* 4, 279–296.

Fairley, D. (2005) Using a coma scale to assess patient consciousness levels. *Nursing Times* 101 (25), 38–47.

Feldman, Z. & Robertson, C. (1997) Monitoring of cerebral haemodynamics with jugular bulb catheters. *Critical Care Clinics* 13 (1), 51–77.

Geraghty, M. (2005) Nursing the unconscious patient. *Nursing Standard* 20 (1), 54–64.

Gopinath, S., Robertson, C., Contant, C. *et al*. (1994) Jugular venous desaturation and outcome after head injury. *Journal of Neurological and Neurosurgical Psychiatry* 57, 717–723.

Grant, I.S. & Andrews, P.J.D. (1999) ABC of Intensive Care Neurological Support. *British Medical Journal* 319, 110–113.

Gwinnutt, C. (2006) *Clinical Anaesthesia* 2nd edn. Blackwell Publishing, Oxford.

Hall, J. (2000) Epidural analgesia management. *Nursing Times* 96 (28), 38–40.

Hayward, J. (1975) *Information: A Prescription Against Pain*. RCN, London.

Hinds, C.J. & Watson, D. (1996) *Intensive Care. A Concise Textbook*, 2nd edn. W.B. Saunders, London.

Holdgate, A. (2006) Variability in agreement between physicians and nurses when measuring the Glasgow Coma Scale in the emergency department limits its clinical usefulness. *Emergency Medicine Australasia* 18 (4), 379–384.

LeJeune, M. & Howard-Fain, T. (2002) Caring for patients with raised intracranial pressure. *Nursing* 32 (11), 32–34.

Littlejohns, L.R. & Trimble, B. (2005) Ask the experts. *Critical Care Nurse* 25 (3), 57–59.

Mallett, J. & Dougherty, L. (2000) eds. *The Royal Marsden Hospital Manual of Clinical Nursing Procedures*. Blackwell Science, Oxford.

March, K. (1994) Retrograde jugular catheter: monitoring SjO2. *Journal of Neuroscience Nursing* 26 (1), 48–51.

McCaffery, M. & Beebe, A. (1994) *Pain: Clinical Manual for Nursing Practice*. C.V. Mosby, London.

McNarry, A.F. & Goldhill, D.R. (2004) Simple bedside assessment of level of consciouness: comparison of two simple assessment scales with the Glasgow Coma Scale. *Anaesthesia* 59, 34–37.

Mooney, G.P. & Comerford, D.M. (2003) Neurological observations. *Nursing Times* 99 (17), 24–25.

Moore, P. & Knowles, M. (1999) Jugular venous bulb oxygen saturation monitoring in neuro critical care. *Care of the Critically Ill* 15 (5), 163–166.

Myburgh, E. & Oh, T. (1997) Disorders of consciousness. In: Oh T, ed. *Intensive Care Manual* 4th edn. Butterworth Heinemann, Oxford.

National Institute for Clinical Excellence (2003) *Head injury, triage, assessment, investigation and early management of head injury in infants, children and adults*. NICE, London.

Perrins, J., King, N. & Collings, J. (1998) Assessment of long-term psychological well-being following intensive care. *Intensive and Critical Care Nursing* 14 (3), 108–116.

Phillips, G. (1997) Pain relief in intensive care. In: T. Oh, ed. *Intensive Care Manual* 4th edn. Butterworth Heinemann, Oxford.

Price, T. (1996) An evaluation of neuro-assessment tools in the intensive care unit. *Nursing and Critical Care* 1 (2), 72–77.

Puntillo, K.A. (1990) Pain experiences of intensive care unit patients. *Heart and Lung* 19, 526–533.

Puntillo, K., Stannard, D., Miaskowski, C. *et al.* (2002). Use of pain assessment and notation (P.A.I.N.) tool in critical care nursing practice: Nurses evaluation. *Heart Lung* 31, 303–314.

Ramsey, M., Savage, T., Simpson, B. *et al.* (1974) Controlled sedation with alphaxalone and alphadolone. *British Medical Journal* 2, 656–659.

Resuscitation Council UK (2006) *Advanced Life Support* 5th edn. Resuscitation Council UK, London.
Segatore, M. & Way, C. (1992) The Glasgow Coma Scale: time for change. *Heart Lung* **21** (6), 548–557.
Shah, S. (1999) Neurological assessment. *Nursing Standard* **13** (22), 49–54.
Sheinberg, M., Kanter, M., Robertson, C. *et al.* (1992) Continuous monitoring of jugular venous oxygen saturation in head injured patients. *Journal of Neurosurgery* **76**, 212–217.
Shelly, M. (1994) Assessing sedation. *Care of the Critically Ill* **10** (3), 118–121.
Shelly, M. (1998) Sedation in the ITU. *Care of the Critically Ill* **14** (3), 85–88.
Sheppard, M. & Wright, M. (2000) *High Dependency Nursing*. Ballière-Tindall, London.
Sikes, P. & Segal, J. (1994) Jugular venous bulb oxygen saturation monitoring for evaluating cerebral ischaemia. *Critical Care Nursing Quarterly* **17** (1), 9–20.
Silk, D. (1994) *Organisation of Nutritional Support in Hospitals.* BAPEN, London.
Smith, G. (2003) *ALERT Acute Life-Threatening Events Recognition and Treatment* 2nd edn. University of Portsmouth, Portsmouth.
Teasdale, G. & Jennett, B. (1974) Assessment of coma and impaired consciousness: a practical scale. *The Lancet* **2**, 81–84.
Tittle, M. & McMillan, S. (1994) Pain and pain-related side effects in an ICU and on a surgical unit: nurse's management. *American Journal of Critical Care* **3**, 25–30.
Wallace, P., Bion, J. & Ledingham, I. (1998) The changing face of sedative practice. In: I. Ledingham, ed. *Recent Advances in Critical Care Medicine.* Churchill Livingstone, Edinburgh.
Waterhouse, C. (2005) The Glasgow Coma Scale and other neurological observations. *Nursing Standard* **19** (33), 56–64.
Westcott, C. (1995) The sedation of patients in intensive care units. *Intensive and Critical Care Nursing* **11** (1), 26–31.
Woodrow, P. (2000a) *Intensive Care Nursing: A Framework for Practice.* Routledge, London.
Woodrow, P. (2000b) Head injuries: acute care. *Nursing Standard* **14** (35), 37–44.
Woodward, S. (1997) Neurological observations – Glasgow Coma Scale. *Nursing Times* **93** (45), Suppl 1–2.
Woodward, S., Addison, C., Shah, S. *et al.* (2002) Benchmarking best practice for external ventricular drainage. *British Journal of Nursing* **11** (1), 47–52.

7 | Monitoramento da Função Renal

INTRODUÇÃO

A função renal deve ser monitorada atentamente em todos os pacientes em condição crítica. Em primeiro lugar, pode proporcionar uma indicação da função de outros sistemas, como o cardiovascular, onde um baixo débito cardíaco resulta em débito urinário diminuído. Os enfermeiros têm papel central na prevenção e na detecção precoce de insuficiência renal aguda (IRA) (Redmond et al., 2004). O reconhecimento precoce e o tratamento rápido da IRA são essenciais quando o prognóstico tem de ser maximizado. Pacientes que recebem terapia contínua de substituição renal (CRRT – *continuous renal replacement therapy*)* são recorrentes em UTIs, e tais pacientes precisam de monitoramento atento.

Este capítulo visa compreender os princípios de monitoramento da função renal.

OBJETIVOS DE APRENDIZAGEM

Ao concluir o capítulo, o leitor será capaz de:

❑ descrever os princípios de uma *análise de urina*;
❑ discutir os princípios do *monitoramento do débito urinário*;
❑ delinear os princípios essenciais do monitoramento do *equilíbrio hídrico*;
❑ discutir o controle da *insuficiência renal aguda*;
❑ delinear aspectos de *manejo*;
❑ descrever os principais aspectos do *monitoramento durante terapia de substituição renal*.

---

* N. de R.T.: A terapia contínua de substituição renal não possui sigla em português. Seguindo a tendência mundial, usaremos a sigla em inglês – CRRT.

PRINCÍPIOS DE UMA ANÁLISE URINÁRIA

A análise do volume, das propriedades físicas, químicas e microbiológicas da urina revela muito sobre a condição do organismo (Tortora e Grabowski, 2003). Uma análise da urina é capaz de fornecer dados importantes que podem ajudar no diagnóstico e no monitoramento da condição clínica de um paciente. Ela possui uma tripla finalidade:

- *rastrear* a existência de alguma doença sistêmica, como diabete melito, condições renais;
- *diagnosticar*: confirmar ou excluir condições suspeitadas, como, infecções do trato urinário;
- *gerenciar e planejar*: monitorar o progresso de uma condição existente e/ou planejar programas de cuidado (Wilson, 2005).

Aparência da urina

A urina normal é transparente e amarelo-clara no aspecto (Terrill, 2002), mas torna-se turva quando deixada em repouso. Variações na aparência da urina incluem:

- *Pálida*: a urina está diluída; as causas incluem hidratação excessiva, diabete melito ou insípido e poliúria em doença renal resultante de túbulos que falham em reabsorver água.
- *Escura*: urina concentrada, como se vê na depleção de líquido, ou com pigmento urocromo (fragmentação da bile) (Tortora e Grabowski, 2003).
- *Alaranjada*: normalmente a cor é causada por drogas específicas, como rifampicina.
- *Rosada/avermelhada*: pode indicar hematúria, embora outras causas incluam ingestão de alguns alimentos, como a beterraba.
- *Turva*: pode indicar infecção ou presença de células do sangue vermelhas ou brancas (Terrill, 2002).
- *Resíduos*: podem indicar infecção.
- *Com espuma*: pode indicar proteinúria significativa.

Odor

A urina normal e recém-eliminada costuma não apresentar odor. Se ficar parada por várias horas, adquire leve odor de amônia (Tortora e Grabowski, 2003). Quando infectada, seu cheiro lembra o de um peixe (Rigby e Gray, 2005). Em pacientes diabéticos, com cetoacidose, ou em pacientes anoréxicos ou que não comem, é excretada acetona na urina, o que deixa um odor caracteristicamente adocicado.

Incontinência urinária

A incontinência urinária pode ocorrer de forma passageira. As causas incluem infecções do trato urinário, delírio, débito urinário excessivo, por exemplo, após consumo de diuréticos, impactação fecal e imobilidade (paciente que não consegue chegar ao vaso sanitário ou usar um urinol), além de compressão da medula (que requer cirurgia de emergência).

Procedimento para teste de urina por meio de fitas reagentes

Teste de urina com fitas reagentes podem mostrar, com exatidão, a presença de uma variedade de substâncias, como, proteínas, glicose, cetonas e sangue, além do pH. Para assegurar resultados confiáveis, recomenda-se o seguinte procedimento com as tiras de teste:

- Verificar o prazo de validade das fitas de teste.
- Retirar a fita de teste da embalagem e, imediatamente, recolocar a tampa protetora.
- Mergulhar a fita de teste em uma amostra recente de urina, assegurando-se de cobrir todas as partes reagentes do material. A urina precisa ser recente, pois, se tiver sido "guardada", deteriora-se rapidamente, dando falsos resultados (Dougherty e Lister, 2004).
- Retirar o excesso de urina na borda do frasco da amostra.
- Colocar a fita de teste deitada em superfície seca para evitar que a urina saia da parte em que se encontra, o que resultaria em mistura de reagentes. Isso provocaria resultados imprecisos.
- Comparar as partes do reagente com a escala de cores, observando os intervalos recomendados pelo fabricante. Se as fitas não forem lidas nesses intervalos exatos, os reagentes podem não ter tido tempo de reação, o que ocasionaria resultados imprecisos (Dougherty e Lister, 2004).
- Descartar a amostra de urina e a fita de teste utilizada.

- Registrar os resultados nas anotações do paciente e comunicar quaisquer anormalidades.

É fundamental guardar e utilizar corretamente as fitas reagentes, de acordo com as recomendações do fabricante, para que os resultados sejam exatos e confiáveis. A bula contém instruções detalhadas que, normalmente, apresentam os seguintes aspectos:

- A fita reagente deve ser guardada no recipiente fornecido pelo fabricante.
- A tampa do recipiente deve ser recolocada logo após a remoção da fita reagente.
- O absorvente de umidade jamais deve ser retirado do frasco – alguns fabricantes o incorporam à tampa do recipiente, de modo que não seja perdido.
- O recipiente deve ser guardado em local frio e seco, mas não refrigerado.
- As fitas reagentes não devem ser utilizadas após o término do prazo de validade.

Alguns medicamentos influenciam a análise da urina, como doses elevadas de aspirina ou levodopa, capazes de causar reação negativa à glicosúria (Wilson, 2005). Logo, é essencial levar em consideração a medicação do paciente quando do exame dos resultados da análise da urina com fitas reagentes.

Melhor prática – análise de urina

Sempre usar amostra de urina recente, coletada em recipiente limpo e seco.
Observar a amostra quanto a cor, aparência, odor e resíduos.
Garantir que a fita reagente esteja no prazo de validade.
Garantir que toda a fita reagente seja imersa na amostra de urina.
Retirar o excesso de urina; colocar a fita na horizontal e comparar as suas partes com reagente com a escala de cores, atendendo aos intervalos de tempo estipulados pelo fabricante. Registrar imediatamente os resultados.
Com segurança, descartar a fita e a amostra de urina.
Guardar fitas reagentes conforme as recomendações do fabricante.

Importância dos resultados

Glicosúria está presente quando a glicose do sangue se eleva e a concentração de glicose no plasma excede o limiar renal (Wilson, 2005), podendo ser associada a estresse (Tortora e Grabowski, 2003). Pode ainda ocorrer em doença renal, quando o limiar tubular de absorção da glicose está alterado (Terrill, 2002). Testes de urina não são mais recomendados para controle do diabete (Wilson, 2005). Se descoberta glicosúria, é recomendada uma análise da glicose do sangue em jejum.

Cetonas (cetonúria) são produzidas durante o metabolismo das gorduras (Wilson, 2005) e sugerem excesso de fragmentação de gorduras, como no estado de inanição, jejum e diabete melito não-controlado (Stanley, 2004).

Proteinúria é a presença de quantidades anormalmente grandes de proteína, em geral albumina (às vezes, é chamada de albuminúria). Via de regra, não mais que um resíduo de proteína deve ser encontrado na urina (250 mg de proteína em 24 horas), embora, por vezes, um teste com fita reagente possa somente dar positivo quando os níveis protéicos estiverem em 1,5 g ou acima disso, em 24 horas. A proteinúria indica aumento na permeabilidade da membrana devido a lesão ou doença (Tortora e Grabowski, 2003), sendo, freqüentemente, sinal de comprometimento renal. A perda de proteína pode aumentar durante doença febril ou após a prática de exercícios vigorosos.

Proteinúria persistente costuma ser sinal de doença renal, por exemplo, infecção do trato urinário, pielonefrite ou complicação renal de outra doença, como hipertensão, insuficiência cardíaca congestiva e pré-eclâmpsia. Resultados falso-positivos podem ocorrer com urina alcalina e uso de anti-séptico como clorexidina.

A presença de sangue (hematúria) está associada a doenças dos rins ou do trato urinário, como, infecção, cálculos, hipertrofia benigna da próstata, rim policístico, nefrite glomerular e tumores. Hematúria pode, ainda, ser causada por fraturas da pelve ou estar presente durante a menstruação (Wilson, 2005). A análise da urina com fitas reagentes não distingue hemácias de mioglobina e hemoglobina; em conseqüência disso, técnicas microscópicas são recomendadas para a confirmação da presença de células do sangue (McDonald et al., 2006). A presença de hemoglobina (hemoglobinúria) sugere reação a uma transfusão de sangue, anemia hemolítica ou queimaduras graves (Dougherty e Lister, 2004). Diminuição da sensibilidade ao agente pode ocorrer se o paciente estiver usando ácido ascórbico ou captopril (Wilson, 2005).

A bilirrubina não costuma ser detectável na urina (bilirrubinemia), e sua presença costuma indicar doença hepática ou da vesícula biliar, como hepatite, cirrose avançada, cálculos na vesícula ou carcinoma do pâncreas (Wilson, 2005).

A presença de urobilinogênio na urina diz respeito à produção e à conversão de bilirrubina em urobilinogênio no trato gastrintestinal (Wilson, 2005). Resíduos são normais, embora níveis elevados possam indicar anemia hemolítica ou perniciosa, hepatite infecciosa, destruição biliar, icterícia, cirrose, insuficiência cardíaca congestiva ou mononucleose infecciosa (Tortora e Grabowski, 2003).

Nitrito é encontrado na urina apenas em situação de infecção (Wilson, 2005), uma vez que organismos ineficazes convertem nitrato em nitrito. Um resultado negativo não exclui a presença de infecção. Podem ocorrer resultados falso-positivos em pacientes que utilizam vitamina C (Rigby e Gray, 2005).

Leucócitos na urina (piúria) costumam revelar inflamação ou infecção (Terrill, 2002) e são uma indicação para exames laboratoriais. Resultados falso-negativos podem ser causados por glicosúria e drogas, como nitrofurantoína e rifampicina (Rigby e Gray, 2005).

A variação normal do pH urinário é de 6,4 a 8 (média de 7) (Tortora e Garbowski, 2003). O pH da urina é um indicador do grau de secreção de íons de hidrogênio e da reabsorção de íons de bicarbonato (Terrill, 2002). O pH urinário ácido (pH < 7) é encontrado em pacientes com cetoacidose diabética, inanição, dieta com elevado teor protéico e depleção de potássio. Urina alcalina (pH > 7) pode indicar infecção do trato urinário ou ser causada por vômito ou ingestão excessiva de antiácidos (Wilson, 2005), dietas vegetarianas, frutas cítricas e derivados lácteos (Tortora e Grabowski, 2003).

A densidade da urina é uma medida da osmolalidade urinária (Redmond et al., 2004), com a variação normal de 1.001 a 1.035. Urina com densidade alta é concentrada; urina com densidade baixa é diluída (Terrill, 2002). Valores elevados indicam desidratação, ao passo que valores baixos são encontrados nas altas ingestões de líquido, no diabete insípido, na insuficiência renal, na hipercalcemia ou na hipocalemia (Wilson, 2005).

Outros testes de urina

Osmolalidade

A osmolalidade é a quantidade de partículas de solutos por quilograma de água (Tortora e Grabowski, 2003). É uma medida da capacidade dos rins para concentrar urina (Terrill, 2002).

Clearence de creatinina

Clearence de creatinina é o teste-padrão que investiga a função glomerular. O princípio da *clearence* prediz que um cálculo de uma substância conhecida (apenas excretada na urina) no plasma é comparado à quantidade na urina. Produz-se creatinina pela fragmentação do fosfato de creatinina, que é fabricado pela massa muscular a uma taxa bastante concentrada. Está presente na circulação, e sua filtração é realizada pelos glomérulos.

Microscopia e cultura

Sendo a mais concentrada, a primeira urina eliminada no dia é a melhor para cultura. O ideal é que a amostra seja coletada antes de iniciar um antibiótico de amplo espectro, que pode ser dado no intervalo, antes da identificação de alguma sensibilidade específica.

MONITORAMENTO DO DÉBITO URINÁRIO

Embora o débito urinário seja somente um índice de perfusão renal, é usado com freqüência como guia da adequação do débito cardíaco (a perfusão renal chega a 25% do débito cardíaco). O uso de diuréticos como furosemida ou dopamina, no entanto, acaba com o seu valor como um monitor hemodinâmico (Gomersall e Oh, 1997).

A urina é composta de 95% de água e de 5% de sólidos, principalmente, uréia e cloreto de sódio; é levemente ácida (pH 6) e tem uma densidade de 1.010 a 1.030 (a densidade da água é de 1.000) (Wilson, 2005). O débito urinário médio no adulto saudável é de 1.000 a 1.500 mL por dia. A seguir, estão listadas as taxas geralmente aceitas de produção urinária, associadas a distúrbios do débito urinário:

- anúria: < 50 mL de urina em 24 horas;

- oligúria: < 400 mL de urina em 24 horas;
- poliúria: > 3.000 mL de urina em 24 horas;
- disúria: micção com dor.

(Tortora e Grabowski, 2003)

Todos os pacientes críticos precisam de um cateter urinário. Em caso de necessidade de medida do débito urinário, o paciente deve ser cateterizado, com acoplagem de uma bolsa coletora (Figura 7.1). O cateter urinário deve ser monitorado atentamente, porque poderá ser bloqueado, por exemplo, por um coágulo de sangue, ou devido a uma dobra. Se houver necessidade de avaliação do volume da bexiga, existe uma técnica de sondagem de alívio, que pode ser realizada pelos enfermeiros. Pode haver, algumas vezes, indicação de cateterismo intermitente, diante de dificuldades com a drenagem contínua, por exemplo, quando há muitos resíduos ou coágulos de sangue na urina.

MONITORAMENTO DO EQUILÍBRIO HÍDRICO

O monitoramento do equilíbrio hídrico no paciente crítico é imprescindível. Mecanismos fisiológicos, processos de doença e efei-

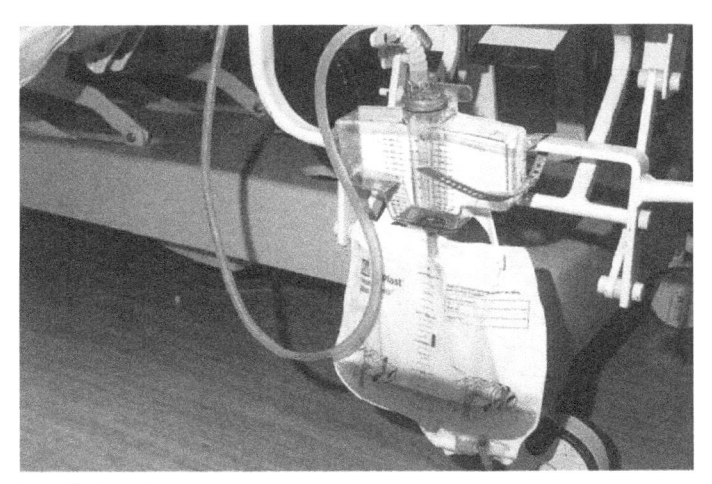

FIGURA 7.1 Bolsa coletora.

tos colaterais de tratamentos são apenas alguns dentre vários fatores que podem afetar a condição hídrica (Sheppard e Wright, 2000). Sobrecarga líquida e eletrolítica é, às vezes, difícil de ser evitada e costuma ser encontrada em pacientes com falência múltipla de órgãos (Gosling, 1999).

O monitoramento criterioso dos dados de equilíbrio hídrico deve ser mantido, devendo incluir todo o líquido que entra e sai. O monitoramento do paciente em relação a sinais de perda e ganho de líquido deve ser feito, e a Tabela 7.1 traz uma visão geral desse processo. A importância do monitoramento do débito urinário, da osmolalidade e da densidade da urina já foi discutida.

A dosagem diária do sódio, do potássio, da uréia e da creatinina séricas em conjunto, a cada volume urinário de 24 horas, é uma exigência para a avaliação do equilíbrio hídrico e eletrolítico. Além disso, registros do equilíbrio hídrico dos dias anteriores devem ser comparados com os valores séricos, da uréia da urina e dos eletrólitos. Isso ajudará na avaliação da resposta do paciente à administração de líquidos e orientará o regime de líquidos durante as próximas 12 a 24 horas (Gosling, 1999). A natureza e o volume de qualquer terapia de reposição de líquidos dependerão da perda destes (Sheppard e Wright, 2000).

MANEJO DA INSUFICIÊNCIA RENAL AGUDA (IRA)

A insuficiência renal aguda (IRA) é uma síndrome que se caracteriza pela redução rápida (de horas a dias) da capacidade renal para eliminar dejetos, que resulta em acúmulo de produtos finais do metabolismo de hidrogênio (uréia e creatinina) (Bersten et al., 2003).

Perfusão renal inadequada, conseqüência de evento grave, por exemplo, hemorragia, queimaduras, sepse ou trauma, que tenha resultado em choque circulatório, é a causa mais comum de IRA nas unidades de terapia intensiva (Bellomo, 1997). Porém, pode ser atribuída a uma multiplicidade de doenças diferentes e mecanismos fisiopatológicos. Além disso, costuma ser passível de prevenção se os fatores predisponentes forem reconhecidos e tratados rapidamente (Redmond et al., 2004).

A IRA pode ser classificada em três grupos:

- *Pré-renal*: causada por perfusão renal inadequada; as causas incluem queda significativa do débito cardíaco, hipotensão gra-

TABELA 7.1 Sinais e sintomas sistêmicos de perda e ganho de líquidos

Sistema	Sinais de perda de líquidos	Sinais de ganho de líquidos	Monitoramento e observações de enfermagem
Cardiovascular	Aumento da freqüência cardíaca Pulso filamentoso irregular Pressão arterial e PVC reduzidos	Freqüência cardíaca, pressão arterial, PVC aumentadas Distensão de veias do pescoço pode estar evidente	Pulso Pressão arterial PVC
Respiratório	Freqüência respiratória aumentada Hiperventilação	Freqüência aumentada Dispnéia e edema pulmonar podem estar evidentes	Natureza e freqüência das respirações Sinais de saturação de água da circulação pulmonar Condição da oxigenação – cor da pele Saturação, isto é, oximetria de pulso/ gases do sangue
Sistema urinário	Débito urinário diminuído ou aumentado no diabete insípido	Débito pode estar aumentado ou diminuído, dependendo da causa subjacente e da função renal	Volume do débito urinário em um período de 24 horas
Orientação geral	Apreensão Inquietação	Confusão Irritabilidade	Condição geral da orientação
Pele	Textura ressecada e sem firmeza, subperfusão	Edema dependente, generalizado ou com cacifo	Aspecto geral/ estado de hidratação Cor

(Continua)

TABELA 7.1 Sinais e sintomas sistêmicos de perda e ganho de líquidos *(Continuação)*

Sistema	Sinais de perda de líquidos	Sinais de ganho de líquidos	Monitoramento e observações de enfermagem
	tissular e vascularidade reduzida, ocasionando mudança na cor da pele, mucosas ressecadas e evidências de desidratação Transpiração excessiva acompanha aumento da temperatura do corpo	Pele pode estar quente, úmida e com edema, além de apresentar aspecto brilhante e esticado	Temperatura Condição da mucosa

Reimpressa mediante permissão de Baillière Tindall, de Sheppard e Wright (2000).

ve e depleção do volume intravascular, por exemplo, choque hemorrágico ou séptico, peritonite e pancreatite. Essa forma é encontrada com mais freqüência em UTIs (Bersten et al., 2003).

- *Intrínseca (parenquimal)*: ocorre quando há danos estruturais ao parênquima renal, como necrose tubular aguda (NTA). Esse tipo de necrose ocorre devido a hipoperfusão renal permanente (Perkins e Kisiel, 2005). As causas incluem: coagulopatias, vasculite, nefrotoxinas e nefrite intersticial aguda (Terrill, 2002). Uma insuficiência renal intrínseca difere de uma insuficiência pré-renal no sentido de que a correção da causa não garante o retorno da função completa (Terrill, 2002).
- *Pós-renal*: causada por obstrução da drenagem urinária, acima e abaixo da bexiga (Redmond et al., 2004). As causas incluem: hipertrofia prostática, cálculos renais, carcinoma da cérvix e tumores.

Em todos esses casos, em especial, quando o paciente apresenta anúria persistente ou anúria intermitente, é importante excluir obstrução do fluxo de saída da bexiga: essa possibilidade deve ser suspeitada em pacientes que tiveram, anteriormente, aumento da próstata ou trauma ou cirurgia recente na área da pelve (Hinds e Watson, 1996). Além disso, se o paciente está cateterizado, é importante excluir bloqueio do cateter.

Diagnóstico

A apresentação clínica da IRA, apesar de uma ressuscitação adequada:

- anúria ou oligúria profunda;
- elevação progressiva nos níveis da creatinina e da uréia do sangue;
- desenvolvimento de acidose metabólica;
- níveis de potássio e fosfato séricos em elevação;
- é comum disfunção de múltiplos órgãos.

Excluída obstrução do fluxo de saída da bexiga, é importante estabelecer se o paciente tem insuficiência pré-renal, pós-renal ou intrínseca (Hinds e Watson, 1996).

Curso clínico

O curso clínico da IRA pode ser classificado em três fases distintas (Redmond et al., 2004):

- *Fase oligúrica/não-oligúrica*: na fase oligúrica, o débito total de urina é menor do que 400 mL em 24 horas. Por sua vez, a fase não-oligúrica pode estar associada a agentes nefróticos e, ainda que o débito urinário possa não se apresentar diminuído, a capacidade de produzir urina concentrada permanece bastante prejudicada, causando queda na excreção de solutos (Redmong et al., 2004; Perkins e Kisiel, 2005).
- *Fase diurética*: marcada por aumento do débito urinário, por vezes, 3.000 mL em 24 horas. É fundamental manter a hidratação e um equilíbrio hídrico e eletrolítico adequado durante essa fase. O prognóstico depende da gravidade e de o paciente estar ou não em condição crítica.
- *Fase de recuperação*: a função tubular está recuperada, a diurese diminui, e os rins começam a funcionar normalmente outra vez.

A taxa de mortalidade para pacientes com IRA continua elevada apesar dos avanços recentes nas formas de tratamento (Dirkes, 2000;

Terrill, 2002; Bellomo et al., 2004). Isso ocorre basicamente porque a IRA costuma ser acompanhada de falência de outros órgãos calculada em torno de 40 a 80%, dependendo das características dos casos.

Prevenção da IRA

Devido a um prognóstico insatisfatório, a prevenção da IRA no paciente crítico é fundamental. É importante que os profissionais consigam reconhecer os primeiros sinais de função renal prejudicada; considerando-se que a insuficiência renal crônica pode ser prevenida, a recuperação do tecido renal (diferentemente de outros órgãos importantes) costuma ser completa (Woodrow, 2000). Redmond e colaboradores (2004) sugerem o seguinte, em uma tentativa de prevenir a IRA:

- identificação precoce dos pacientes de risco;
- registro preciso de equilíbrio hídrico;
- interpretação e registro precisos de observações fisiológicas;
- suporte nutricional para evitar desnutrição;
- ressuscitação agressiva com líquidos (sempre que indicada);
- evitar uso de drogas nefróticas.

Complicações da IRA

O desequilíbrio eletrolítico mais grave encontrado na IRA é a hipercalemia (Bellomo, 1997). Mudanças características no ECG incluem ondas T elevadas e pontiagudas. Podem ocorrer arritmias cardíacas e parada cardíaca, e um tratamento ativo passa a ser uma exigência, por exemplo, *calcium resonium**, insulina (e dextrose), terapia de substituição renal e, em situações extremas, cloreto de cálcio endovenoso. É fundamental o monitoramento cardíaco contínuo para garantir a identificação precoce de arritmias cardíacas.

Pacientes com IRA estão em imunossupressão devido à ocorrência de uremia (Perkins e Kisiel, 2005), correndo, assim, maior risco de desenvolvimento de infecções, como pneumonia, infecção do trato urinário (ITU), infecção de lesão e sepse (Redmond et al., 2004).

Há necessidade de suporte nutricional adequado. Paciente crítico com IRA deve receber suporte nutricional agressivo e rico em

---

* N. de R.T.: O nome da fórmula química do *calcium resorium* é poliestireno sulfato de cálcio.

proteínas por via enteral ou parenteral; as exigências calóricas não diferem daquelas de pacientes sem IRA, internados em UTI (Bellomo et al., 1991). Ingestão de potássio, sódio e líquidos deve ser limitada. O monitoramento cuidadoso dos níveis de glicose do sangue é fundamental, em especial, quando o paciente está recebendo suplementos alimentares.

O paciente na fase oligúrica da IRA necessita de avaliação criteriosa do equilíbrio hídrico. Para que seja evitada sobrecarga hídrica, uma regra geral é o débito urinário do dia anterior mais 500 mL para as perdas insensíveis. Devem ser consideradas variáveis como hipertermia, diarréia e drenagem de feridas.

Pesagens em série podem ser mais confiáveis que avaliações do equilíbrio hídrico, embora não tenham uso amplo devido a dificuldades técnicas; pequenos ganhos e perdas diários no peso costumam se referir a mudanças no volume hídrico. Também é importante observar a presença de sinais de sobrecarga hídrica, como, PVC aumentada, edema generalizado, edema pulmonar e dispnéia.

Os aspectos clínicos de uma uremia incluem náusea, vômito, soluços, confusão, irritabilidade, nível alterado de consciência, infecção e sangramento. São importantes a observação dessas complicações e o seu tratamento apropriado.

Os critérios de início para terapia contínua de substituição renal (CRRT) incluem:

- oligúria (débito urinário < 200 mL/12 horas);
- anúria (débito urinário de 0 a 50 mL/12 horas);
- uréia > 35 mmol/L;
- creatinina > 400 µmol/L;
- K^+ > 6,5 mmol/L ou em rápida elevação;
- edema pulmonar não-reagente a diuréticos;
- acidose metabólica não-compensada (pH < 7,1);
- Na < 110 e > 160 mmol/L;
- temperatura > 40ºC;
- complicações urêmicas (encefalopatia, neuropatia, pericardite);
- *overdose* de toxina passível de diálise.

Quando dois desses critérios estão presentes, a CRRT é, sobretudo, recomendada (Bersten et al., 2003).

MONITORAMENTO DURANTE TERAPIA CONTÍNUA DE SUBSTITUIÇÃO RENAL

A terapia contínua de substituição renal (CRRT) é um sistema venoso extracorpóreo por onde o sangue é direcionado através de um hemofiltro para a remoção de água, eletrólitos, moléculas de tamanho pequeno a médio do sangue, via difusão, osmose e convexão (Dirkes, 2000) (Figura 7.2). Para maximizar a remoção de solutos, é adicionado líquido dialisado ao circuito que flui em torno das fibras do filtro.

A CRRT tem várias modalidades:

- Hemofiltração veno-venosa contínua (CVVH – *continuous venovenous haemofiltration*): o sangue é direcionado através de um filtro com uma membrana semipermeável, e um líquido de reposição é adicionado para evitar perda hídrica excessiva. Os solutos são removidos principalmente por convexão.

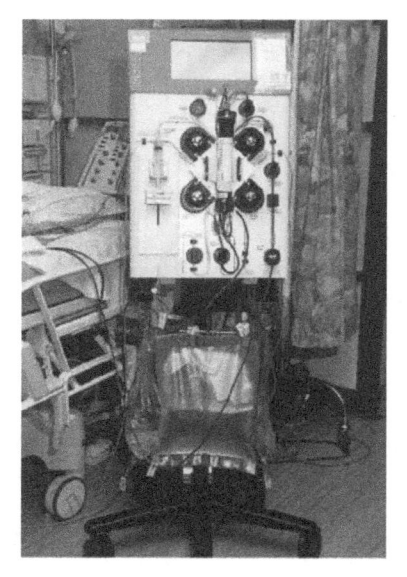

FIGURA 7.2 Terapia contínua de substituição renal.

- Ultrafiltração lenta contínua (SCUF – *slow continuous ultrafiltration*): o sangue é direcionado através de um filtro com membrana semipermeável, mas não há reposição hídrica. A SCUF é usada para remoção de líquido em sobrecarga hídrica, uma vez que a remoção de solutos se mostra muito baixa.
- Hemodiálise veno-venosa contínua (CVVHD – *continuous venovenous haemodialysis*): o sangue é direcionado através de um filtro com membrana semipermeável, com acréscimo de solução dialisada na contracorrente para melhorar a remoção/depuração de solutos. Não é administrada reposição hídrica.
- Hemodiafiltração veno-venosa contínua (CVVHDF – *continuous venovenous haemodiafiltration*): utiliza o mesmo princípio da CVVHD, embora com a adição de líquido de reposição para equilibrar as perdas hídricas. Trata-se da modalidade de uso mais freqüente em pacientes de UTIs, com IRA.

Bioquímica do sangue, hemograma e provas de coagulação são realizados como exame antes do procedimento para que se obtenham dados básicos. Para facilitar o monitoramento do paciente, usa-se a oximetria de pulso.

Há necessidade de monitoramento do ECG, uma vez que podem ocorrer arritmias cardíacas, em especial, na presença de hipocalemia. Ocorrerá hipotensão quando a taxa de líquidos retirada no dialisador ultrapassar a taxa de reposição de plasma no paciente; com isso, há ainda necessidade de medidas hemodinâmicas. Ademais, durante as primeiras duas horas da terapia, pode haver queda repentina na pressão arterial após drenagem de líquidos (Dougherty e Lister, 2004).

Equilíbrio hídrico acurado precisa ser mantido para prevenir hipovolemia acidental e hipervolemia, bem como registro de observação criteriosa da temperatura do paciente, já que o sangue circulante fora do organismo pode precipitar hipotermia. Hipertermia, por sua vez, pode ser indício de infecção.

É também importante o monitoramento da pressão do circuito – um aumento pode indicar coágulo na linha ou no filtro. A coagulação do paciente precisa ser atentamente monitorada: costuma haver necessidade de anticoagulação do circuito, e o paciente corre, assim, risco de hemorragia. Todos os sinais de sangramento de locais de acesso vascular, mucosas, trato gastrintestinal, entre outros, precisam ser registrados. Enquanto o sangue circula, assegurar-se de que o líquido no cata-bolhas permaneça constante.

Complicações da hemodiálise e hemofiltração

As complicações incluem:

- *Hemólise*, resultante de danos às hemácias, na medida em que passam pela bomba, pode ocasionar hipercalemia e parada cardíaca. Observar dor no peito e dispnéia. Sangue no circuito venoso pode parecer "vinho do porto" (Adam e Osborne, 1999).
- *Embolia gasosa*: observar presença de dores no peito e dispnéia.
- *Reação à membrana*: quando usado cuprofano (membrana do dialisado), com base de celulose, pode ocorrer síndrome sistemática de resposta inflamatória (Hakim, 1993), que pode provocar retardo na recuperação renal e aumento da mortalidade (Hakim et al., 1994).
- *Desequilíbrio*: é ocasionado por remoção repentina da uréia e toxinas urêmicas, sendo que o paciente pode apresentar dor de cabeça, vômito, inquietação, convulsões e coma (Adam e Osborne, 1999).
- *Infecção*: muita atenção precisa ser dada à manutenção de condições assépticas em todos os momentos.

Cenário

Donald foi internado na UTI após trauma abdominal com objeto não-cortante, decorrente de acidente industrial. Foi ventilado após laparotomia diagnóstica e reparo de laceração mesentérica. Equilibrou-se pouco a pouco nas 24 horas seguintes, quando sua condição piorou de repente. Desenvolveu instabilidade cardiovascular e precisou de suporte inotrópico. Ficou hipertérmico, com leucograma de 27,8 células por litro; suspeitou-se de sepse abdominal.

Foi levado à sala de cirurgia para outra laparotomia para confirmação do foco da sepse suspeitada. Na operação, foi diagnosticada pancreatite hemorrágica, sendo inseridos vários drenos de irrigação no abdome e início de irrigação com soro fisiológico. De volta à unidade, sua condição piorou, com as exigências inotrópicas aumentando e surgimento de oligúria. Confirmou-se que

(Continua)

(Continuação)

o cateter urinário não estava bloqueado ou dobrado. Foram administrados diuréticos sem efeito, desenvolvendo-se anúria. A bioquímica do paciente foi:

Potássio: 6,8 mmol/L
Uréia sérica: 29 mg/dL
Creatinina: 420 mg/dL

Um diagnóstico de necrose tubular aguda (NTA) foi feito. Qual o tratamento mais adequado?

CRRT é o único tratamento apropriado para Donald diante do quadro.

Foi estabelecida a hemofiltração sem complicações, com taxa de perda de 120 mL/h, utilizando heparina como o anticoagulante no circuito. Inicialmente, o sangue era coletado duas vezes por dia para análise bioquímica, na busca de confirmação da eficácia da CRRT para reduzir a creatinina e a uréia séricas e manter os níveis normais de potássio.

A hemofiltração continuou por mais 10 dias, tempo em que as exigências inotrópicas diminuíram e a função renal voltou ao normal. O paciente recuperou-se completamente desse episódio de NTA, secundária a sepse.

CONCLUSÃO

O monitoramento da função renal é fundamental no cuidado de pacientes críticos. Pode proporcionar indicação da função dos rins e do desempenho de outros importantes sistemas do corpo. O reconhecimento precoce e o tratamento rápido da insuficiência renal aguda são fundamentais quando se quer maximizar o prognóstico.

REFERÊNCIAS

Adam, S. & Osborne, S. (1999) *Critical Care Nursing: Science and Practice*. Oxford Medical Publications, Oxford.

Bellomo, R., Martin, H., Parkinn, G. *et al.* (1991) Continuous arteriovenous haemodiafiltration in the critically ill; influence on major nutrient balance. *Intensive Care Medicine* 17, 399–402.

Bellomo, R. (1997) Acute renal failure. In: T.E. Oh, ed. *Intensive Care Manual* 4th edn. Butterworth Heinemann, Oxford.

Bellomo, R., Ronco, C., Kellum, J.A. *et al.* (2004) Acute renal failure – definition, outcome measures, animal models, fluid therapy and information technology needs. Critical Care **8**, R204–212.

Bersten, A.D., Soni, N. & Oh, T.E. (2003) *Oh's Intensive Care Manual.* Butterworth-Heinmann, Philadelphia.

Corwin, H.L. & Bonventre, J.V. (1989) Factors influencing survival in acute renal failure. *Seminars in Dialysis* **2**, 220–225.

Dirkes, S.M. (2000) Continuous renal replacement therapy: dialytic therapy for acute renal therapy in intensive care. *Nephrology Nursing Journal* **27** (6), 581–592.

Dougherty, L. & Lister, S. (2004) *The Royal Marsden Hospital Manual of Clinical Nursing Procedures* 6th edn. Blackwell Publishing, Oxford.

Gokal, R., Ash, S., Holfrich, B. *et al.* (1993) Peritoneal catheters and exit site practices: toward optimum peritoneal access. *Peritoneal Dialysis International* **13**, 29–39.

Gomersall, C. & Oh, T. (1997) Haemodynamic monitoring. In: T. Oh, ed. *Intensive Care Manual* 4th edn. Butterworth Heinemann, Oxford.

Gosling, P. (1999) Fluid balance in the critically ill: the sodium and water audit. *Care of the Critically Ill* **15** (1), 11–18.

Hakim, R. (1993) Clinical implications of hemodialysis membrane biocompatability. *Kidney International* **44**, 484–494.

Hakim, R., Wingard, R. & Parker, R. (1994) Effect of dialysis membrane in the treatment of patients with acute renal failure. *New England Journal of Medicine* **331**, 1338–1342.

Hamilton, M. (1999) Cause and effects of renal failure. *Nursing Times* **95** (12), 59–60.

Hinds, C.J. & Watson, D. (1996) *Intensive Care: A concise textbook* 2nd edn. W.B. Saunders, London.

Khanna, R., Nolph, K. & Oreopoulos, D. eds (1993) Complications during peritoneal dialysis. In: *The Essentials of Peritoneal Dialysis.* Kluwer Academic, Dordrecht.

King, B. (1995) Acute renal failure. *Registered Nurse* March, 35–39.

Lohr, J.W., McFarlane, M.J. & Grantham, A.J. (1988) A clinical index to predict survival in acute renal failure patients requiring dialysis. *American Journal of Kidney Disease* **11**, 254–259.

Luzar, M. (1991) Exit site infection in CAPD: a review. *Peritoneal Dialysis International* **11**, 333–340.

McDonald, M.M., Swagerty, M.D. & Wetzel, L. (2006) Assessment of microscopic haematuria in adults. *American Family Physician* **73**, 1748–1754.

McMurray, S.D., Luft, F.C., Maxwell, D.R. *et al.* (1978) Prevailing patterns and predictor variables in patients with acute tubular necrosis. *Archives of Internal Medicine* **138**, 950–955.

Perkins, C. & Kisiel, M. (2005) Utilising physiological knowledge to care for acute renal failure. *British Journal of Nursing* **14** (14), 768–773.

Redmond, A., McDevitt, M. & Barnes, S. (2004) Acute renal failure: recognition and treatment in ward patients. *Nursing Standard* **18** (22), 46–53.

Rigby, D. & Gray, K. (2005) Understanding urine testing. *Nursing Times* **101** (12), 60–62.

Sheppard, M. (2000) Monitoring fluid balance in acutely ill patients. *Nursing Times* **96** (21), 39–40.

Sheppard, M. & Wright, M. (2000) *High Dependency Nursing* 1st edn, p. 249. Baillière Tindall, London.

Spiegel, D.M., Ullian, M.E., Zerbe, G.O. & Berl, T. (1991) Determinants of survival and recovery in acute renal failure patients dialysed in intensive care units. *American Journal of Nephrology* **11**, 44–47.

Stanley, K. (2004) Urine testing. *Diabetes Forecast* RG64–RG69.

Terrill, B. (2002) *Renal Nursing – a practical approach*. Ausmed Publications, Victoria, Australia.

Torrance, C. & Elley, K. (1997) Respiration, technique and observation 1. *Nursing Times* **93** (43), Suppl. 1–2.

Tortora, G.J. & Grabowski, S.R. (2003) *Principles of Anatomy and Physiology* 10th edn. John Wiley & Sons Inc, New Jersey, USA.

Wilson, L.A. (2005) Urinalysis. *Nursing Standard* **19** (35), 51–54.

Woodrow, P. (2000) *Intensive Care Nursing, a Framework for Practice*. Routledge, London.

8 | Monitoramento da Função Gastrintestinal

INTRODUÇÃO

A importância do trato gastrintestinal como um sistema de defesa e recurso essencial para outros órgãos é cada vez mais reconhecida. O suporte de suas funções é hoje considerado elemento essencial do tratamento global de paciente crítico (Adam e Osborne, 2005). Assim, é fundamental que se possa monitorar a função gastrintestinal de maneira precisa.

Este capítulo visa compreender os princípios do monitoramento da função gastrintestinal.

OBJETIVOS DE APRENDIZAGEM

Ao concluir o capítulo, o leitor será capaz de:

❑ descrever a avaliação da *função intestinal*;
❑ discutir a importância da *náusea e do vômito*;
❑ discutir o monitoramento de *estomas e fístulas*;
❑ delinear as causas de *sangramento agudo gastrintestinal superior*;
❑ delinear a avaliação de uma *obstrução intestinal*;
❑ discutir os princípios do monitoramento da *função pancreática*.

AVALIAÇÃO DA FUNÇÃO INTESTINAL

Avaliar a função intestinal pode proporcionar informações importantes capazes de ajudar no diagnóstico, podendo ainda ser úteis no monitoramento da condição clínica de um paciente. Devem ser observados o seguintes aspectos:

- *atividade intestinal normal do paciente:* freqüência do movimento intestinal e quaisquer mudanças inexplicadas no hábito intestinal;
- *consistência das fezes:* duras, pastosas ou como bolinhas sugerem constipação; soltas, líquidas e freqüentes sugerem diarréia;

- *cor das fezes:* fezes normais devem ser marrons devido à presença de pigmentos intestinais modificados (Bruce e Finley, 1997); fezes escuras podem ser causadas por comprimidos de ferro; hemorragia digestiva alta causa melena (fezes amarronzadas como alcatrão);
- *presença de sangue recente* sugere sangramento de porção intestinal superior, reto ou hemorróidas;
- *presença de muco:* costuma estar associada a doença intestinal inflamatória;
- *odor:* constipação, absorção insatisfatória, dieta e infecção intestinal podem causar odor desagradável (fezes mais claras com odor ruim podem sugerir problemas relativos à vesícula biliar);
- *esteatorréia:* fezes pastosas e claras, com odor desagradável, sinalizam má-absorção de gorduras;
- *dor ao defecar:* as possíveis causas incluem constipação, hemorróidas e doença de Crohn perianal;
- *volume das fezes:* em especial, se o paciente está com diarréia.

(Adaptado de Winney, 1998)

Constipação

A constipação é um sintoma subjetivo e variável, podendo ser considerado um desvio da função intestinal normal de uma pessoa, na presença de fatores adicionais, como esforço e desconforto (Taylor, 1988). Em pacientes críticos, há vários fatores predisponentes, inclusive repouso obrigatório no leito, mudança na alimentação, desidratação, medicamentos como opióides e falta de privacidade.

Um exame retal deve ser feito para determinar a presença, a consistência e o volume de fezes no reto. É importante monitorar a função intestinal para prevenir/aliviar uma constipação.

Diarréia

Diarréia aguda costuma ter curta duração e exige pouco tratamento. Este objetiva o controle, com foco na solução dos sintomas e prevenção de complicações (Taylor, 1988). Se o paciente, porém, desenvolve diarréia, é importante confirmar a causa, como infecção, medicamentos (p. ex., antibióticos), nutrição enteral. Deve ser enviada uma amostra para cultura microbiana e sensibilidade a fim de identificar os elementos patogênicos, como *Clostridium difficile* ou *vancomycin-resistant enterococcus* (VRE). Uma avaliação rápida evitará complicações, como desidratação, desequilíbrio eletrolítico e escoriação perianal da pele, bem como fragmentação potencial (Schell e Puntillo, 2001). Um quadro de registro das fezes deve ser mantido, e o estado de hidratação e nutrição do paciente, monitorado. O monitoramento regular da temperatura deve ser realizado, pois pode indicar infecção intestinal.

Importância da náusea e do vômito

Há muitas causas para náusea e vômito (Tabela 8.1). Os sintomas agudos podem ser causados por infecções do trato gastrintestinal ou obstrução do intestino delgado; quando os sintomas são crônicos, gravidez e drogas devem ser excluídas como causas possíveis (Tailey e O'Connor, 1998). As mulheres têm três vezes mais possibilidade de ter náusea e vômito do que os homens em pós-operatórios (Thompson, 1992), em especial, durante a menstruação (Hawthorn, 1995).

Dentre todas as causas da náusea e do vômito, as seguintes têm importância:

- história médica e condição atual do paciente;
- exame do abdome do paciente para determinar se há dor, sensibilidade, defesa, presença de ruídos intestinais;
- regime de medicamentos do paciente, passados e atuais;
- avaliação bioquímica do sangue;
- exame retal;
- radiografia simples do abdome.

(Bruce e Finley, 1997)

O momento do vômito, seu volume e sua característica também são úteis.

Momento do vômito

Vômito que acontece mais de uma hora após a refeição é característico de obstrução da saída gástrica; já vômito que acontece de manhã cedo é típico de gravidez, alcoolismo e pressão intracraniana aumentada (Talley e O'Connor, 1998).

Volume do vômito

O volume do vômito é importante: grande volume pode indicar obstrução do fluxo de saída gástrico. Havendo pequenas quanti-

TABELA 8.1 Causas da náusea e do vômito

Causas	Exemplos
Obstruções intestinais	Aderências; intussuscepção intestinal; mudança na pressão intraluminal devido à presença de tumor maligno ou úlcera; estenose pilórica
Processos inflamatórios	Gastroenterite; peritonite; pancreatite aguda; colecistite aguda
Distúrbios da motilidade	Estenose pilórica; doença pós-operatória; constipação
Irritações	Infecção bacteriana ou viral; toxinas bacterianas em envenenamento alimentar; manipulação gástrica durante cirurgia/avaliações
Tratamentos medicamentosos	Quimioterapia; analgésicos opióides; muitos antibióticos
Fatores psiconeurológicos	Aumento da pressão intracraniana; dor grave; odores desagradáveis; visões que incomodam
Desequilíbrio metabólico	Cetoacidose diabética; uremia decorrente de doença renal
Miscelânea	Doença auditiva, por exemplo, som imaginário ou doença de Ménière; enxaqueca; enjôo por movimento; gravidez

Reimpressa do *Nursing in Gastroenterology*, Bruce e Finlay, © 1997, mediante permissão de Elsevier Ltd.

dades de vômito, é importante garantir se o paciente está realmente vomitando, e não apenas expectorando – recomenda-se o teste do papel azul de litmo.

Característica do vômito

A característica é importante:

- *aspecto de borra de café:* sangue digerido no vômito; pode ainda ser causado por comprimidos de ferro, vinho tinto e, naturalmente, ingestão de café;

- *sangue recente:* a presença de sangue vivo indica sangramento do trato gastrintestinal superior;
- *amarelo/verde:* presença de bile e conteúdos da porção superior do intestino delgado, sugerindo obstrução;
- *lembrando fezes:* material marrom com odor desagradável do intestino delgado, sinal tardio de obstrução do intestino delgado (Talley e O'Connor, 1998)
- *em jato:* as causas incluem estenose pilórica e aumento da pressão intracraniana

MONITORAMENTO DE ESTOMAS E FÍSTULAS

Estomas

Inúmeros fatores podem influenciar as características do que é ejetado dos estomas, inclusive medicamentos, dieta e quantidade de intestino removida. A posição do estoma também importa: basicamente, quanto mais proximal estiver o estoma, mais líquido o efluente e mais cáusticos os seus efeitos sobre a pele, devido à presença de efluentes químicos irritantes oriundos do estoma (Rolstad e Erwin-Toth, 2004). Além de irritantes químicos, outras causas de perda da integridade da pele incluem descolamento do adesivo da bolsa de ostomia sobre a pele, infecção, alergia ao adesivo da bolsa e doença de pele subjacente, como eczema (Rolstad e Erwin-Toth, 2004).

A pele em torno do estoma tem de ser observada com cautela, em busca dos primeiros sinais de maceração (Myers, 1998; Herlufsen et al., 2006). Documentar tamanho, comprimento e cor é algo que deve ser feito regularmente, junto do registro de tudo o que sai do estoma.

Fístulas

Fístula enterocutânea é uma comunicação anormal entre uma parte do trato gastrintestinal e a pele (Renton et al., 2006). Costuma surgir a partir do intestino delgado ou grosso, em uma área subjacente do intestino doente, ou como complicação de uma cirurgia abdominal (Hollington et al., 2004). Pode levar a uma piora, com risco de morte ao paciente, com sepse, distúrbios eletrolíticos, desnutrição e desidratação (Rinsema, 1994). A localização da fístula junto do intestino determinará o tipo de efluente produzido, por exemplo, uma fístula no intestino delgado pode levar a vazamento de grandes volumes de líquido corrosivo (Renton et al., 2006). O monitoramento das prioridades inclui registro da consistência e do volume do efluente e observação da pele ao redor da fístula quanto à ocorrência de maceração. Monitorar a integridade da pele é prioridade essencial (Renton et al., 2006).

SANGRAMENTO AGUDO DA PORÇÃO GASTRINTESTINAL SUPERIOR

Sangramento agudo da porção gastrintestinal superior é razão comum de internação em UTIs, resultando em taxa significativa de morbidade e mortalidade. A taxa de mortalidade é de 10% (Morris, 1992). Úlcera péptica e varizes são as duas causas mais freqüentes de sangramento gastrintestinal superior (Fiore et al., 2005).

O sangramento gastrintestinal costuma se manifestar por meio de hematêmese e melena, ou, de forma mais perigosa, aumento do abdome, com dor abdominal associada. O vômito pode ser vermelho-forte ou cor de borra de café, dependendo de quanto tempo o sangue ficou em contato com secreções gástricas (o ácido gástrico converte hemoglobina vermelho-forte em hematina marrom) e da quantidade de conteúdos gástricos no momento do sangramento (Hudak et al., 1998). Uma história de vômito e ânsia de vômito antes de sangramento gastrintestinal sugere a síndrome de Mallory-Weiss – uma laceração na junção do estômago e do esôfago, secundária a vômito/tosse vigorosa.

Embora a maioria dos sangramentos gastrintestinais cesse de forma espontânea, cerca de 20% voltam a sangrar no hospital; destes, muitos precisarão de intervenção cirúrgica. A cirurgia continua sendo a intervenção mais efetiva para interromper o sangramento. Sangramentos do trato gastrintestinal superior costumam ocorrer nas UTIs ou nas unidades de alta dependência, devido ao grande suprimento de sangue ao estômago e ao esôfago. Há grande possibilidade, assim, de o sangramento ser grave, ocasionando instabilidade hemodinâmica que requer ressuscitação com grande quantidade de líquidos.

As prioridades de monitoramento incluem:

- avaliação de sinais de hipovolemia e choque;
- cálculo da perda de sangue e manutenção precisa do equilíbrio hídrico;
- determinação da causa do sangramento se possível (Tabela 8.2);

TABELA 8.2 Causas de sangramento da porção gastrintestinal superior

Freqüência	Causas
Comum	Ulceração duodenal e gástrica; esofagite; gastrite; duodenite; varizes; laceração de Mallory-Weiss
Menos comum	Carcinomas; diátese hemorrágica; leiomiomas; fístula em aneurisma aórtico
Rara (inferior a 1%)	Lesão de Dieulafoy; angioma; teleangiectasia hemorrágica hereditária; pseudoxantoma elástico; síndrome de Ehlers-Danlos; hemobilia*; sangramento pancreático; corpo estranho

* N. de R.T.: Hemobilia significa sangramento nas vias biliares.
Reimpressa de *Nursing in Gastroenterology*, Bruce e Finlay, © 1997, mediante permissão de Elsevier Ltd.

- monitoramento do equilíbrio hídrico;
- monitoramento da função de outros sistemas importantes;
- exames laboratoriais, por exemplo, hemograma, tempo da protrombina, provas de função hepática, contagem de plaquetas, uréia e eletrólitos;
- monitoramento da pressão intra-abdominal para sinais de pressão aumentada.

Quando o sangramento gastrintestinal tem como causa rompimento de varizes esofágicas, uma sonda de Sengstaken Blackmore pode ajudar na aplicação de pressão nos pontos de sangramento. O monitoramento atento da posição da sonda, da condição das vias aéreas e da condição respiratória do paciente é importante.

AVALIAÇÃO DE OBSTRUÇÃO INTESTINAL

Pode ocorrer obstrução intestinal nos intestinos grosso e delgado. Essa condição pode ocasionar estrangulamento, infarto e perfuração do intestino, resultando em infecção sistêmica e peritoneal, com potencial para risco de morte (Hudak et al., 1998). Pode ser classificada como mecânica e não-mecânica. A obstrução mecânica resulta de um bloqueio físico do lúmen intestinal, que pode ser total ou parcial. As causas incluem aderências, malignidade, hérnias, obstrução por bolo e estrangulamento intestinal, por exemplo, volvo. Uma obstrução não-mecânica é causada por peristaltismo intestinal ineficaz (íleo paralítico), cujas causas incluem trauma, manuseio do intestino durante cirurgia, peritonite e desequilíbrio eletrolítico (Hudak et al., 1998).

A seguir, um detalhamento das principais considerações de monitoramento:

- *pressão arterial* e *freqüência cardíaca* para a identificação dos sinais iniciais de choque;
- *temperatura* – hipertermia costuma estar presente, embora não exceda, normalmente, 37,8ºC (Hudak et al., 1998);
- *medidas da circunferência abdominal:* distensão abdominal é aspecto clínico importante;
- *vômito:* quanto mais alta a obstrução, mais abundante o vômito;
- *desequilíbrio hídrico e eletrolítico;*
- *dor abdominal:* características e gravidade;
- *função intestinal:* consistência, regularidade, volume das fezes.

PRINCÍPIOS DO MONITORAMENTO DA FUNÇÃO PANCREÁTICA

O pâncreas secreta água para diluir o quimo, bicarbonato para neutralizar o quimo pós-gástrico e enzimas para auxiliar a digestão. Sua função endócrina é discutida no Capítulo 10.

A pancreatite aguda, associada a taxas significativas de morbidade e mortalidade (Steinberg e Tenner, 1994; Felderbauer et al., 2005), costuma ser causada por abuso prolongado de álcool e doença da vesícula, responsável por 75% dos casos (Adam e Osborne, 2005). A pancreatite pode comprometer a maioria dos principais sistemas do organismo. Por isso, o monitoramento atento é necessário. As prioridades são as seguintes:

- *Monitoramento hemodinâmico:* hipovolemia e desequilíbrios no volume de líquidos podem estar presentes (grandes volumes de líquido podem vazar para espaços extravasculares).
- *Oximetria de pulso e gasometria arterial:* uma das complicações pode ser insuficiência respiratória.
- *Monitoramento do ECG:* desequilíbrios eletrolíticos podem causar arritmias.

- *Valores de glicemia:* pode ocorrer hiperglicemia em conseqüência de produção de insulina prejudicada e aumento da liberação de glucagônio.
- *Temperatura:* a principal causa de hipertermia é hipermetabolismo, embora uma infecção também possa ser o motivo (Woodrow, 2000).
- *Estado nutricional:* o paciente nada receberá por via oral; provavelmente será iniciada nutrição parenteral (Robin et al., 1990; Pandol, 2006). Havendo abuso de álcool durante longo período, a nutrição torna-se prioridade maior ainda.
- *Amilase sérica:* costuma aumentar até 10 vezes em um prazo de seis horas (Reece-Smith, 1997).
- *Dor:* o paciente poderá ter fortes dores abdominais.

Cenário

William, de 48 anos de idade, foi internado na ala médica com história de hematêmese. Na baixa, estava totalmente consciente, orientado, pálido, com extremidades frias e sangue recente ao redor da boca. Foi iniciado terapia de oxigênio via máscara a 35%. Inicialmente, quais deveriam ser suas prioridades de monitoramento?

Os sinais vitais do paciente foram tomados: pressão arterial 80/50 mmHg, pulso 120 bpm e filamentoso, freqüência respiratória de 30 mpm e SpO_2 de difícil obtenção. O que essas medidas lhe informam?

Foi feito um primeiro diagnóstico: choque hipovolêmico, secundário a hematêmese. Foi estabelecido acesso endovenoso, com dois cateteres de grosso calibre, um em cada braço. O sangue foi coletado para provas de função hepática, uréia + eletrólitos, hemograma, provas de coagulação, prova cruzada para seis unidades de sangue total mais duas unidades de plasma fresco congelado; foi iniciada ressuscitação com líquidos, com solução de Hartmann, sendo administrado omeprazol endovenoso. Um cateter urinário e um cateter venoso central foram inseridos. Os resultados da gasometria arterial estavam dentro dos limites normais.

Que monitoramento você faria agora?

Os dados da PVC são 1 mmHg, a pressão arterial é agora de 70/50 mmHg, a freqüência cardíaca é de 130 por minuto, respirações 30 por minuto, e o paciente está ficando desorientado. O débito urinário é mínimo, sendo eliminado um cateter bloqueado. O SpO_2 ainda não pode ser obtido. O que essas medidas lhe informam?

(Continua)

(Continuação)
A hipovolemia do paciente parece piorar, apesar da ressuscitação com líquidos. Os dados PVC são baixos, embora haja necessidade de cautela, uma vez que se trata de dado isolado (ajudam mais os dados em série). O nível de consciência do paciente continua piorando, junto com seus sinais vitais. O paciente precisou de transfusão urgente e de uma revisão pela equipe cirúrgica. Após endoscopia de urgência, ele foi transferido para o centro cirúrgico para rafia de úlcera gástrica sangrante.

CONCLUSÃO

O monitoramento da função gastrintestinal é fundamental para o manejo do paciente crítico. Os princípios de monitoramento foram discutidos e incluem avaliação da função do intestino, importância da náusea e do vômito e aspectos elementares do monitoramento de obstrução intestinal e pancreatite.

REFERÊNCIA

Adam, S. & Osborne, S. (2005) *Critical Care Nursing: Science and Practice* 2nd edn. Oxford Medical Publications, Oxford.
Bruce, L. & Finley, T.M.D. (1997) *Nursing in Gastroenterology*. Churchill Livingstone, London.
Felderbauer, P., Muller, C., Bulut, K. et al. (2005) Pathophysiology and treatment of acute pancreatitis: new therapeutic targets – a ray of hope? *Basic & Clinical Pharmacology & Toxicology* **97** (6), 342–350.
Fiore, F., Lecleire, S. & Merle, V. (2005) Changes in characteristics and outcome of acute upper gastrointestinal haemorrhage: a comparison of epidemiology and practices between 1996 and 2000 in a multicentre French study. *European Journal of Gastroenterology & Hepatology* **17** (6), 641–647.
Hawthorn, J. (1995) *Understanding and Management of Nausea and Vomiting*. Blackwell Scientific Publications, Oxford.
Herlufsen, P., Olsen, A., Carlsen, B. et al. (2006) Study of peristomal skin disorders in patients with permanent stomas. *British Journal of Nursing* **15** (16), 854–862.
Hollington, P., Maudsley, J., Lim, W. et al. (2004) An 11 year experience of enterocutaneous fistula. *British Journal of Surgery* **91** (12), 1646–1651.
Hudak, C.M., Gallo, B.M. & Morton, P.G. (1998) *Critical Care Nursing a Holistic Approach* 7th edn. Lippincott, New York.

Johnson, C. (1998) Severe acute pancreatitis: a continuing challenge for the intensive care team. *British Journal of Intensive Care* **8** (4), 130–137.

Kennedy, J. (1997) Enteral feeding for the critically ill patient. *Nursing Standard* **11** (33), 39–43.

Mallett, J. & Dougherty, L. eds. (2000) *The Royal Marsden Hospital Manual of Clinical Nursing Procedures*. Blackwell Science, Oxford.

Meadows, C. (1997) Stoma and fistula care. In: L. Bruce & T.M.D. Finley, eds *Nursing in Gastroenterology*. Churchill Livingstone, London.

Morris, A. (1992) Upper gastrointestinal haemorrhage – endoscopic approaches to diagnosis and treatment. In: I. Gilmore & R. Shields, eds. *Gastrointestinal emergencies*. W.B. Saunders, London.

Myers, A. (1998) Inside stories. *Nursing Times* **94** (20), 66–67.

Pandol, S. (2006) Acute pancreatitis. *Current Opinion in Gastroenterology* **22** (5), 481–486.

Reece-Smith, H. (1997) Pancreatitis. *Care of the Critically Ill* **13** (4), 135–138.

Renton, S., Robertson, I. & Speirs, M. (2006) Alternative management of complex wounds and fistulae. *British Journal of Nursing* **15** (16), 851–853.

Rinsema, W. (1994) *Gastrointestinal fistula: management and results of treatment*. Datawyse, Maastricht.

Robin, A., Campbell, R. & Palani, C. (1990) Total parenteral nutrition during acute pancreatitis: clinical experience with 156 patients. *World Journal of Surgery* **14**, 572–579.

Rolstad, B. & Erwin-Toth, P. (2004) Peristomal skin complications: prevention and management. *Ostomy Wound Management* **50** (9), 68–77.

Schell, H.M. & Puntillo, K.A. (2001) *Critical Care Nursing Secrets*. Hanley & Belfus, Philadelphia.

Steinberg, W. & Tenner, S. (1994) Acute pancreatitis. *New England Journal of Medicine* **330**, 1198–1210.

Talley, N.J. & O'Connor, S. (1998) *Pocket Clinical Examination*. Blackwell Science, Oxford.

Taylor, S. (1988) A guide to nasogastric feeding equipment. *Professional Nurse* **4**, 91–94.

Thompson, H.J. (1992) Post-operative nausea and vomiting. *British Journal of Theatre Nursing* **29** (5), 1130.

Winney, J. (1998) Constipation. *Nursing Standard* **13** (11), 49–56.

Woodrow, P. (2000) *Intensive Care Nursing. A Framework for Practice*. Routledge, London.

Monitoramento da Função Hepática 9

INTRODUÇÃO

No contexto de pacientes em condições críticas de saúde, a disfunção hepática costuma ser secundária a outro processo de doença, por exemplo, hipoxia, hipotensão (Gwinnutt, 2006). Pacientes com baixa em UTIs, com uma doença, basicamente, não-hepática, costumam desenvolver disfunção hepática (Hawker, 1997). Insuficiência hepática aguda (IHA) tem evolução rápida e mortalidade elevada (Bauer et al., 2005; Meier et al., 2006). Se ela se instalar, necrose hepatocítica disseminada pode resultar em prejuízo grave da função hepática e encefalopatia. Embora a recuperação da IHA costume ser boa (Wiles, 1999), a sobrevida geral é de apenas 20 a 25% com terapia médica tão-somente, com 70% exigindo transplante (Hawker, 1997).

O fígado, o maior órgão do organismo, possui três grandes funções: *síntese, armazenagem* e *desintoxicação.* Qualquer disfunção hepática pode afetar a maior parte dos outros grandes sistemas do organismo. Pacientes com IHA costumam desenvolver falência de órgãos múltiplos, e as complicações associadas incluem encefalopatia, infecções sistêmicas, edema cerebral, instabilidade hemodinâmica, coagulopatia e disfunção renal e metabólica (Herrera, 1998). Monitoramento atento da função hepática e de complicações da IHA é fundamental; a prevenção ou o reconhecimento e o manejo no momento certo dessas complicações é essencial (Shoemaker et al., 1995). O tratamento costuma ser de suporte a esses pacientes e alguns, eventualmente, necessitarão de transplante de fígado.

Este capítulo visa compreender os princípios do monitoramento da função hepática, com referência específica às complicações da IHA.

OBJETIVOS DE APRENDIZAGEM

Ao concluir o capítulo, o leitor será capaz de:

❑ delinear as *funções* do fígado;
❑ listar as causas da *IHA*;
❑ discutir os *aspectos clínicos da IHA*;
❑ discutir a forma de monitorar as *complicações específicas da IHA*.

FUNÇÕES DO FÍGADO

Os aspectos clínicos da IHA são, em sua maioria, passíveis de atribuição à falência de funções hepáticas normais (Hinds e Watson, 1996). Em virtude disso, para que sejam avaliados os princípios de monitoramento da função hepática, é fundamental compreender as funções do fígado, tais como:

- metabolismo dos carboidratos, gorduras, proteínas e bilirrubina;
- armazenagem de vitaminas e minerais;
- desintoxicação de substâncias internas e externas;
- formação e armazenagem de glicogênio;
- produção e armazenagem de fatores de coagulação, protrombina e vitamina K;
- formação de aminoácidos e proteínas, por exemplo, albumina;
- produção de calor;
- fabricação e secreção de bile;

(Wilson e Waught, 1996)

CAUSAS DA IHA

As causas da IHA podem ser classificadas como primárias ou secundárias. As primárias incluem:

- *envenenamento por paracetamol:* a causa mais comum no Reino Unido (Larrey e Pageaux, 2005);
- *drogas* (Larrey e Pageaux, 2005);
- *álcool, solventes industriais, cogumelos* (Sussman, 1996);
- *hepatite* e outros vírus.

As secundárias incluem:

- *hipoperfusão*, a causa mais comum (Hickman e Potter, 1990; Woodrow, 2000);

- *sepse*;
- *infiltração de gordura do fígado*, precipitada por nutrição parenteral com muitas calorias e colestase pós-operatória benigna (Hinds e Watson, 1996);
- *falência múltipla de órgãos*.
  (Leach, 2004; Singer e Webb 2005; Gwinnutt, 2006)

ASPECTOS CLÍNICOS DA IHA

Um paciente com IHA terá manifestações clínicas diretamente relacionadas ao grau de prejuízo da função hepática (Budden e Vink, 1996). Os primeiros aspectos incluem náusea, vômito, anorexia, dor abdominal, flatulência, diarréia, esteatorréia, hipertermia, prurido, icterícia, perda de peso e urina escura (Ignatavivius e Bayne, 1991)

A icterícia, pigmentação amarelada dos tecidos, pode ser observada na pele e conjuntiva, sinalizando metabolismo e excreção anormais de bilirrubina. Embora a bilirrubina sérica normal permaneça entre 0,3 e 1,0 mg/dL, a icterícia pode se tornar evidente apenas quando o nível se elevar para 3,0 mg/dL (Wilson e Waugh, 1996) (outras causas de icterícia incluem hemólise e obstrução do fluxo de bile).

Testes da função hepática devem ser feitos, pelo menos, diariamente. Uma concentração de bilirrubina no plasma maior do que 18 mg/dL é um sinal de prognóstico insatisfatório (Hawker, 1997). O índice de normatização international (*International normalised ratio* [INR]) é um indicador útil da função hepática.

MONITORAMENTO DAS COMPLICAÇÕES ESPECÍFICAS DA IHA

Encefalopatia

A encefalopatia é um aspecto clínico característico de IHA. A causa exata é desconhecida, embora seja possível que acúmulo de substâncias tóxicas em circulação desempenhem um papel central. É importante reconhecer os primeiros sinais de encefalopatia, possibilitando dessa forma o tratamento precoce (Budden e Vink, 1996). A encefalopatia pode ser classificada em quatro graus, dependendo da gravidade (Tabela 9.1), e costuma evoluir por vários dias, embora coma profundo possa ocorrer em poucas horas apenas (Hinds e Watson, 1996). Em pacientes com graus elevados de encefalopatia, as chances de sobrevida são inferiores a 20% quando se contar apenas com controle médico (Lai e Murphy, 2004). Ainda que seja importante a documentação do grau de encefalopatia, repetidos exames clínicos são mais úteis quando o curso clínico precisar ser acompanhado com maior precisão (Hawker, 1997) (Tabela 9.2).

O estado neurológico do paciente deve ser avaliado e monitorado atentamente; em resumo, nível de consciência, movimento motor, tamanho sensorial pupilar e reação à luz devem ser examinados. Na encefalopatia avançada, as pupilas podem ficar dilatadas e reagir com lentidão à luz; se dilatarem e se tornarem não-reagentes, há probabilidade de o tronco cerebral assumir forma cônica (*brainstem coning*) (Hawker, 1997).

A orientação deve ser monitorada com o tempo de concentração, inquietação, mudanças de personalidade e comportamento, labilidade emocional, tontura, fala difícil ou lenta e distúrbios no padrão do sono. Aumento generalizado no tônus muscular é um sinal inicial de progressão da encefalopatia. É comum a hiperventilação espontânea, podendo resultar em alcalose significativa (Hawker, 1997). A freqüência respiratória deve, assim, ser registrada com regularidade, junto com a gasometria arterial.

Sedativos, que costumam ser dados a esses pacientes, podem causar deterioração rápida do estado mental não sendo, assim, recomendados (Shoemaker et al., 1995). O grau das mudanças ele-

TABELA 9.1 Graus de encefalopatia hepática

Grau	Detalhes
0	Estado mental normal
1	Mudanças no estado mental, por exemplo, falta de percepção, ansiedade, euforia, foco de atenção reduzido, dificuldade para somar e subtrair
2	Letargia, desorientação (para tempo), mudanças na personalidade, comportamentos inadequados
3	Estupor, embora reagente a estímulos; desorientação; confusão
4	Coma

Reproduzida mediante permissão de MacLennan T. Petty, de "Hepatic Encephalopathy" em Talley e O'Connor (2001) *Clinical Examination*, p. 192.

TABELA 9.2 Exame clínico de encefalopatia

Grau de encefalopatia	Tônus e reflexos	Reação à dor	Pupilas
Grau 1	Normal		
Grau 2	Reflexos rápidos e tônus aumentado	Obedece	Normal
Grau 3	Reflexos plantares aumentando, *clonus hippus*	Localiza, flexiona	Hiper-reativas
Grau 4	Manutenção do *clonus*	Estende	Dilatadas lentas
Morte cerebral	Flácido, reflexos ausentes	Nenhuma	Fixas e dilatadas

Reimpressa de *Intensive Care Manual*, T. Oh, 4th edn, © 1997, com permissão de Elsevier Inc.

trencefalográficas (EEG) relaciona-se com o grau de disfunção cerebral; pode-se realizar EEGs em série junto com uma avaliação clínica para determinar a evolução do paciente (Hinds e Watson, 1996).

Edema cerebral

Edema cerebral é a principal causa de morte em pacientes com IHA (Plevris et al., 1998; Lai e Murphy, 2004); além disso, está presente em mais de 80% das encefalopatias de grau IV (Hawker, 1997). Os sinais clínicos de edema cerebral, isto é, hipertensão sistêmica, postura descerebrada e reflexos pupilares anormais, costumam ser atribuídos a uma compressão do tronco cerebral. O edema cerebral provoca hipertensão intracraniana, que prejudica a pressão da perfusão cerebral.

O fluxo sangüíneo cerebral tem relação com a pressão arterial, e não com o débito cardíaco em pacientes com IHA; é importante um controle rígido cardiovascular quando está presente a circulação cerebral de pressão passiva, para que se mantenha uma oxigenação cerebral adequada e contínua e seja evitado o desenvolvimento de hiperemia cerebral e de edema cerebral (Larsen et al., 2000). É, portanto, imperativo um controle cardíaco e hemodinâmico atento.

O monitoramento da pressão intracraniana (PIC) possibilita o reconhecimento e o tratamento precoce de um edema cerebral (Lockhart-Wood, 1996). Embora se trate de técnica bem estabelecida, complicações (Waite, 1993), por vezes fatais (Blei et al., 1993) podem ocorrer. Deve ser considerada, para cada paciente, a relação risco-benefício, em especial, na medida em que resultados positivos foram alcançados sem monitoramento da PIC (Sheil et al., 1991).

Coagulopatia e hemorragia

Pacientes com IHA desenvolvem, com freqüência, coagulopatia grave; a síntese hepática de fatores de coagulação é prejudicada e, assim, os tempos de coagulação, por exemplo, índice de normatização internacional (INR), tempo da tromboplastina parcial (TTP) são sempre prolongados. Além disso, ocorrem defeitos quantitativos e qualitativos das plaquetas (O'Grady e Williams, 1986). O tempo da protrombina é considerado o indicador mais sensível da reserva hepática em uma IHA (Gwinnutt, 2006).

O local mais comum para uma hemorragia é o trato gastrintestinal (Hawker, 1997); outros locais incluem a nasofaringe, o trato respiratório e locais de punção da pele (Hawker, 1997). É importante o monitoramento de sinais de hemorragia, por exemplo, nas fezes, na urina, na pele, no catarro, no tubo endotraqueal e no vômito.

Insuficiência renal

A insuficiência renal é a complicação mais comum da IHA (Hinds e Watson, 1996; Adam e Osborne, 2005), e ocorre em cerca de 75% de pacientes com encefalopatia de Grau IV, após dose excessiva de paracetamol e em menos de 30% de outras etiologias (O'Grady e Williams, 1986). As manifestações clínicas comuns incluem oligúria, aumento das concentrações plasmáticas de creatinina, baixo teor de sódio na urina e função renal prévia normal (Hawker, 1997). O débito urinário deve, portanto, ser monitorado atentamente.

Sepse

É comum infecção bacteriana, ocorrendo em 80% dos pacientes com IHA (Rolando Gill et al., 1990; Sterling, 2001). A sepse piora a função hepática (Rolando et al., 1990). Pacientes com sepse têm maior predisposição de desenvolver insuficiência renal e hemorragia gastrintestinal, com risco de morte bem maior do que em pacientes não-sépticos (Shoemaker et al., 1995).

Os sinais vitais do paciente devem ser monitorados com muita atenção, embora hipertermia e aumento do leucograma estejam ausentes em 30% dos pacientes com infecção bacteriana documentada (Hawker, 1997). Uma vez que infecções pulmonares e do trato urinário são as mais comuns (Shoemaker et al., 1995), catarro e urina precisam ser examinados com precisão, e amostras devem ser enviadas para microbiologia, cultura e sensibilidade.

Embora ascite possa ser associada à IHA, peritonite bacteriana espontânea é uma complicação rara (Poddar et al., 1998).

Distúrbios metabólicos

Hipoglicemia é comum, resultante de gliconeogênese prejudicada, reservas reduzidas de glicogênio e aumento de níveis circulantes de insulina (Hawker, 1997). Os níveis de glicose do sangue devem ser medidos com regularidade. Alcalose respiratória primária é recorrente em pacientes que respiram espontaneamente (ver a seção sobre encefatopatia trazida antes). Síntese hepática prejudicada da uréia e hipocalemia podem causar alcalose metabólica. Além disso, os distúrbios eletrolíticos são muito comuns.

Cenário

Janet, de 47 anos, apresenta uma história de abuso crônico de álcool, foi internada na unidade de pacientes altamente dependentes, com um diagnóstico de insuficiência hepática. Na internação, sua condição apresentava-se estável, com parâmetros hemodinâmicos normais. Foi, entretanto, classificada com encefalopatia hepática de Nível 1 devido a alteração de humor e leve confusão. Sem dúvida, a paciente teve ascite abdominal, icterícia e edema com cacifo no tornozelo. Amostras de sangue foram coletadas para análise: provas de função hepática, uréia + eletrólitos, tempo de coagulação, hemograma. Quais seriam as prioridades de monitoramento para essa paciente?

Suas vias aéreas foram monitoradas, e ela teve oxigênio umidificado suplementar a 35%. Monitoramento contínuo do SpO_2 e do

(Continua)

(Continuação)

ECG contínuo foram otimizados, juntamente com equilíbrio hídrico de hora em hora. Avaliação regular do nível de consciência foi feita para reconhecimento precoce de qualquer agravamento, algo possível nesses pacientes com encefalopatia. Os níveis de glicose do sangue também foram monitorados de hora em hora, em um primeiro momento, uma vez que a função hepática da gliconeogênese está reduzida e hipoglicemia é comum nesses pacientes.

Alimentação enteral com baixo teor protéico e alto teor de carboidratos foi iniciada, após a confirmação de ausência de sangramento ativo no trato gastrintestinal. Monitoramento criterioso da paciente foi realizado para a confirmação de ter ocorrido sangramento ativo, já que distúrbios de coagulação são uma ocorrência comum na insuficiência hepática, devido à armazenagem de fatores de coagulação no fígado. Após vários dias de monitoramento atento e suporte, o estado de consciência de Janet começou a melhorar, e ela foi transferida para a área clínica de modo a receber mais suporte.

CONCLUSÃO

Pacientes em UTI costumam desenvolver disfunção hepática. Se instalada a IHA, uma necrose hepatocítica disseminada pode ocasionar função hepática gravemente prejudicada, com possibilidade de complicações e risco de morte. O monitoramento atento da função hepática e de complicações da IHA é da maior importância quando o prognóstico do paciente precisa melhorar.

REFERÊNCIAS

Adam, S. & Osborne, S. (2005) *Critical Care Nursing Science and Practice* 2nd edn. Oxford University Press, Oxford.

Bauer, M., Winning, J. & Kortgen, A. (2005) Liver failure. *Current Opinion in Anaesthesiology* 18 (2), 111–116.

Blei, A., Olafsson, S., Webster, S. & Levy, R. (1993) Complications of intracranial pressure monitoring in fulminant hepatic failure. *The Lancet* 341, 157–158.

Budden, L. & Vink, R. (1996) Paracetamol overdose: pathophysiology and nursing management. *British Journal of Nursing* 5 (3), 145–152.

Gill, R. & Sterling, R. (2001) Acute liver failure. *Journal of Clinical Gastroenterology* 33, 191–198.

Gwinnutt, C. (2006) *Clinical Anaesthesia* 2nd edn. Blackwell Publishing, Oxford.

Hawker, F. (1997) Hepatic failure. In: T. Oh, ed. *Intensive Care Manual* 4th edn. Butterworth Heinemann, Oxford.

Herrera, J. (1998) Management of acute liver failure. *Digestive Diseases* 16 (5), 274–283.

Hickman, P. & Potter, J. (1990) Mortality associated with ischaemic hepatitis. *Australian and New Zealand Journal of Medicine* 20, 32–34.

Hinds, C.J. & Watson, D. (1996) *Intensive Care: a concise textbook* 2nd edn. W.B. Saunders, London.

Ignatavicius, D. & Bayne, M. (1991) *Medical-Surgical: A Nursing Process Approac*h. W.B. Saunders, Philadelphia.

Lai, W. & Murphy, N. (2004) Management of acute liver failure. *Continuing Education in Anaesthesia, Critical Care and Pain* 4 (2), 40–43.

Langley, S. & Pain, J. (1994) Surgery and liver dysfunction. *Care of the Critically Ill* 10 (3), 113–117.

Larrey, D. & Pageaux, G. (2005) Drug-induced acute liver failure. *European Journal of Gastroenterology and Hepatology* 17 (2), 141–143.

Larsen, F., Strauss, G., Knudsen, G. *et al.* (2000) Cerebral perfusion, cardiac output and arterial pressure in patients with fulminant hepatic failure. *Critical Care Medicine* 28 (4), 996–1000.

Leach, R. (2004) *Critical Care Medicine at a Glance.* Blackwell Publishing, Oxford.

Lockhart-Wood, K. (1996) Developments in practice. Cerebral oedema in fulminant hepatic failure. *Nursing in Critical Care* 1 (6), 283–285.

Mallett, J. & Dougherty, L. (2000) eds. *The Royal Marsden Hospital Manual of Clinical Nursing Procedures.* Blackwell Science, Oxford.

Meier, M., Woywodt, A., Hoeper. M, *et al.* (2006) Acute liver failure: a message found under the skin. *Postgraduate Medical Journal* 81 (954), 269–270.

O'Grady, J.G. & Williams, R. (1986) Management of acute liver failure. *Schweizerische Medizidinische Wochenschrift* 116 (17), 541–544.

Oh, T. (1997) ed. *Intensive Care Manual* 4th edn. Butterworth-Heinemann, Oxford.

Plevris, J., Schina, M. & Hayes, P. (1998) Review article: the management of acute liver failure. *Alimentary Pharmacology and Therapeutics* 12 (5), 405–418.

Poddar, U., Chawla, Y., Dhiman, R. *et al.* (1998) Spontaneous bacterial peritonitis in fulminant hepatic failure. *Journal of Gastroenterology and Hepatology* 13 (1), 109–111.

Rolando, P.G., Harvey, F., Brahm, J. *et al.* (1990) Prospective study of bacterial infection in acute liver failure: an analysis of fi fty patients. *Hepatology* 11, 49–53.

Sheil, A., McCaughan, G., Isai, H. *et al.* (1991) Acute and subacute fulminant hepatic failure: the role of liver transplantation. *Medical Journal of Australia* 154, 724–728.

Shoemaker, W., Ayres, S., Grenuik, A. & Hollrook, P. (1995) *Textbook of Critical Care*. W.B. Saunders, London.

Singer, M. & Webb, A. (2005) *Oxford Handbook of Critical Care* 2nd edn. Oxford University Press, Oxford.

Stanley, A., Lee, A. & Hayes, P. (1995) Management of acute liver failure. *British Journal of Intensive Care* 5 (1), 8–15.

Sussman, N. (1996) Fulminant hepatic failure. In: D. Zakim & T. Boyer, eds. *Hepatology: A Textbook of Liver Disease* 3rd edn. W.B. Saunders, Philadelphia.

Talley, N. & O'Connor, S. (2001) *Clinical Examination* 4th edn. MacLennan. Petty, East Gardens, NSW, Australia.

Waite, L. (1993) Commentary on complications of intracranial pressure monitoring in fulminant hepatic failure. *AACN Nursing Scan in Critical Care* 3 (6), 19–20.

Wiles, C. (1999) Critical care apheresis: hepatic failure. *Therapeutic Apheresis* 3 (1), 31–33.

Wilson, K. & Waugh, A. (1996) *Anatomy and Physiology in Health and Illness* 8th edn. Churchill Livingstone, London.

Woodrow, P. (2000) *Intensive Care Nursing, A Framework for Practice*. Routledge, London.

Monitoramento da Função Endócrina 10

INTRODUÇÃO

O monitoramento da função endócrina constitui aspecto importante do cuidado de pacientes em condições críticas. As perturbações dessa função podem colocar a vida em risco (Savage et al., 2004), e o reconhecimento precoce dos problemas através de monitoramento cuidadoso é essencial.

Serão discutidos, neste capítulo, apenas os distúrbios com potencial risco para a vida do paciente. É importante entender a fisiologia do sistema endócrino, quando precisam ser avaliados os efeitos de sua disfunção.

Este capítulo visa compreender os princípios do monitoramento da função endócrina.

OBJETIVOS DE APRENDIZAGEM

Ao concluir o capítulo, o leitor será capaz de:

- discutir os princípios do monitoramento da *função da glândula hipófise*;
- delinear os princípios do monitoramento da *função endócrina do pâncreas*;
- discutir os princípios de monitoramento da *função da glândula adrenal*;
- delinear os princípios do monitoramento da *função da glândula tireóide*;
- discutir os princípios de monitoramento da *função da glândula paratireóide*.

PRINCÍPIOS DE MONITORAMENTO DA FUNÇÃO DA GLÂNDULA HIPÓFISE

Uma das funções da glândula hipófise é secretar o hormônio antidiurético (ADH). Esse hormônio age sobre os túbulos renais, resultando na reabsorção de água. Qualquer dano à glândula hipófise posterior ou ao hipotálamo adjacente, por exemplo, após neurocirurgia, lesão encefálica, malignidade ou terapia com medicamentos, como amiodarona, pode ocasionar uma secreção insuficiente de ADH ou a sua falta (Adam e Osborne, 2005), o que pode levar a diabete insípido.

Diabete insípido

O diabete insípido é uma síndrome que implica sede excessiva, polidipsia e poliúria como marcos principais (Vedig, 2004a). A perda de água em casos extremos pode ser de aproximadamente 20 litros por dia. Se não tratado, o diabete insípido pode resultar em desequilíbrio eletrolítico grave, isto é, hipernatremia e estados hiperosmolares graves.

Prioridades de monitoramento

Problemas de controle em uma UTI, associados ao diabete insípido, costumam ser a hipovolemia e a poliúria (Vedig, 2004a). Quanto à hipovolemia, o monitoramento focado nos parâmetros cardiovasculares é essencial, incluindo pulsos, pressão arterial (PA) e pressão venosa central. A manutenção de um rígido equilíbrio hídrico e a pesagem diária são também importantes (Vedig, 2004a).

Pelo fato de pacientes com diabete insípido apresentarem aumento da osmolalidade sérica e redução da osmolalidade urinária, análises bioquímicas do sangue e da urina são fundamentais no monitoramento cuidadoso dessa síndrome. A gravidade específica, uma medida em estado natural, costuma ser ignorada em testes rotineiros nas unidades clínicas hospitalares, embora tenha grande valor nesse cenário: densidade urinária menor do que 1.010 indica diabete insípido. A osmolalidade urinária é conseguida como amostra *in loco* ou coleta durante 24 horas. Os valores normais situam-se entre 300 e 1.300 mosm/kg.

A osmolalidade do plasma é calculada a partir da equação de sódio sérico, potássio, glicose e uréia (o valor normal é 275 a 295 mosm/kg). A avaliação bioquímica regular da uréia e dos eletrólitos é essencial no monitoramento da progressão dessa síndrome.

PRINCÍPIOS DO MONITORAMENTO DA FUNÇÃO ENDÓCRINA DO PÂNCREAS

O pâncreas secreta dois hormônios, *insulina* e *glucagônio*. A insulina tem como função reduzir os níveis da glicose no sangue, possibilitar o transporte de glicose para dentro das células, promover a armazenagem de glicogênio nos músculos e nas células hepáticas e inibir o metabolismo das gorduras (Adam e Osborne, 2005). O glucagônio aumenta os níveis de glicose no sangue.

Distúrbios na função pancreática que afetam a produção de insulina ocasionarão hiperglicemia e glicosúria. Quando não tratados, ocorrerá cetoacidose diabética.

O nível normal de glicose do sangue em jejum é de 3,9 a 6,2 mmol/L (70 a 110 mg/dL) (Bersten e Soni, 2004). Ao monitorar um paciente em condição crítica, é importante realizar dosagens regulares da glicose no sangue à beira do leito. Isso é fundamental quando o paciente está hipoglicêmico ou hiperglicêmico, é um diabético confirmado, recebendo insulina ou apoio nutricional. O monitoramento do açúcar do sangue do paciente pode, em curto prazo, prevenir hipoglicemia e cetoacidose; em longo prazo, é capaz de prevenir distúrbios que afetam a via vascular e neuronal (Mallett e Dougherty, 2000). As dosagens da glicose no sangue são mais exatas do que a análise da urina, porque os resultados têm relação com a hora do teste (Cowan, 1997).

Procedimento para dosagens da glicose no sangue à beira do leito

O que segue é uma adaptação do procedimento de Walsall NHS Trust para cálculo da glicose no sangue mediante utilização das fitas de teste e do aparelho Advantage®.

O procedimento para utilização do aparelho Advantage® (Figura 10.1) é o seguinte:

1. Lavar e secar as mãos do paciente, com sabão e água. Evitar esfregar com álcool, pois isso pode contaminar a pele e levar a um resultado impreciso (Burden, 2001).
2. Após confirmar que as fitas de teste do Advantage® estão dentro do prazo de validade, retirar uma do recipiente e inseri-la (com a parte amarela para cima) no orifício para fitas de teste. O medidor ligará automaticamente. Recolocar a parte superior do recipiente.
3. Checar se o código no medidor corresponde ao do recipiente de fitas de teste. Isso ajudará a garantir a precisão do resultado.
4. Assim que o símbolo de gotas de sangue surgir no medidor, perfurar a lateral do dedo do paciente com a lanceta específica (não devem ser utilizadas agulhas, porque servem para cortar

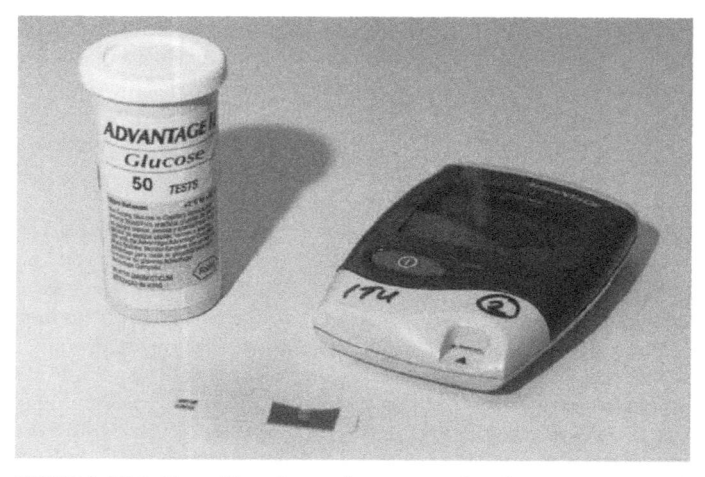

FIGURA 10.1 Dispositivo de monitoramento da glicose no sangue à beira do leito.

através da pele com trauma mínimo, resultando em sangue insuficiente para o teste [Burden, 2001]). A lateral do dedo é utilizada pois, nesse local, a dor é menor e é mais fácil de coletar uma gota de sangue (Mallett e Dougherty, 2000). Uma vez que múltiplos cortes em um mesmo local podem aumentar o risco de infecção, engrossar a pele e doer, o local usado deve ser trocado (Mallett e Dougherty, 2000).
5. Aguardados alguns segundos para que os capilares relaxem, comprimir o dedo do paciente para obter pequena gota de sangue, levando-a até a fita de teste. O sangue será acomodado de forma automática dentro do espaço na fita de teste.
6. Pressionar chumaço de algodão ou lenço de papel no dedo do paciente.
7. O resultado do teste aparecerá em mg/dL ou mmol/L depois de 40 segundos. A presença da cor amarela no espaço amarelo após a aplicação da gota de sangue indica que o resultado do teste pode estar errado. Descartar a fita de teste e repetir o procedimento.
8. Registrar a medida (Figura 10.2).

As fitas de teste para o Advantage® devem ser mantidas no recipiente original, guardadas à temperatura ambiente (< 32°C) e não-refrigeradas. Os testes devem ser feitos a temperaturas entre 14 e 40°C.

WALSALL HOSPITALS NATIONAL HEALTH SERVICE TRUST

FORMULÁRIO DE REGISTRO DE MONITORAMENTO DA GLICOSE NO SANGUE

Nome do Paciente ....
Prontuário .... Ala ....

DATA E HORA							
28							
24							
22							
20							
18							
16							
15							
14							
13							
12							
11							
10							
09							
08							
07							
06	Área pintada para indicar variação próxima do normal						
05							
04							
03							
02							
01							
Insulina administrada							

(GLICOSE NO SANGUE mg/dL ou mmol/L)

FIGURA 10.2 Formulário para registro do monitoramento da glicose no sangue (Walsall Hospitals NHS Trust).

> **Melhor Prática – dosagens da glicose no sangue**
>
> Usar sabão e água, e não álcool para limpar o local.
> Garantir que a fita de teste esteja no prazo de validade, calibrada com a máquina e armazenada conforme as recomendações do fabricante.
> Não usar agulha para coletar sangue.
> Usar a lateral do dedo do paciente para coletar sangue, ou, de preferência, utilizar alguma linha arterial em uso.
> Trocar os dedos da mão para evitar perfurações múltiplas no mesmo local.
> Deixar que o sangue goteje sobre a fita de teste.
> Garantir que sangue suficiente seja obtido.
> Ficar atento a fatores que possam influenciar o resultado.
> Garantir que procedimentos de controle de qualidade sejam usados conforme os protocolos locais.

As dosagens da glicose no sangue podem ser influenciadas por:

- *hiperglicemia hiperosmolar:* um dado baixo falso pode ser conseguido (Batki et al., 1999);
- *dislipidemia* (concentrações anormais de gordura); por exemplo, colesterol >56,5 mmol/L (> 218 mg/dL);
- *níveis elevados de bilirrubina* (>0,43 mmol/L [> 0,025 mg/dL] na icterícia);*
- *infusão de ácido ascórbico (vitamina C)*;
- *diálise peritonial*;
- *valores dos hematócritos:* quando elevados (>55%), a dosagem da glicose no sangue poderá ficar falsamente diminuída em 15%; quando baixos (<35%), o nível da glicose no sangue poderá ficar falsamente elevado em 10%.

(Medical Devices Agency, 1996)

Para garantir precisão, procedimentos de controle de qualidade quando do uso de soluções para controle da glicose com o Advantage® devem ser feitos, conforme as recomendações do fabricante. A *Medical Devices Agency* recomenda que procedimentos independentes de controle de qualidade sejam realizados com regularidade, em todos os dispositivos de medida extralaboratório (Medical Devices Agency, 1996).

* N. de R.T.: Valor no Brasil: > 1,00 mg/dL.

Dispositivos mais modernos estão sendo desenvolvidos para permitir métodos não-invasivos de monitoramento da glicose no sangue (Burden, 2001). Sensores da glicose podem fornecer padrões de glicose no sangue para 24 horas, por exemplo, para a detecção de hipoglicemia não-identificada (American Diabetes Association, 2001).

Hiperglicemia e cetoacidose diabética

Há várias causas de hiperglicemia, inclusive diabete melito, pancreatite aguda, nutrição parenteral e sepse (Young e Oh, 1997). Trinta por cento dos pacientes admitidos com síndrome coronariana aguda têm diabete ou hiperglicemia por estresse (Savage et al., 2004).

Cetoacidose diabética é conseqüência de falta de insulina (Savage et al., 2004). Trata-se de complicação metabólica grave do diabete melito, com risco de morte, consistindo em três anormalidades simultâneas: hiperglicemia, hipercetonemia e acidose metabólica (Savage et al., 2004).

Uma história de infecção, doença, terapia com insulina inadequada ou não-realizada é comum (Kitabchi et al., 1983). As características da cetoacidose diabética incluem hiperglicemia, acidose metabólica, desidratação, poliúria, glicosúria, cetonúria, perda de peso, taquicardia e taquipnéia (Dunning, 1994). O monitoramento de prioridades inclui:

- *desobstrução das vias aéreas* (quando o paciente está inconsciente ou em coma);
- *análise de gases do sangue arterial:* indicada quando há alteração de consciência ou quando a respiração está comprometida (Savage et al., 2004);
- *oximetria de pulso:* a respiração pode estar comprometida;
- *medidas de pulso, pressão arterial e pressão venosa central:* hipovolemia;
- *monitoramento do ECG:* arritmias cardíacas;
- *medidas das cetonas do sangue:* o uso de testes de cetonas no sangue é preferível a testes de cetona urinária para diagnóstico e monitoramento de cetoacidose diabética (American Diabetes Association, 2004);
- *dosagens da glicose no sangue:* de hora em hora (Savage et al., 2004), para monitorar hiperglicemia e o efeito da insulina prescrita;
- *equilíbrio hídrico:* reposição de líquidos deve ser monitorada atentamente;
- *hemoculturas:* para detectar sepse;

- *dosagem do potássio sérico:* para detecção de hipocalemia ou hipercalemia (Miller, 1999).

Hipoglicemia

A hipoglicemia, que pode ser definida como nível de glicose circulante no sangue inferior a 2 mmol/L (< 36 mg/dL)* (Hinds e Watson, 1996), costuma ocorrer no diabete. As causas incluem insulina em excesso ou ingestão nutricional inadequada. Pode ainda complicar insuficiência hepática, insuficiência renal e insuficiência adrenocortical (Rossini e Mordes, 1991; Vedig, 2004c). Dosagens regulares da glicose no sangue são necessárias.

PRINCÍPIOS DE MONITORAMENTO DA FUNÇÃO DA GLÂNDULA ADRENAL

As glândulas adrenais incluem a medula e o córtex. A medula adrenal secreta os hormônios adrenalina e noradrenalina (catecolaminas) em uma reação à estimulação simpática. O córtex adrenal secreta três categorias de hormônios, sendo todos eles esteróides.

Feocromocitona

A feocromocitona (tumor da medula adrenal) pode levar à secreção de níveis elevados de catecolaminas, normalmente intermitentes (Savage et al., 2004). Os sintomas comuns incluem hipertensão grave, dor de cabeça, taquicardia, hiperglicemia, perturbações intestinais e visão turva (Adam e Osborne, 2005). A hipertensão, no começo, é paroxística; mais tarde, fica permanente (Karet e Brown, 1994). As prioridades de monitoramento incluem:

- *monitoramento da pressão arterial:* hipertensão;
- *monitoramento do ECG:* arritmias cardíacas;
- *dosagem da glicose no sangue:* para monitorar hiperglicemia e avaliar o tratamento.

Crise de Addison

A crise de Addison é conseqüência de insuficiência adrenocortical aguda. Uma insuficiência assim pode ser causada por falência pri-

---

* N. de R.T.: No Brasil, é considerado abaixo de 70 mg/dL.

mária da glândula adrenal ou secundária à falta de um impulso, do hormônio adrenocorticotrófico (ACTH) da glândula hipófise (Savage et al., 2004). Os aspectos clínicos, relacionados, principalmente, a uma deficiência de aldosterona, incluem sede, poliúria, desidratação, arritmias cardíacas, desequilíbrio eletrolítico e hipotensão (Adam e Osborne, 2005). As prioridades de monitoramento incluem:

- *análise dos gases do sangue arterial:* pode ocorrer acidose metabólica e respiratória;
- *monitoramento do ECG:* arritmias cardíacas;
- *monitoramento da pressão arterial:* hipotensão;
- *monitoramento da pressão venosa central:* hipotensão;
- *equilíbrio hídrico:* poliúria;
- *dosagens da glicose no sangue:* hipoglicemia.

PRINCÍPIOS DO MONITORAMENTO DA FUNÇÃO DA GLÂNDULA TIREÓIDE

A glândula tireóide secreta três hormônios: *tiroxina* (T3), *dotironina* (T4) e *calcitonina*. T3 e T4 são responsáveis pela taxa metabólica de todos os tecidos do organismo. Já a calcitonina reduz os níveis do cálcio sérico. Uma crise da tireóide e coma mixedematoso resultam de secreção a maior ou a menor da glândula tireóide respectivamente. Quando não tratadas, apresentam taxa alta de mortalidade (Vedig, 2004b).

Crises de tireóide caracterizam-se por taquiarritmias, hipertermia grave, perturbações neurológicas e gastrintestinais (Savage et al., 2004). Quando o paciente tem uma doença cardíaca subjacente ou comprometimento do sistema cardiovascular, o risco de complicações graves aumenta. Uma crise da tireóide resulta em uma taxa relativamente elevada de mortalidade; o monitoramento criterioso é, portanto, fundamental. As prioridades de monitoramento incluem:

- freqüência respiratória, oximetria de pulso e análise dos gases do sangue arterial: o paciente pode desenvolver edema pulmonar;
- monitoramento do ECG: arritmias cardíacas;
- monitoramento da pressão arterial: pode ocorrer hipotensão;
- monitoramento da pressão venosa central: o paciente pode desenvolver insuficiência cardíaca e pode haver perda considerável de líquido;

- equilíbrio hídrico: perda considerável de líquido (transpiração excessiva);
- dosagens da glicose no sangue: hipoglicemia;
- medidas da temperatura central: o paciente pode desenvolver hipertermia grave (>40ºC) (Adam e Osborne, 2005);
- monitoramento neurológico: agitação extrema e coma podem ocorrer.

Coma mixedematoso

O coma mixedematoso resulta da produção diminuída de T4, ocorrendo com mais regularidade na população de mulheres idosas. Costuma haver uma longa história de hipotireoidismo (Vedig, 2004b). Os efeitos incluem inconsciência, hipotermia (chegando a 23ºC), hipoventilação, hipotensão e hipoglicemia (Savage et al., 2004). As prioridades de monitoramento incluem:

- *vias aéreas:* paciente inconsciente;
- *freqüência respiratória, oximetria de pulso e gasometria arterial:* hipoventilação;
- *monitoramento do ECG:* bradicardia;
- *monitoramento da pressão arterial:* hipotensão;
- *monitoramento da pressão venosa central:* o paciente pode apresentar insuficiência cardíaca, com possibilidade de aumento considerável de líquidos;
- *equilíbrio hídrico acurado:* pode ocorrer aumento considerável de líquidos;
- *dosagens da glicose no sangue:* hipoglicemia;
- *medidas da temperatura central:* hipotermia;
- *monitoramento neurológico:* coma.

PRINCÍPIOS DE MONITORAMENTO DA FUNÇÃO DA GLÂNDULA PARATIREÓIDE

As glândulas paratireóides secretam o hormônio paratireóideo, que eleva os níveis de cálcio sérico. O cálcio é essencial para inúmeras funções do organismo, inclusive contração muscular, coagulação do sangue e manutenção da integridade da membrana celular. Anormalidades da função paratireóide (hiperparatireoidismo e hipoparatireoidismo) podem ocasionar distúrbios do cálcio, com risco de morte.

Hipercalcemia

Uma hipercalcemia sintomática requer tratamento urgente; quando grave, o paciente precisa ser internado em UTI (Adam e Osborne, 2005). Hipercalcemia grave (cálcio sérico corrigido >3,0 mmol/L [12 mg/dL]) requer tratamento urgente, sendo normalmente causada por alguma malignidade (Savage et al., 2004). As prioridades de monitoramento incluem:

- *monitoramento do ECG:* arritmias cardíacas;
- *monitoramento da pressão arterial:* hipertensão;
- *monitoramento da pressão venosa central:* hipovolemia;
- *equilíbrio hídrico acurado:* desidratação, poliúria e hipovolemia;

Hipocalcemia

A hipocalcemia está presente em cerca de 70 a 90% de pacientes críticos (Venkatesh, 2004). Uma hipocalcemia sintomática aguda é uma emergência médica que exige tratamento de urgência (Venkatesh, 2004). As prioridades de monitoramento incluem:

- *desobstrução de vias aéreas;*
- *respirações, oximetria de pulso e gasometria arterial:* comprometimento respiratório;
- *monitoramento do ECG:* arritmias cardíacas;
- *pressão arterial:* hipotensão;
- *monitoramento da pressão venosa central:* hipotensão;
- *monitoramento neurológico:* convulsões e nível de consciência alterado.

Cenário

James, de 28 anos de idade, foi internado na unidade de alta dependência com uma história de perda de peso, mal-estar generalizado, poliúria, polidipsia, letargia e respirações de Kussmaul profundas e audíveis. Sabidamente diabético, deixara de aplicar as injeções de insulina nos dias anteriores e ainda apresentava queixa de diarréia e vômito. Um diagnóstico provisório de cetoacidose diabética foi estabelecido. Quais as prioridades de monitoramento?

(Continua)

(Continuação)

Pressão arterial 90/60 mmHg, pulso 125 batimentos por minuto, freqüência respiratória 35 movimentos por minuto, temperatura 38,5°C, SpO$_2$ de 95%, glicose no sangue 40 mmol/L (725 mg/dL). Os sinais vitais do paciente eram consistentes com falência circulatória aguda, secundária à desidratação causada por perda excessiva de líquido. A hipertermia pode ser associada a diarréia e vômito. Dosagens da glicose no sangue e análise de urina foram realizadas. A presença de hiperglicemia, glicosúria, cetonúria e cetoanemia ajudou a confirmar o diagnóstico de cetoacidose diabética.

Os resultados dos gases do sangue arterial foram:

pH 7,1
PaCO$_2$ 2,9 kPa (15 mmHg)
PaO$_2$ 11,8 kPa (88,5 mmHg)
HCO$_3^-$ 12 mmol/L
BE -13
SaO$_2$ 97%

O que mostram os gases do sangue arterial?

O paciente apresenta acidose metabólica, com compensação respiratória. Está hiperventilando para excretar mais dióxido de carbono, o que reduz, assim, o nível de íons de hidrogênio disponível.

Monitoramento acurado do equilíbrio hídrico foi iniciado. Reposição agressiva endovenosa de líquidos também foi iniciada, junto de infusão de insulina para o tratamento da hiperglicemia. Monitoramento do ECG foi fundamental, diante da presença de hipocalemia (potássio <2,8 mmol/L [< 3,5 mEq/L]). Terapia endovenosa de potássio também foi iniciada. As prioridades de monitoramento contínuo incluem: sinais vitais, gasometria arterial, ECG, dosagens da glicose no sangue, análise de urina, equilíbrio hídrico e todo vômito/função intestinal. Além disso, é importante o monitoramento do nível de consciência do paciente, uma vez que pode ocorrer inconsciência.

CONCLUSÃO

O monitoramento da função endócrina é um aspecto importante do cuidado de pacientes críticos. Foram oferecidos detalhes rápidos da fisiologia normal, relativos a cada uma das funções das glândulas endócrinas. As prioridades no monitoramento da função endócrina foram ressaltadas.

REFERÊNCIAS

Adam, S. & Osborne, S. (2005) *Critical Care Nursing: Science and Practice* 2nd edn. Oxford Medical Publications, Oxford.

American Diabetes Association (2001) Clinical practice recommendations. *Diabetes Care* 24, (Supplement) S80–S82.

American Diabetes Association (2004) Clinical practice recommendations 2004. *Diabetes Care* 27, (Supplement 1) S94–S102.

Batki, A.., Holder, R., Thomason, H. *et al.* (1999) Selecting blood glucose monitoring systems. *Professional Nurse* 14 (10), 715–723.

Bersten, A. & Soni, N. (2004) eds. *Intensive Care Manual* 5th edn. Butterworth Heinemann, Oxford.

Burden, M. (2001) Diabetes: blood glucose monitoring. *Nursing Times* 97 (8), 37–39.

Cowan, T. (1997) Blood glucose monitoring devices. *Professional Nurse* 12 (8), 593–597.

Dunning, T. (1994) *Care of People with Diabetes*. Blackwell Science, Oxford.

Hinds, C.J. & Watson, D. (1996) *Intensive Care: A Concise Textbook* 2nd edn. W.B. Saunders, London.

Karet, F. & Brown, M. (1994) Phaeochromocytoma: diagnosis and management. *Postgraduate Medical Journal* 70, 326–328.

Kitabchi, A., Fisher, J., Matteri, R. & Murphy, M. (1983) The use of continuous insulin delivery systems in the treatment of diabetes mellitus. *Advances in International Medicine* 28, 449–490.

Mallett, J. & Dougherty, L. (2000) eds *The Royal Marsden Hospital Manual of Clinical Nursing Procedures*. Blackwell Science, Oxford.

Medical Devices Agency Adverse Incident Centre (1996) Safety Notice 9616: *Extra-laboratory use of blood glucose meters and test strips: contra-indications, training and advice to users*. Medical Devices Agency, London.

Miller, J. (1999) Management of diabetic ketoacidosis. *Journal of Emergency Nursing* 25 (6), 514–519.

Oh, T. (1997) ed. *Intensive Care Manual* 4th edn. Butterworth Heinemann, Oxford.

Rossini, A. & Mordes, J. (1991) The diabetic comas. In: J. Rippe, R. Irwin., J. Albert & M. Fink eds, *Intensive Care Medicine*. Little Brown, Boston.

Savage, M., Mah, P., Weetman, A. & Newell-Price, J. (2004) Endocrine emergencies. *Postgraduate Medical Journal* 80, 506–551.

Scheinkestel, C. & Oh, T. (1997) Acute calcium disorders. In: T. Oh, ed. *Intensive Care Manual* 4th edn. Butterworth Heinemann, Oxford.

Vedig, A. (2004a) Diabetes insipidus. In: A. Bersten & N. Soni eds. *Intensive Care Manual* 5th edn. Butterworth Heinemann, Oxford.

Vedig, A. (2004b) Adrenocortical insufficiency. In: A. Bersten & N. Soni eds. *Intensive Care Manual* 5th edn. Butterworth Heinemann, Oxford.

Vedig, A. (2004c) Thyroid emergencies. In: A. Bersten & N. Soni eds. *Intensive Care Manual* 5th edn. Butterworth Heinemann, Oxford.

Venkatesh, B. (2004) Acute calcium disorders. In: A. Bersten & N. Soni eds. *Intensive Care Manual* 5th edn. Butterworth Heinemann, Oxford.

Watkins, P. (1998) *ABC of Diabetes* 4th edn. BMJ Publishing Group, London.

Young, K. & Oh, T. (1997) Diabetic emergencies. In: T. Oh, ed. *Intensive Care Manual* 4th edn. Butterworth Heinemann, Oxford.

Monitoramento do Estado Nutricional

11

INTRODUÇÃO

Uma pesquisa de McWhirter e Pennington (1994) revelou que 40% dos pacientes estavam desnutridos durante a permanência no hospital. Médicos e enfermeiros costumam falhar na avaliação e no monitoramento do estado nutricional (Lennard-Jones et al., 1995), em especial, nos pacientes de UTIs (Adam, 1994; Briggs, 1996). A desnutrição é freqüente em pacientes que fazem uso de ventilação mecânica, e sua incidência na UTI pode chegar a 50% (McCain, 1993).

Desnutrição leva a cicatrização insatisfatória de feridas, complicações pós-cirúrgicas e sepse (Singer e Webb, 2005). Pacientes desnutridos apresentam resultados menos satisfatórios após tratamento médico ou cirurgia (Kennedy, 1997; Say, 1997), em especial, aqueles com perda de peso superior a 10%. Apoio nutricional precoce, acompanhado de monitoramento contínuo da condição nutricional, deve ser considerado em todos os pacientes críticos (Singer e Webb, 2005; Doig e Simpson, 2006). Um algoritmo alimentar de apoio nutricional melhora o suporte alimentar de pacientes com atendimento intensivo e leva a maior coerência nas práticas de enfermagem no que se refere à aspiração de conteúdos gástricos e ao monitoramento da distribuição de nutrientes para pacientes em condições críticas (Woien e Bjork, 2006).

Este capítulo visa compreender os princípios do monitoramento do estado nutricional.

OBJETIVOS DE APRENDIZAGEM

Ao concluir o capítulo, o leitor será capaz de:

❑ discutir a *importância* da avaliação do estado nutricional;
❑ delinear *como avaliar* o estado nutricional;

- listar os fatores capazes de *afetar* o estado nutricional;
- descrever os princípios de monitoramento da *alimentação enteral*;
- discutir os princípios de monitoramento da *nutrição parenteral total*.

IMPORTÂNCIA DA AVALIAÇÃO DO ESTADO NUTRICIONAL

Todos os pacientes em condições críticas têm uma doença grave, sofreram grandes traumas e/ou passaram por cirurgia de grande porte; a resposta do estresse ao trauma e/ou lesão resulta em um estado hipermetabólico e aumento das demandas nutricionais (Verity, 1996). Desnutrição calórico-protéica grave é o principal problema em vários pacientes de UTIs devido à elevada taxa metabólica associada à doença grave e à presença comum de condições anteriores crônicas e debilitantes (Webb et al., 1999).

Os efeitos de uma ingestão nutricional deficiente em pacientes críticos incluem atrofia muscular, perda de massa corporal, atrofia musculoesquelética e fraqueza, imunossupressão e retardo na cicatrização de lesões (Verity, 1996; Singer e Webb, 2005). Esses efeitos podem ocorrer em poucos dias (Farquhar, 1993). Em particular, está atualmente confirmado que a manutenção da integridade dos intestinos é importante para auxiliar a prevenir sepse e apoiar o sistema de defesa imunológico (Albarran e Price, 1998). Excesso alimentar pode levar a hiperglicemia e infiltração de gorduras do fígado (Singer e Webb, 2005).

AVALIAÇÃO DO ESTADO NUTRICIONAL DOS PACIENTES

Monitoramentos nutricionais feitos à beira do leito devem identificar os pacientes que já sofrem de desnutrição e aqueles com risco de desnutrição; o pronto encaminhamento para apoio nutricional, junto com monitoramento contínuo, é fundamental.

Objetivos da avaliação

Os objetivos dessa avaliação incluem:

- determinar a *condição nutricional* existente do paciente;

- identificar se o paciente está *desnutrido*;
- providenciar dados iniciais para *monitoramento* do estado nutricional;
- confirmar as *exigências nutricionais* do paciente.

Avaliação

Não há padrão ouro para determinar a condição nutricional de pacientes (Arrowsmith, 1999). Considerando-se que todo método apresenta falhas, recomenda-se o uso de 2 ou 3 simultaneamente para contornar esse problema (McLaren e Green, 1998; Quirk, 2000). Os diferentes métodos de avaliação nutricional em pacientes que precisam de cuidados intensivos serão discutidos a seguir.

Um registro da dieta alimentar nas últimas 24 horas, diários alimentares e história nutricional costumam ser empregados com freqüência na prática clínica (Arrowsmith, 1999). A história alimentar pode proporcionar informações sobre a freqüência alimentar, as preferências e alergias alimentares, tamanhos das porções e mudanças na ingesta.

O exame clínico, por sua vez, pode auxiliar a determinar se a alimentação está inadequada (Dobb, 1997), e as medidas simples recomendadas podem incluir:

- altura;
- peso;
- circunferências da porção intermediária superior do braço (baixa = perda de peso geral);
- espessura da dobra de pele do tríceps (baixa = depleção significativa de reservas de gordura);
- circunferência do músculo da porção intermediária do braço (baixa = depleção protéica).

(Woodrow, 2000)

Medidas regulares da espessura de dobras da pele podem trazer indícios de edema ou desidratação e se as gorduras estão sendo empregadas como fonte energética. Entretanto, no paciente crítico, essa medida pode não ser confiável (Taylor e Goodinson-McLaren, 1992; Adam e Osborne, 2005).

O índice de massa corporal (IMC) do paciente pode ser usado para calcular sua condição nutricional (Albarran e Price, 1998). Isso é determinado pelo peso e pela altura deste. Há nomogramas que podem auxiliar no cálculo. Infelizmente, cálculos regulares do IMC são difíceis em pacientes críticos (Endacott, 1993).

A medida dos níveis da albumina sérica não é uma boa indicação do estado nutricional (Horwood, 1990), porque uma queda tem maior possibilidade de resultar do metabolismo da albumina, refletindo a gravidade e a duração do estresse, mais do que do estado nutricional (Quirk, 2000).

Atrofia muscular pode ser mascarada por edema significativo e aumentos enganosos no peso corporal (Say, 1997), podendo ainda ser conseqüência de imobilidade prolongada. Análise da urina (presença de cetonas) e monitoramento da glicose sangüínea podem ajudar.

O monitoramento metabólico com calorimetria indireta pode ser bastante útil (Adam e Osborne, 2005). No momento, trata-se do único método clínico capaz de propiciar uma avaliação precisa das exigências de energia de um paciente (McClave et al., 2001). Um monitor metabólico com circuito aberto, acoplado ao ventilador, pode obter amostra do oxigênio e dióxido de carbono inspiratórios e expiratórios e proporcionar uma medida contínua do gasto energético (Adam, 1994). É, entretanto, inexata quando o paciente está recebendo concentrações de oxigênio de 60% ou mais (Albarran e Price, 1998).

Existem várias fórmulas empíricas e nomogramas que podem ser usados para o cálculo da taxa metabólica basal; nesse caso, a equação de Harris-Benedict (1919) (Tabela 11.1) é a mais conhecida (Quirk, 2000). Em pacientes críticos, porém, podem ocorrer erros no cálculo dos dados básicos, uma vez que o peso e a altura ideais são raramente encontrados (Quirk, 2000).

FATORES QUE PODEM AFETAR O ESTADO NUTRICIONAL

Fatores comuns que podem afetar a condição nutricional no paciente em condições críticas de saúde incluem:

- incapacidade de realizar uma dieta oral;
- diarréia;
- intolerância à glicose;
- disfunção renal;
- dor;
- náusea/vômito;
- deficiência física;
- restrição na ingestão de líquidos;

TABELA 11.1 A equação de Harris-Benedict para cálculo da taxa metabólica basal

Homem	Gasto de energia = 66,5 + (13,7 x peso em kg) + (5 x altura em cm) – (6,78 x idade em anos)
Mulheres	Gasto de energia = 66,5 + (9,56 x peso em kg) + (1,85 x altura em cm) – (4,68 x idade em anos)
Fatores de lesão	Cirurgia de pequeno porte x 1,2 Trauma x 1,3 Sepse x 1,6 Queimaduras graves x 2,1

- esvaziamento gástrico retardado;
- jejum anterior a procedimentos/avaliações.

PRINCÍPIOS DE MONITORAMENTO DA ALIMENTAÇÃO ENTERAL

Quando o paciente consegue ter uma dieta líquida por via oral, é importante monitorar a ingesta com cautela para ter certeza de que estejam sendo satisfeitas as necessidades de hidratação e nutrição. Suplementos dados em pequenas porções, como Complan, Build Up, podem melhorar os resultados clínicos (Larsson et al., 1990), e tabelas alimentares podem ajudar, desde que respeitadas com exatidão.

Quando a comida e os alimentos dados aos poucos fracassam em satisfazer às exigências nutricionais, ou se o paciente não consegue tolerar uma dieta oral, deve ser analisada a possibilidade de emprego de alimentação enteral. A alimentação enteral, definida como a administração de nutrientes via trato gastrintestinal (Bruce e Finley, 1997), é preferível se puder ser dada sem riscos (Wernerman, 2005); algumas vezes, um excelente suporte nutricional pode necessitar da administração concomitante de alimentação enteral, junto com nutrição parenteral total (Woodcock e MacFie, 2004).

Benefícios da alimentação enteral

Os benefícios da alimentação enteral incluem:

- melhora da função intestinal e do fígado;

- incidência reduzida de úlcera por estresse e sangramento gastrintestinal (Leach, 2004);
- melhora da função imunológica, taxas de infecção diminuídas e taxas de sepse menores comparadas com as da alimentação parenteral (Moore et al., 1992; Leary et al., 2000);
- possível prevenção de translocação bacteriana (passagem de bactérias ou endotoxinas pelo epitélio intestinal até os vasos linfáticos e veia porta, que pode provocar a sepse) (Botterill e MacFie, 2000)
- melhora das taxas de sobrevida em pacientes críticos (Methany, 1996);
- auxilia na cicatrização de feridas (Heyland, 1998).

Vias de alimentação enteral

Estas são algumas vias de alimentação enteral:

- *nasogástrica:* sonda através do nariz até o estômago;
- *nasoentérica:* sonda através do nariz até o jejuno ou duodeno;
- *gastrostomia ou jejunostomia:* sonda inserida cirurgicamente ou percutaneamente no estômago ou no jejuno.

Alimentação nasogástrica

Alimentação nasogástrica costuma ser iniciada através de uma sonda calibrosa (nº 12-14). Isso possibilita a aspiração de conteúdos gástricos para confirmar a colocação da sonda e a tolerância ao alimento e facilitar a administração de medicamentos. Sondas calibrosas têm menor probabilidade de oclusão se comparadas às de menor calibre; seu uso por longos períodos, entretanto, não é recomendado. Após a inserção de uma sonda calibrosa (que precisa ser radiopaca para que sua extremidade seja visualizada através de radiografia torácica), é importante garantir sua colocação correta pela observação das seguintes precauções:

- Auscultar sobre o estômago após injeção de ar via sonda: trata-se de um método com taxa de confiança de apenas 60% (Methany et al., 1990).
- Aspirar conteúdos gástricos e testar o pH; se a sonda nasogástrica estiver no estômago e em contato com conteúdos gástricos ácidos, o material aspirado transformará em vermelho o papel azul de litmo. Observação: o resultado pode ser afetado

quando o paciente ingere agonistas de H_2 ou se a sonda nasogástrica estiver no duodeno (Adam, 1994).

A alimentação enteral contínua reduz a acidez gástrica e aumenta o risco de pneumonia (Jacobs et al., 1990; Lee et al., 1990). Períodos de pausa são, portanto, recomendados, normalmente para terem um mínimo de quatro horas (Goldhill, 2000), ainda que hoje não existam evidências que determinem um período perfeito (Woodrow, 2000).

A aspiração de conteúdos gástricos deve ser realizada a cada 4 a 6 horas para medir o volume residual gástrico e avaliar indícios de intolerância alimentar. Isso é bastante importante no período inicial, quando a alimentação enteral está sendo estabelecida (Raper e Maynard, 1992). Se o paciente vomitar, a prática normal é manter a alimentação a 10 mililitros por hora.

Além disso, a aspiração costuma ser feita uma hora após a interrupção da dieta, momento em que o esvaziamento gástrico já deverá ter ocorrido (Woodrow, 2000). O descarte de volumes aspirados pode causar desequilíbrio eletrolítico (Methany, 1993). A recomendação, então, é retornar todos os volumes aspirados inferiores a 200 mL via sonda nasogástrica (Goldhill, 2000). Pacientes em uso de ventilação mecânica podem ter esvaziamento gástrico apesar da falta de sons intestinais (Shelly e Church, 1987). Opióides e pressão intracraniana aumentada podem prejudicar o esvaziamento gástrico (Norton et al., 1988).

As complicações associadas a sondas com orifícios grandes incluem:

- *Ulceração nasal/esofágica e hemorragia por vias aéreas/gastrintestinal:* com maior predominância que as sondas com orifícios menores (Bettany e Powell-Tuck, 1997).
- *Inserção transbronquial:* as taxas de erro de colocação variam entre 0,9 (Methany et al., 1990) e 2,4% (Payne-Jones, 1988).
- *Sinusite.*
- *Regurgitação e aspiração de conteúdos gástricos:* especialmente em pacientes inconscientes e em uso de ventilação mecânica. A presença de sonda nasogástrica deixa o esfíncter gastroesofágico sem função, permitindo refluxo de conteúdos gástricos; um tubo endotraqueal com balonete não garante 100% de proteção contra aspiração (Hinds e Watson, 1996). O enfermeiro precisa estar atento à possibilidade de aspiração e deve monitorar a função respiratória do paciente quanto ao aspecto dos conteúdos da aspiração.

- *Migração da sonda:* a sonda deve ser bem presa e sinalizada para facilitar a pronta detecção de uma migração; também deve ser monitorada com regularidade (Methany, 1993). O teste de litmo azul do conteúdo de aspirados gástricos precisa ser feito regularmente.
- *Risco de pneumonia nosocomial:* as sondas de grande calibre facilitam a migração de material ingerido para o trato respiratório, em especial, na presença de bloqueadores H_2.
- *Bloqueio de sonda.*

Alimentação nasoentérica

A alimentação nasoentérica exige o uso de sondas com orifício pequeno, mais bem toleradas pelos pacientes, podem permanecer por períodos maiores e causam menos erosão e irritação da mucosa (Raper e Maynard, 1992). Esse tipo de nutrição costuma ser contínuo, administrado a uma taxa lenta, porque o intestino delgado não é capaz de tolerar mudanças repentinas na taxa ou alimentações em bolo (Grodner et al., 1996).

A colocação correta da sonda tem de ser confirmada por radiografia (Moxham e Goldstone, 1994). Infelizmente, sondas com calibre pequeno podem funcionar mal após a aplicação de pressão negativa por meio de uma seringa, o que torna mais difícil sua aspiração. Isso pode levar a uma menor vigilância dos enfermeiros quando da avaliação dos conteúdos gástricos (Sands, 1991).

As complicações associadas às sondas de calibre mais fino incluem:

- *colocação errada:* 0,3 a 4% das inserções (Dobb, 1997);
- *migração da sonda* (Biggart et al., 1987): tosse e vômito podem deslocá-la, aumentando o risco de aspiração (Kennedy, 1997). Verificar o pH gástrico se presente refluxo elevado ou se antagonistas H_2 estiverem sendo usados;
- *trauma induzido por guia:* por exemplo, perfuração esofágica gástrica e abdominal e um pneumotórax;
- *bloqueio de sonda.*

Com a colocação da sonda depois do piloro (esfíncter gastroduodenal), o risco de regurgitação e aspiração de conteúdos gástricos é reduzido (Hudak et al., 1998).

Complicações da alimentação enteral

As complicações da alimentação enteral estão associadas, mais comumente, com pacientes que necessitam de cuidado intensivo (Dobb, 1990). As mais importantes são:

- *Regurgitação e aspiração de conteúdos gástricos:* é a mais comum no paciente inconsciente, no paciente em supino (Ibanez et al., 1992) e no paciente idoso (Mullen et al., 1992). A presença de uma sonda de grande calibre deixa sem função o esfincter gastroesofágico (Hinds e Watson, 1996). Os enfermeiros têm de observar sinais de aspiração. Quando possível, a cabeceira do paciente deve ser mantida a 45 graus.
- *Obstrução de sonda:* se a alimentação for interrompida, a sonda precisa ser irrigada com 10 a 20 mL de água esterilizada. Quando a sonda não estiver em uso, precisa ter a proteção colocada após a irrigação para manter dentro de si uma coluna d'água (Taylor, 1988).
- *Diarréia:* associada à alimentação hiperosmolar e a uso de antibiótico.
- *Distensão abdominal:* quando ocorre esvaziamento gástrico insatisfatório ou infusão alimentar rápida. Indica ainda falha na absorção do alimento; o monitoramento criterioso é fundamental para prevenir perfuração dos intestinos (Raper e Maynard, 1992).
- *Hiperglicemia.*
- *Disfunção hepática leve.*

Melhor prática – alimentação nasogástrica

Usar sonda de pequeno calibre sempre que possível.
Sempre confirmar a posição da sonda antes de iniciar a alimentação.
Monitorar a posição da sonda durante a alimentação.
Monitorar os sinais vitais do paciente, especialmente, as vias aéreas.
Administrar a dieta conforme diretrizes locais, garantindo os intervalos adequados.
Garantir que a dieta esteja dentro do prazo de validade e que seja administrada conforme as recomendações do fabricante.
Monitorar a absorção da dieta.
Sempre usar seringa e recipiente limpos ao aspirar.
Manter equilíbrio hídrico.
Monitorar a função intestinal.
Monitorar a bioquímica sangüínea do paciente.

Jejunostomia percutânea e gastrostomia endoscópica percutânea (PEG – *percutaneous endoscopic gastrostomy*)

A PEG é o método preferido para acesso de longo prazo ao trato gastrintestinal (Pollard, 2000). As complicações incluem vazamentos, infecção de lesão e peritonite (Adams et al., 1986). O local de inserção tem de ser monitorado atentamente, em especial, quando conteúdos gástricos vazam ao seu redor, levando a escoriação, fissuras na pele e possível deiscência da lesão (Kennedy, 1997). Pode ocorrer a colocação errada da sonda, causando peritonite.

PRINCÍPIOS DE MONITORAMENTO DA NUTRIÇÃO PARENTERAL TOTAL

A nutrição parenteral total (NPT) (Figura 11.1) envolve a infusão endovenosa de nutrientes. Pode ser administrada por via periférica ou central, embora não haja evidências de reduzir a mortalidade

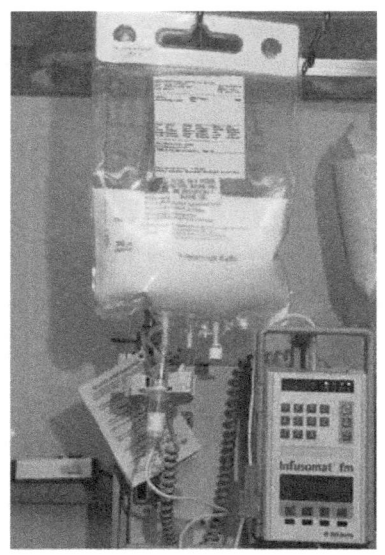

FIGURA 11.1 Nutrição parenteral.

(Heyland, 1998). Deve ser uma opção somente quando o trato gastrintestinal não estiver funcionando. As indicações incluem:
* íleo paralítico;
* pancreatite aguda;
* doença intestinal inflamatória;
* síndrome do intestino curto;
* síndrome da má absorção;
* falência múltipla de órgãos;
* pós-esofagectomia;
* estados catabólicos graves, como queimaduras extensas, sepse e trauma.

(Gwinnutt, 2006)

A Tabela 11.2 apresenta um guia completo para um monitoramento importante e necessário quando o paciente estiver recebendo NPT. Em especial, o enfermeiro precisa estar atento a possíveis complicações da NPT, que podem causar morte em 0,2% dos pacientes (Wolfe et al., 1986).

Durante a administração da NPT, há grande risco de morbidade por meio de sepse relacionada ao cateter e ainda de problemas metabólicos e mecânicos (Heenan, 1996). Uma infecção é o maior problema (Phillips, 1997), com taxas de infecção dos cateteres de NPT que chegam a 6%, comparadas a 1,5% nas sondas de jejunostomia (Schears e Deutschman, 1997). Técnicas assépticas criteriosas são fundamentais (McGee et al., 1993); uma via única de infusão precisa ser usada para NPT. Manipulação desnecessária da via e uso de dânulas com três vias não é recomendado (Phillips, 1997).

Síndrome da desidratação hiperosmolar pode complicar a hiperglicemia; níveis de glicose na urina superiores a 2% e aumento repentino nos volumes urinários são aspectos clínicos de diurese osmótica (Phillips, 1997). Além disso, pode ocorrer hiperglicemia de rebote se as infusões NPT forem interrompidas repentinamente. Análise periódica de urina e monitoramento da glicose no sangue são, portanto, importantes.

A função intestinal deve ser monitorada para que a conversão para nutrição enteral possa ser iniciada o mais breve possível. A NPT precisa ser finalizada gradualmente para que se evitem complicações como hipoglicemia de rebote (Phillips, 1997). Se a NPT for administrada de maneira intermitente, o cateter deve ser irri-

TABELA 11.2 Nutrição parenteral – monitoramento importante

Monitoramento	Tarefas específicas
Clínico regular	Observações de enfermagem Temperatura Pressão arterial Freqüência cardíaca Freqüência respiratória Equilíbrio hídrico
Testes regulares na ala hospitalar	Avaliação médica Análise de urina Dextrostix®* Pesquisa de reflexo Glicose no sangue
Diários (no mínimo)	Revisão do equilíbrio hídrico Revisão da ingestão de nutrientes Bioquímica Eletrólitos séricos Uréia/creatinina séricas Glicose no sangue
Semanais (no mínimo)	Hemograma Provas de coagulação Peso Provas de junção hepática Cálcio/magnésio/fosfato séricos
Conforme indicação	Lipídios séricos Zinco na urina Ácido úrico sérico Gasometria arterial Uréia, eletrólitos, osmolalidade urinários em 24 horas
Circunstâncias especiais	Balanço nitrogenado Composição corporal Velocidade de síntese das proteínas corporais Medidas das trocas gasosas Balanço de elementos-traço Ensaios vitamínicos

Reproduzida mediante permissão de Butterworth-Heinemann de Oh, 1997.

* N. de R.T.: Fitas reagentes para leitura rápida de análise bioquímica da urina.

gado com solução heparinizada a fim de minimizar o risco de formação de coágulos (Cottee, 1995).

Melhor prática – alimentação parenteral

Usar apenas quando a via enteral não for possível.
Não usar bolsa alimentar diante de sinais de contaminação.
Administrar a solução conforme protocolos locais.
Garantir que toda a via de infusão seja utilizada para a nutrição parenteral.
Garantir que a solução e o cateter sejam trocados regularmente, conforme política local.
Monitorar a bioquímica do sangue do paciente.
Monitorar o paciente em relação a complicações da nutrição parenteral, em especial, infecção.
Com regularidade, irrigar a via quando não estiver em uso para manter sua permeabilidade.
Monitorar a função intestinal para que a alimentação enteral possa ser iniciada logo.

Cenário

O Sr. Brown foi internado na UTI com pneumonia atípica. Ele foi sedado com midazolan e morfina e colocado em ventilação mecânica. Sonda nasogástrica de pequeno calibre foi inserida, e a posição, verificada por meio do teste do papel de litmo e radiografia. Alimentação enteral depois iniciada (alimentação padrão) a 30 mL/h. Depois de quatro horas, 100 mL de resíduo gástrico foram aspirados. O que você deve fazer?

Como o conteúdo aspirado é inferior a 200 mL, é reposto devido a seus constituintes:

- o ácido gástrico reduz a proliferação de bactérias;
- a gastrina promove o crescimento e o reparo da mucosa gástrica;
- o fator intrínseco facilita a absorção de vitamina B_{12} no intestino.

A alimentação enteral foi aumentada para 60 mL/h. Depois de quatro horas, 300 mL foram aspirados. O que você deve fazer?

Foram repostos 200 mL enquanto 100 mL foram descartados, e a alimentação reduzida para 30 mL/h. Depois de quatro horas, 400 mL foram aspirados. Mais uma vez, 200 mL foram repostos, e o restante, descartado. A alimentação enteral foi, então, reiniciada a 30 mL/h. Logo após o reinício da alimentação, o paciente vomitou. O que você deve fazer?

(Continua)

(Continuação)

> Nada foi aspirado, e a alimentação foi diminuída para 10 mL/h, de forma contínua, sendo prescrita a droga antiemética metoclopramida 10 mg EV, três vezes ao dia. No dia seguinte, a alimentação foi lentamente aumentada, conforme o processo descrito, até atingir a taxa desejada de 90 mL/h. Monitoramento a cada oito horas de conteúdos aspirados, uréia e eletrólitos, equilíbrio hídrico e movimentos intestinais garantiram a administração bem-sucedida de alimentação enteral.

CONCLUSÃO

A condição nutricional precisa ser avaliada e monitorada em todos os pacientes críticos. O método de suporte nutricional também deve ser monitorado continuamente, em especial, a tolerância do paciente a ele. O enfermeiro também precisa estar atento a possíveis complicações.

REFERÊNCIAS

Adam, S. (1994) Aspects of current research in enteral nutrition in the critically ill. *Care of the Critically Ill* 10 (6), 246–251.

Adam, S. & Osborne, S. (2005) *Critical Care Nursing: Science and Practice* 2nd edn. Oxford University Press, Oxford.

Adams, M., Seabrook, G., Quebbeman, E. & Condon, R. (1986) Jejunostomy: a rarely indicated procedure. *Annals of Surgery* 121, 236–238.

Albarran, J. & Price, T. (1998) *Managing the Nursing Priorities in Intensive Care.* Quay Books/Mark Allen Publishing, Dinton.

Allison, S. (1984) Nutritional problems in intensive care. *Hospital Update* 10 (12), 1001–1012.

Arrowsmith, H. (1999) A critical evaluation of the use of nutritional screening tools by nurses. *British Journal of Nursing* 8 (22), 1483–1490.

Bettany, G. & Powell-Tuck, J. (1997) Nutritional support in surgery. *Surgery* 15 (10), 233–237.

Biggart, M., McQuillan, P., Choudhry, A. & Nickalls, R. (1987) Dangers of placement of narrow-bore nasogastric feeding tubes. *Annals of the Royal College of Surgeons of England* 69, 119–121.

Botterill, I. & MacFie, J. (2000) Bacterial translocation in the critically ill: a review of the evidence. *Care of the Critically Ill* 16 (1), 6–11.

Briggs, D. (1996) Nasogastric feeding in intensive care units: a study. *Nursing Standard* 49 (10), 42–45.

Bruce, L. & Finley, T.M.D. (1997) *Nursing in Gastroenterology.* Churchill Livingstone, London.

Cottee, S. (1995) Heparin lock practice in total parenteral nutrition. *Professional Nurse* **11** (1), 25–29.

Dobb, G. (1990) Enteral nutrition. *Clinical Anaesthesiology* **4**, 531–557.

Dobb, G. (1992) Enteral nutrition for the critically ill. In: J. Vincent, ed. *Yearbook of Intensive Care and Emergency Medicine.* Springer-Verlag, Berlin.

Dobb, G. (1997) Enteral nutrition. In: T. Oh, ed. *Intensive Care Manual*, 4th edn. Butterworth Heinemann, Oxford.

Doig, G. & Simpson, F. (2006) Early enteral nutrition in the critically ill: do we need more evidence or better evidence? *Current Opinion in Critical Care* **12** (2), 126–130.

Endacott, R. (1993) Nutritional support for critically ill patients. *Nursing Standard* **7** (52), 25–28.

Farquhar, I. (1993) Parenteral nutrition in the critically ill. *Current Anaesthesia and Critical Care* **4**, 95–102.

Goldhill, D. (2000) Feeding critically ill patients. *Care of the Critically Ill* **16** (1), 20–21.

Grodner, M., Long Anderson, S., de Young, S. *et al.* (1996) *Foundations and Clinical Applications of Nutrition: A Nursing Approach.* Mosby Yearbook, St Louis MO.

Gwinnutt, C. (2006) *Clinical Anaesthesia* 2nd edn. Blackwell Publishing, Oxford.

Hamilton, H. (2000) *Total Parenteral Nutrition.* Churchill Livingstone, London.

Harris, J. & Benedict, F. (1919) *A Biometric Study of Basal Metabolism in Man.* Carnegie Institute, Washington DC.

Heenan, A. (1996) Fluids used in total parenteral nutrition. *Professional Nurse* **7**, 467–470.

Heyland, D. (1998) Nutritional support in the critically ill patient. *Critical Care Clinics* **14** (3), 423–440.

Hinds, C.J. & Watson, D. (1996) *Intensive Care: A Concise Textbook*, 2nd edn. W.B. Saunders, London.

Horwood, A. (1990) Malnourishment in intensive care units as high as 50%: are nurses doing enough to change this? *Intensive Care Nursing* **8** (3), 185–188.

Hudak, C.M., Gallo, B.M. & Morton, P.G. (1998) *Critical Care Nursing a holistic approach,* 7th edn. Lippincott, New York.

Ibanez, J., Penafiel, A., Raurich, J. *et al.* (1992) Gastroesophageal reflux (GER) in intubated patients receiving enteral nutrition: effect of supine and semirecumbent positions. *Journal of Parenteral and Enteral Nutrition* **16**, 419–422.

Jacobs, S., Chang, R., Lee, B. et al. (1990) Continuous enteral feeding: a major cause of pneumonia among ventilated patients. *Journal of Parenteral and Enteral Nutrition* 14, 353–356.

Kennedy, J. (1997) Enteral feeding for the critically ill patient. *Nursing Standard* 11 (33), 39–43.

Larca, L. & Greenbaum, D. (1982) Effectiveness of intensive nutritional regimes in patients who fail to wean from mechanical ventilation. *Critical Care Medicine* 10, 297–300.

Larsson, J., Knossan, M., Er, A. et al. (1990) Effect of dietary supplement on nutritional status and clinical outcome in 501 geriatric patients: a randomised study. *Clinical Nutrition* 9 (4), 179–184.

Leach, R. (2004) *Critical Care Medicine at a Glance*. Blackwell Publishing, Oxford.

Leary, T., Fellows, I. & Fletcher, S. (2000) Enteral nutrition. *Care of the Critically Ill* 16 (1), 22–27.

Lee, B., Chang, R. & Jacobs, S. (1990) Intermittent nasogastric feeding: a simple and effective method to reduce pneumonia among ventilated ICU patients. *Clinical Intensive Care* 1 (3), 100–102.

Lennard-Jones, J., Arrowsmith, H., Davison, C. et al. (1995) Screening by nurses and junior doctors to detect malnutrition when patients are first assessed in hospital. *Clinical Nutrition* 14, 336–340.

Levinson, M. & Bryce, A. (1993) Enteral feeding, gastric colonisation and diarrhoea in critically ill patients: is there a relationship? *Anaesthesia and Intensive Care* 21 (1), 85–88.

Mallett, J. & Dougherty, L. (2000) eds *The Royal Marsden Hospital Manual of Clinical Nursing Procedures* 5th edn. Blackwell Science, Oxford.

McCain, R. (1993) A sensible approach to the nutritional support of mechanically ventilated critically ill patients. *Intensive Care Medicine* 19, 129–139.

McClave, S., Snider, H., Lowen, C. et al. (1992) Use of residual volume as a marker for enteral feeding intolerance: prospective blinded comparison with physical examination and radiographic findings. *Journal of Parenteral and Enteral Nutrition* 16, 419–422.

McClave, S., McClain, C. & Snider, H. (2001) Should indirect calorimetry be used as part of nutritional assessment? *Journal of Clinical Gastroenterology* 33, 14–19.

McGee, W., Ackerman, B., Rouben, L. et al. (1993) Accurate placement of central venous catheters: a prospective, randomised, multicenter trial. *Critical Care Medicine* 21, 1118–1123.

McLaren, S. & Green, S. (1998) Nutritional screening and assessment. *Professional Nurse* 13 (6), Study Supplement, S9–S14.

McWhirter, J. & Pennington, C. (1994) Incidence and recognition of malnutrition in hospital. *British Medical Journal* 308, 945–948.

Methany, N. (1993) Minimising respiratory complications of nasogastric tube feedings: state of the science. *Heart and Lung* 22 (3), 213–222.

Methany, N. (1996) *Fluid and Electrolyte Balance: Nursing Considerations*, 3rd edn. Lippincott, Philadelphia.

Methany, N., Dettenmeier, P., Hampton, K. *et al.* (1990) Detection of inadvertent respiratory placement of small-bore feeding tubes: a report of 10 cases. *Heart and Lung* 19, 631–638.

Moore, F., Feliciano, D., Andrassy, R. *et al.* (1992) Early enteral feeding, compared with parenteral, reduces postoperative septic complications. *Annals of Surgery* 216 (2), 172–183.

Moxham, J. & Goldstone, J. (1994) *Assisted Ventilation* 3rd edn. BMJ Publishing, London.

Mullen, H., Roubenoff, R.A. & Roubenoff, A. (1992) Risk of pulmonary aspiration among patients receiving enteral nutritional support. *Journal of Parenteral and Enteral Nutrition* 16, 160–164.

Norton, J., Ott, L., McClain, C. *et al.* (1988) Intolerance to enteral feeding in the brain injured patient. *Journal of Neurosurgery* 68, 62–66.

Oh, T. (1997) ed. *Intensive Care Manual* 4th edn. Butterworth-Heinemann, Oxford.

Payne-James, J. (1988) Enteral nutrition: clinical applications. *Intensive Therapy and Clinical Monitoring* 7, 239–246.

Phillips, G. (1997) Parenteral nutrition. In: T. Oh ed., *Intensive Care Manual* 4th edn. Butterworth-Heinemann, Oxford.

Pollard, C. (2000) A PEG service with nurses at its heart. *Nursing Times* 96 (39), 39–40.

Quirk, J. (2000) Malnutrition in critically ill patients in intensive care units. *British Journal of Nursing* 9 (9), 537–541.

Raper, S. & Maynard, N. (1992) Feeding the critically ill patient. *British Journal of Nursing* 1 (6), 273–280.

Sands, J. (1991) Incidence of pulmonary aspiration in intubated patients receiving enteral nutrition through wide- and narrow-bore nasogastric feeding tubes. *Heart Lung* 20, 75–80.

Say, J. (1997) Nutritional assessment in clinical practice: a review. *Nursing in Critical Care* 2 (1), 29–33.

Schears, G. & Deutschman, C. (1997) Common nutritional issues in paediatric and adult critical care medicine. *Critical Care Clinics* 13 (3), 669–690.

Shelly, M. & Church, J. (1987) Bowel sounds during intermittent positive pressure ventilation. *Anaesthesia* 42, 207–209.

Singer, M. & Webb, A. (2005) *Oxford Handbook of Critical Care* 2nd edn. Oxford University Press, Oxford.

Solomon, S. & Kirby, D. (1990) The refeeding syndrome: a review. *Journal of Parenteral and Enteral Nutrition* 14, 90–97.

Taylor, S. (1988) A guide to nasogastric feeding equipment. *Professional Nurse* 4, 91–94.

Taylor, S. & Goodinson-McLaren, S. (1992) *Nutritional Support: A Team Approach*. Wolfe Publishing, London.

Verity, S. (1996) Nutrition and its importance to intensive care patients. *Intensive and Critical Care Nursing* 12, 71–78.

Webb, A., Shapiro, M., Singer, M. & Surter, P. (1999) *The Oxford Textbook of Critical Care*. Oxford Medical, Oxford.

Wernerman, J. (2005) Guidelines for nutritional support in intensive care unit patients: a critical analysis. *Current Opinion in Clinical Nutrition and Metabolic Care* 8 (2), 171–175.

Woien, H. & Bjork, T. (2006) Nutrition of the critically ill patient and effects of implementing a nutritional support algorithm in ICU. *Journal of Clinical Nursing* 15 (2), 168–177.

Wolfe, B., Ryder, M., Nishikawa, R. *et al.* (1986) Complications of parenteral nutrition. *American Journal of Surgery* 152, 93–99.

Woodcock, N. & MacFie, J. (2004) Optimal nutritional support. *Proceedings of the Nutrition Society* 63 (3), 451–452.

Woodrow, P. (2000) Intensive Care Nursing: *A Framework for Practice*. Routledge, London.

Monitoramento da Temperatura 12

INTRODUÇÃO

O organismo é capaz de funcionar de maneira eficaz somente dentro de uma variação estreita da temperatura (Trim, 2005). Todas as mudanças importantes na temperatura, seja elevação, seja queda, podem provocar complicações que colocam a vida em risco. Considerando-se que pacientes em condições críticas podem passar por grandes flutuações de temperatura, é crucial o monitoramento atento desse sinal vital.

Monitorar a temperatura em pacientes críticos é parte essencial, embora negligenciada, de seu manejo (Andrews e Nolan, 2006). Além de deprimir a função de órgãos, uma hipotermia causa coagulopatia, aumenta a perda de sangue e as respostas adrenérgicas, que são capazes de aumentar a morbidade (Andrews e Nolan, 2006). Reaquecer os pacientes pode causar instabilidade cardiovascular.

O monitoramento contínuo da temperatura também é importante quando o paciente apresenta uma condição que influencia a taxa metabólica basal (como tirotoxicose), está suscetível a infecções (como na neutropenia), já possui uma infecção local ou sistêmica, está recebendo transfusão de sangue ou se encontra em fase pós-operatória.

Este capítulo visa compreender os princípios do monitoramento da temperatura.

OBJETIVOS DE APRENDIZAGEM

Ao concluir o capítulo, o leitor será capaz de:

❑ discutir os fatores que *influenciam* a temperatura corporal;
❑ delinear os métodos para *medir* a temperatura;
❑ descrever os efeitos fisiológicos da *hipotermia*;

- ❑ delinear as *prioridades de monitoramento* de paciente com *hipotermia*;
- ❑ discutir os *efeitos fisiológicos* da hipertermia;
- ❑ apresentar as *prioridades de monitoramento* de paciente com *hipertermia*.

FATORES QUE INFLUENCIAM NA TEMPERATURA CORPORAL

A temperatura normal do corpo costuma situar-se entre 36 e 37,5ºC, independentemente da temperatura ambiente (Trim, 2005). É regulada pelo centro termorregulador no hipotálamo, por meio de vários mecanismos fisiológicos, como transpiração, dilatação/constrição de vasos sangüíneos periféricos e tremores.

A temperatura corporal central costuma ser a mais elevada, ao passo que a da pele é a mais fria. Aquela representa o equilíbrio entre o calor gerado pelos tecidos do corpo durante a atividade metabólica, especialmente, do fígado e músculos, e o calor perdido durante vários mecanismos (Mallett e Dougherty, 2000).

Existem quatro mecanismos de perda de calor (Tappen e Andre, 1996):

- *radiação:* fluxo de calor de uma temperatura mais elevada (o corpo) para uma temperatura mais baixa (o ambiente em torno do corpo);
- *convexão:* transferência de calor através de fluxo ou movimento de ar;
- *condução:* transferência de calor devida a contato direto com superfícies mais frias;
- *evaporação:* transpiração, respiração e fissuras na integridade da pele.

Há inúmeros fatores que podem causar uma flutuação na temperatura, como:

- Os *ritmos circadianos* do corpo: temperatura mais elevada no final da tarde do que na manhã (Brown, 1990), a diferença pode chegar a até 1,5ºC (Minor e Waterhouse, 1981). Quando a temperatura é registrada a cada 4 a 6 horas, o melhor momento para detectar hipertermia é, provavelmente, entre 19 e 20 horas (Angerami, 1980).

- *Ovulação.*
- *Exercício* e *ato alimentar* podem causar elevação da temperatura (Marieb, 1998).
- *Idade mais avançada:* há aumento da sensibilidade ao frio e, em geral, uma temperatura corporal mais baixa.
- *Doença.*

MÉTODOS PARA MEDIR A TEMPERATURA

O método tradicional oral/retal de uso de termômetros a mercúrio é de utilização menos freqüente hoje em dia (Kelly et al., 2001). O mercúrio é protegido pelo Control of Substances Hazardous to Health Regulations (COSHH) (1999), sendo seu vapor neurotóxico (Woodrow, 2000). Além disso, embora a temperatura retal seja mais próxima da central (Schmitz et al., 1994), não é confiável no paciente crítico, porque hipotensão e isquemia intestinal reduzem o suprimento de sangue ao reto (Holtzclaw, 1992), e a medida é influenciada pelos conteúdos no reto.

Há, entretanto, vários métodos confiáveis para medir a temperatura corporal com o uso de dispositivos eletrônicos. Esses dispositivos são rápidos, seguros e, alguns, capazes de oferecer medidas contínuas da temperatura (Tortora e Grabowski, 1996). Alguns serão descritos com mais detalhes.

Termômetros timpânicos

A membrana timpânica recebe o mesmo suprimento de sangue da carótida do que o hipotálamo (Klein et al., 1993). A medida da temperatura da membrana timpânica deve, assim, refletir a temperatura central (Woodrow, 2000).

O termômetro timpânico (Figura 12.1), utilizador de luz infravermelha para detectar radiação térmica (Woodrow, 2000), foi criado para uso intermitente, oferecendo uma leitura digital que ocorre uma só vez.

Deve-se ter cuidado ao usar esse termômetro, uma vez que técnica insatisfatória pode proporcionar uma medida imprecisa. As diferenças de temperatura entre o orifício do canal auditivo e a membrana timpânica podem chegar a 2,8°(Hudak et al., 1998). Para garantir a precisão de medidas da temperatura, a sonda do

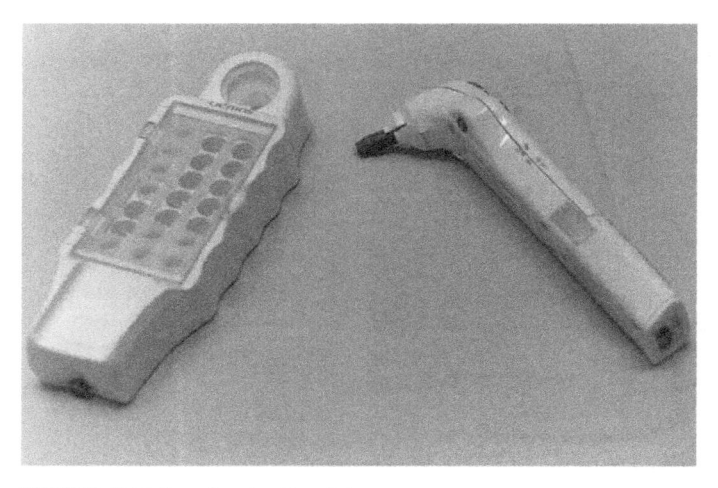

FIGURA 12.1 Termômetro timpânico.

termômetro timpânico deve ser posicionada de modo a servir corretamente no canal auditivo. Isso evitará que o ar ambiente localizado no orifício do canal auditivo entre dentro dele, resultando em uma falsa medida baixa da temperatura (Jevon e Jevon, 2001). Tamanho do canal auditivo, cera, técnica operacional e posição do paciente podem influenciar a precisão das medidas (Knies, 2003).

Melhor prática – monitoramento da temperatura timpânica

Usar o mesmo ouvido para medidas consecutivas.
Instalar uma nova cobertura na sonda descartável a cada medida.
Garantir que a sonda do termômetro seja posicionada no meato auditivo externo.
Direcionar o termômetro para a membrana timpânica.
Medir a temperatura do paciente conforme as orientações do fabricante.
Considerar o dado da temperatura junto com outras observações sistêmicas e a condição geral do paciente.
Conservar o termômetro de acordo com as instruções do fabricante.

(Jevon e Jevon, 2001)

Termômetros com marcação química

Termômetros com marcação química são tiras flexíveis de poliestireno, com sensor de temperatura em uma das extremidades, desenvolvido para uso único oral/axilar. Sua precisão, porém, é questionada (Erickson et al., 1996). Esses termômetros não servem para pacientes com hipotermia, porque sua variação de temperatura limita-se em 35,5 a 40,4ºC (O'Toole, 1997).

Quando usada a via oral, a tira deve ser colocada na bolsa sublingual de tecido, na base da língua, próxima aos termorreceptores, que respondem com rapidez às mudanças na temperatura central (Marinin e Wheeler, 1997). É importante assegurar que a tira seja colocada na bolsa sublingual, e não na área sob a parte frontal da língua, porque pode ocorrer uma diferença na temperatura de até 1,70ºC entre as duas áreas (Dougherty e Lister, 2004).

As medidas da temperatura oral podem ser afetadas pela temperatura de alimentos e líquidos ingeridos e pela atividade muscular de mastigar (Dougherty e Lister, 2004). Além disso, uma freqüência respiratória de mais de 18 respirações por minuto reduzirá os valores da temperatura central (Marieb, 1998).

A axila é uma via alternativa de monitoramento da temperatura quando a via oral não está adequada, por exemplo, no caso de paciente convulsivo. Entretanto, pode difícil obter uma medida exata e confiável porque o local não fica próximo de um grande vaso sangüíneo; além disso, a temperatura da superfície da pele pode ser afetada pelo ambiente (Woodrow, 1996). Se usada uma axila, a tira deve ser colocada no centro, com o braço do paciente posicionado com firmeza contra a lateral do peito. Uma vez que a temperatura entre os braços pode variar, o mesmo local deve ser utilizado para medidas em série (Howell, 1972).

Sondas esofaríngeas/nasofaríngeas

A sonda esofaríngea deve ser posicionada com muita precisão no quarto inferior do esôfago (Aun, 1997). A temperatura nasofaríngea pode ser afetada por saída de ar em torno da sonda traqueal. As duas sondas podem ter interface com o sistema de monitoramento do paciente, oferecendo dessa forma um dado exato e contínuo.

Sonda vesical

As temperaturas vesical e da artéria pulmonar têm uma boa correlação (Bartlett, 1996) e, uma vez que pacientes críticos precisam de cateter urinário, esse método de medida da temperatura do corpo evita mais equipamento invasivo. Um dispositivo de medida (*thermocouple*) acoplado à extremidade distal do cateter se estabelece em interface ao sistema de monitoramento do paciente, oferecendo medidas ininterruptas da temperatura. Esse método de medida é considerado bastante confiável (Lefrant et al., 2003).

Cateter na artéria pulmonar

Embora o cateter na artéria pulmonar seja o padrão ouro para medir a temperatura (Fullbrook, 1993), é bastante invasivo, e seu uso apenas para medidas da temperatura não se justifica. Porém, se um está inserido, o medidor da temperatura localizado na extremidade distal pode apresentar uma interface com o sistema de monitoramento do paciente e proporcionar, ainda, medidas contínuas da temperatura.

EFEITOS FISIOLÓGICOS DA HIPOTERMIA

A hipotermia, definida como temperatura central abaixo de 35ºC (Trim, 2005), pode ocorrer quando o corpo perde demasiado calor ou não consegue manter sua condição normodinâmica. Existem vários fatores de risco (Tabela 12.1). A Tabela 12.2 mostra os vários sinais e sintomas de hipotermia, em diferentes níveis de temperatura.

Algumas vezes, a hipotermia é induzida de maneira intencional, por exemplo, durante cirurgias cardíacas, seja por troca de calor através de uma máquina de circulação extracorpórea, seja por superfície de resfriamento com gelo. O objetivo é reduzir as demandas por oxigênio e metabólicas, protegendo órgãos vitais durante períodos de baixo fluxo de oxigênio (Foldy e Gorman, 1989).

Ao monitorar paciente com hipotermia, é importante compreender os efeitos fisiológicos sobre os vários sistemas do organismo. Os principais efeitos de uma hipotermia nos sistemas do organismo estão detalhados a seguir.

TABELA 12.1 Fatores de risco de hipotermia

Crianças
Idosos
Acomodação insatisfatória
Desnutrição
Exposição a ambientes frios
Queimaduras
Overdose de medicamentos que levem a coma e imobilidade
Medicamentos, por exemplo, benzodiazepínicos, morfina, barbitúricos e vasodilatadores
Doença subjacente, por exemplo, hipotireoidismo
Abuso de álcool
Cirurgia

Adaptada de Kelly et al., 2001.

Sistema cardiovascular

No começo, há estimulação simpática, que aumenta a freqüência cardíaca, a pressão arterial e o débito cardíaco. Com o aumento da hipotermia, no entanto, ocorre depressão cardiovascular progressiva, que leva a uma redução na perfusão e na oxigenação dos tecidos (Oh, 1997), e arritmias cardíacas, como bradicardia, fibrilação atrial e fibrilação ventricular, podem constituir um problema (Resuscitation Council UK, 2006). Movimentos e atividade bruscos devem ser evitados, uma vez que podem precipitar uma parada cardiorrespiratória. Por vezes, a detecção do pulso do paciente pode ser difícil.

Sistema respiratório

Após estimulação reflexa inicial da respiração, ocorre redução progressiva na freqüência respiratória, no volume corrente e no volume-minuto (Oh, 1997; Chan et al., 1998), levando a hipoxemia e hipoxia. As respirações do paciente, às vezes, podem ser de difícil detecção.

Sistema neurológico

O fluxo de sangue ao cérebro diminui a uma taxa de 7% para cada queda de 1°C na temperatura (Hudak et al., 1998), resultando em confusão, redução dos reflexos, déficits dos nervos cranianos e au-

TABELA 12.2 Sinais e sintomas de hipotermia em diferentes níveis de temperatura

Temperatura	Sinais e sintomas
37,6°C	Temperatura retal "normal"
37°C	Temperatura oral "normal"
36°C	Taxa metabólica aumentada em uma tentativa de equilibrar a perda de calor
35°C	Tremores máximos a essa temperatura; hiper-reflexia, disartria, raciocínio retardado
34°C	Pacientes normalmente reagentes e com pressão arterial normal; limite mais baixo compatível com exercício contínuo
33 a 31°C	Amnésia retrógrada, consciência obnubilada, pressão arterial de difícil medida, pupilas dilatadas, a maior parte dos tremores cessa
30 a 28°C	Perda progressiva de consciência, aumento da rigidez muscular, pulso e respiração lentos, aparecimento de arritmias cardíacas se o coração ficar estimulado
27°C	Movimentos voluntários perdidos junto com reflexos pupilares à luz, reflexos profundos do tendão e da pele; parece morto
26°C	Vítimas raramente conscientes
25°C	Fibrilação ventricular pode aparecer espontaneamente
24 a 21°C	Surge edema pulmonar (100% de mortalidade em vítimas de naufrágio na Segunda Guerra Mundial)
20°C	Coração pára
18°C	Paciente adulto de acidente com a mais baixa hipotermia com recuperação
17°C	EEG isoelétrico
15,2°C	Paciente infantil com a mais baixa hipotermia por acidente com recuperação
9°C	Paciente com a mais baixa hipotermia, resfriado artificialmente, com recuperação
4°C	Macacos tiveram sucesso na recuperação
1 a 7°C	Sucesso na recuperação de ratos e hamsters

Reproduzida mediante gentil permissão da Cambridge University Press, de Skinner et al., 1997.

sência de movimentos voluntários, aumento da viscosidade do sangue, redução na oferta de oxigênio, ausência de tremores e rigidez muscular, que também se desenvolve (Kelly et al., 2001).

Sistema renal

Na hipotermia leve (32 a 35ºC), a atividade simpática provoca aumento no débito cardíaco, que resulta em diurese "fria". Com hipotermia progressiva, porém, o fluxo de sangue renal e os filtrados glomerulares apresentam queda. Perdas de sódio e água podem se tornar evidentes por insuficiência metabólica dos túbulos renais (Murphy, 1998).

Sistema gastrintestinal

Quando a temperatura for inferior a 34ºC, diminui a motilidade intestinal, que pode ocasionar vômito e má absorção.

Sistema metabólico

Ocorre acidose metabólica devido a acúmulo de lactato e déficit em secretar íons de hidrogênio. A hipercalemia resulta de falha da membrana das bombas de sódio e potássio, podendo também ocorrer danos hipóxicos ao fígado (Jackson, 1998).

Sistema endócrino

Há déficit na secreção de insulina, resultando em falha da utilização da glicose e hiperglicemia. Diante de hipotermia prolongada, pode ocorrer depleção das reservas de glicogênio, causando hipoglicemia (Aun, 1997).

Hematologia

As complicações potenciais incluem trombocitopenia, coagulopatia e coagulação intravascular disseminada (Jackson, 1998); seqüestro esplênico (fragmentação ou destruição) também pode ocorrer, resultando em redução na formação de plaquetas e leucócitos (Aun, 1997).

MONITORAMENTO DAS PRIORIDADES DE PACIENTE COM HIPOTERMIA

As prioridades de monitoramento de um paciente com hipotermia incluem:

- investigação regular dos sinais vitais: vias aéreas, respirações, pressão arterial, pulso e temperatura central;

- gasometria arterial;
- monitoramento ECG para detectar arritmias cardíacas;
- medidas do débito urinário;
- medidas da glicose no sangue para detectar hipoglicemia;
- observações da função neurológica.

Monitorar durante reaquecimento também é importante. Para reaquecimento do paciente, costuma ser usado aquecedor (Figura 12.2), embora existam outros métodos (Kelly et al., 2001). O reaquecimento não deve ultrapassar aumentos de 0,3 a 1,2ºC por hora em casos de hipotermia moderada; entretanto, reaquecimento rápido, de mais de 3ºC por hora, pode ser necessário caso haja hipotermia grave e instabilidade cardiovascular (Carson, 1999).

Vasodilatação periférica pode complicar métodos ativos de reaquecimento. Isso pode induzir hipotensão e maior queda na temperatura central e aumentar o risco de arritmias (Murphy, 1998). "Monitoramento contínuo e terapia de suporte durante o reaquecimento são obrigatórios"(Aun, 1997).

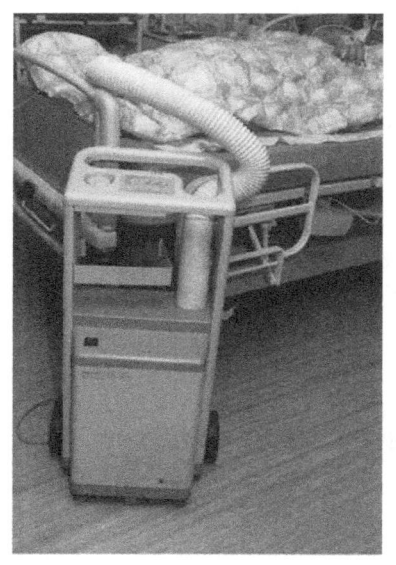

FIGURA 12.2 Aquecedor de pacientes.

EFEITOS FISIOLÓGICOS DA HIPERTERMIA

Aumentos repentinos da temperatura costumam ser causados por infecção. Há, entretanto, várias outras causas de hipertermia, como:

- hipertireoidismo;
- hipertermia maligna;
- alergia a drogas;
- danos ao sistema nervoso central;
- reação alérgica a transfusões de sangue;
- insolação.

(Dougherty e Lister, 2004)

Hipertermia como reação a uma infecção é um mecanismo de proteção. Inibe crescimento de bactérias e vírus (Ganong, 1995), promove a imunidade e a fagocitose (Rowsey, 1997); por meio do hipermetabolismo, promove reparo tissular (Woodrow, 2000). A hipertermia leve não costuma ser tratada.

Hipertermia e hipermetabolismo, no entanto, podem causar estresse fisiológico (Woodrow, 2000), por exemplo, um aumento de 13% no consumo de oxigênio a cada elevação de 1°C na temperatura (Nowak e Handford, 1999), elevação na pressão intracraniana (Morgan, 1990) e dano cerebral (Closs, 1992).

Hipertermia grave ou insolação significa uma temperatura superior a 40°C (Aun, 1997). Pode ser causada por MDMA (*ecstasy*) (MacConnachie, 1997), exposição a temperatura ambiente elevada, atividade vigorosa e algumas drogas (hipertermia maligna). Os principais efeitos da hipertermia grave nos sistemas do corpo incluem:

- *sistema cardiovascular:* taquicardia, mudanças no ECG e insuficiência cardíaca;
- *sistema respiratório:* taquipnéia e alcalose respiratória;
- *sistema neurológico:* confusão, *delirium*, convulsões e provável coma;
- *sistema renal:* perda de líquido e insuficiência renal aguda.

(Jones et al., 2003)

PRIORIDADES DE MONITORAMENTO DE PACIENTE COM HIPERTERMIA

As prioridades de monitoramento de paciente com hipertermia incluem:

- *avaliação regular dos sinais vitais:* vias aéreas, respirações, pressão arterial, pulso e temperatura central;
- *gasometria arterial:* de especial importância quando o paciente tem hipertermia maligna, uma vez que é comum a acidose respiratória;
- *monitoramento do ECG:* para investigar arritmias;
- medidas do *débito urinário* e equilíbrio hídrico;
- medidas da *glicose no sangue;*
- observações da *função neurológica.*

Além disso, é importante o monitoramento de todos os métodos usados para resfriar o paciente. Temperatura central e da pele devem ser monitoradas atentamente para evitar hipotermia por *overshoot* e hipertermia de rebote (Aun, 1997).

> **Cenário**
>
> Mulher de 65 anos foi internada com broncopneumonia. Parecia muito corada e estava quente ao toque. Os sinais vitais foram os seguintes: pressão arterial de 130/80, pulso de 115, respirações de 25 e temperatura timpânica de 34,4°C. Os dados da temperatura timpânica estavam incorretos, sem sombra de dúvida. O que fazer?
>
> Há, provavelmente, um erro no equipamento ou na técnica. A lente no termômetro foi limpa com pano seco. Além disso, a extremidade da sonda foi colocada no meato auditivo externo, garantindo uma boa colocação. A temperatura timpânica mostrou depois 38,7°C, mais compatível com a condição clínica do paciente.

CONCLUSÃO

Um paciente crítico pode ter amplas flutuações na temperatura corporal. Hipotermia e hipertermia graves podem colocar a vida em risco. O monitoramento atento da temperatura no paciente em condição crítica de saúde é, portanto, importantíssimo. Além disso, é fundamental compreender os princípios de monitoramento de paciente hipotérmico e hipertérmico, em especial, durante procedimentos de reaquecimento ou resfriamento.

REFERÊNCIAS

Andrews, F. & Nolan, J. (2006) Critical care in the emergency department: monitoring the critically ill patient. *Emergency Medicine Journal* 23, 561–564.

Angerami, E. (1980) Epidemiological study of body temperature in patients in a teaching hospital. *International Journal of Nursing Studies* 17, 91–99.

Aun, C. (1997) Thermal disorders. In: T. Oh, ed. *Intensive Care Manual* 4th edn. Butterworth Heinemann, Oxford.

Bartlett, E. (1996) Temperature measurement: why and how in intensive care. *Intensive and Critical Care Nursing* 12 (1), 50–54.

Brown, S. (1990) Temperature taking – getting it right. *Nursing Standard* 5 (12), 4–5.

Carson, B. (1999) Successful resuscitation of a 44 year old man with hypothermia. *Journal of Emergency Nursing* 25 (5), 356–360.

Chan, E., Winston, B., Terada, L. & Parsons, P. (1998) *Bedside Critical Care Manual*. Hanley and Belfus, Philadelphia.

Closs, S. (1992) Patients' night-time pain, analgesia provision and sleep after surgery. *International Journal of Nursing Studies* 29 (4), 381–392.

Control of Substances Hazardous to Health Regulations (1999) The Stationery Office, London.

Doezema, D., Lunt, M. & Tandberg, D. (1995) Cerumen occlusion lowers infrared tympanic membrane temperature measurement. *Emergency Medicine* 2 (1), 17–19.

Dougherty, L. & Lister, S. (2004) eds *The Royal Marsden Hospital Manual of Clinical Nursing Procedures* 6th edn. Blackwell Publishing, Oxford.

Erickson, R., Meyer, L. & Woo, T. (1996) Accuracy of chemical dot thermometers in critically ill adults and young children. *Image – Journal of Nurse Scholarships* 28 (1), 23–28.

Foldy, S. & Gorman, J. (1989) Perioperative nursing care for congenital cardiac defects. *Critical Care Nursing Clinics of North America* 1, 289–295.

Fulbrook, P. (1993) Core temperature measurement: a comparison of 2rectal, axillary and pulmonary artery temperature. *Intensive and Critical Care Nursing* 9 (4), 217–225.

Ganong, W. (1995) *Review of Medical Physiology* 17th edn. Prentice Hall, London.

Holtzclaw, B. (1992) The febrile response in critical care: state of the science. *Heart and Lung* 21 (5), 482–501.

Howell, T. (1972) Axillary temperature in aged women. *Age and Ageing* 1, 250–254.

Hudak, C.M., Gallo, B.M. & Morton, P.G. (1998) *Critical Care Nursing: a Holistic Approach* 7th edn. Lippincott, New York.

Jackson, R. (1998) Physicial injury. In: P. Murphy, ed. *Handbook of Critical Care.* Science Press, London.

Jevon, P. & Jevon, M. (2001) Using a tympanic thermometer. *Nursing Times* 97 (9), 43–44.

Jones, G., Endacott, R. & Crouch, R. (2003) *Emergency Nursing Care.* Greenwich Medical Media Ltd, London.

Kelly, M., Ewens, B. & Jevon, P. (2001) Hypothermia management. *Nursing Times* 97 (9), 36–37.

Klein, D., Mitchell, C., Petrina, A. *et al.* (1993) A comparison of pulmonary artery, rectal and tympanic membrane temperature measurement in the ICU. *Heart and Lung* 22 (5), 435–441.

Knies, R. (2003) *Temperature measurement in acute care* www.enw.org/research-Thermometry.htm.

Lefrant, J., Muller, L. *et al.* (2003) Temperature measurement in intensive care patients: comparison of urinary bladder, oesophageal, rectal, axillary and inguinal methods versus pulmonary artery core method. *Intensive Care Medicine* 29, 414–418.

MacConnachie, A. (1997) Ecstasy poisoning. *Intensive and Critical Care Nursing* 13 (6), 365–366.

Mallett, J. & Dougherty, L. (2000) eds *The Royal Marsden Hospital Manual of Clinical Nursing Procedures* 5th edn. Blackwell Science, Oxford.

Marieb, E. (1998) *Human Anatomy and Physiology* 4th edn. Benjamin Cummings, California.

Marinin, J. & Wheeler, A. (1997) *Medical Care Medicine* 2nd edn. Williams & Wilkins, London.

Minor, D. & Waterhouse, J. (1981) *Circadian Rhythms and the Human.* Wright, Bristol.

Morgan, S. (1990) A comparison of three methods of managing fever in the neurological patient. *Journal of Neuroscience Nursing* 22 (1), 19–24.

Murphy, P. (1998) ed. *Handbook of Critical Care.* Science Press, London.

Nowak, T. & Handford, A. (1999) *Essentials of Pathophysiology.* McGraw Hill, New York.

Oh, T. (1997) ed. *Intensive Care Manual* 4th edn. Butterworth Heinemann, Oxford.

O'Toole, S. (1997) Alternatives to mercury thermometers. *Professional Nurse* 12 (11), 783–786.

Resuscitation Council UK (2006) *Advanced Life Support* 5th edn. Resuscitation Council UK, London.

Rowsey, P. (1997) Pathophysiology of fever. Part 2: Relooking at cooling interventions. *Dimensions of Critical Care Nursing* 15 (5), 251–256.

Schmitz, T., Blair, N., Falk, M. *et al.* (1994) A comparison of five methods of temperature measurement in febrile intensive care patients. *American Journal of Intensive Care* **4** (4), 286–292.

Skinner, D.V., Swain, A., Robertson, C. & Rodney Peyton, J.W. (1997) *Cambridge Textbook of Accident and Emergency Medicine.* Cambridge University Press, Cambridge.

Tappen, R. & Andre, S. (1996) Inadvertent hypothermia in elderly surgical patients. *AORN Journal* **63** (3), 639–644.

Tortora, G. & Grabowski, S. (1996) *Principles of Anatomy and Physiology* 8th edn. Harper Collins, Boston.

Trim, J. (2005) Monitoring temperature. *Nursing Times* **101** (20), 30–31.

Woodrow, P. (2000) *Intensive Care Nursing: A Framework for Practice.* Routledge, London.

Woollens, S. (1996) Temperature measurement devices. *Professional Nurse* **11** (8), 541–547.

13 | Monitoramento durante o Transporte

INTRODUÇÃO

Estima-se que, anualmente, mais de 11.000 pacientes em condição crítica precisem de transporte entre hospitais (Intensive Care Society, 1997; Mackenzie et al., 1997). As principais razões para o transporte entre instituições hospitalares incluem falta de leitos em UTI, falta de especialistas, recursos diagnósticos e recursos terapêuticos (Gebremichael et al., 2000).

O transporte entre hospitais significa um grande risco para pacientes críticos (Markakis et al., 2006). Apesar das várias transferências entre instituições, a disponibilidade de equipamento ainda é insatisfatória, ocorrendo, com freqüência, complicações potencialmente graves (Intensive Care Society, 1997; Bion et al., 1988). A qualidade e o resultado da transferência dependem da experiência da equipe de transporte, do preparo clínico meticuloso e de condições adequadas de monitoramento (Tan, 1997). Esse mesmo nível de supervisão e preparação, também é necessário para a transferência dentro da própria instituição, em se tratando de pacientes em condição crítica (Intensive Care Society, 1997). O livro *Transport of the Critically Ill Adult Patient*, publicado pela Intensive Care Society (1997), traz recomendações para a organização e o fornecimento clínico de transferências.

Este capítulo visa compreender os princípios do monitoramento de pacientes críticos durante o transporte.

OBJETIVOS DE APRENDIZAGEM

Ao concluir o capítulo, o leitor será capaz de:

❏ listar as possíveis *razões* para transferência de paciente crítico, seja dentro da instituição, seja entre instituições de saúde;

- ❏ discutir os *problemas* e os *potenciais riscos* associados ao transporte;
- ❏ descrever o *equipamento* necessário para *monitoramento* durante o transporte;
- ❏ discutir *o que precisa ser monitorado* durante o transporte.

RAZÕES PARA O TRANSPORTE

As possíveis razões para o transporte *intra-hospitalar* de pacientes críticos doentes incluem:

- procedimentos diagnósticos e terapêuticos que não podem ser realizados à beira do leito, por exemplo, tomografia;
- necessidade de cirurgia;
- transferência para UTI, unidade semi-intensiva ou unidade de internação hospitalar.

As possíveis razões para transporte *entre instituições hospitalares* de pacientes críticos incluem:

- necessidade não-clínica, como falta de leito na UTI;
- exigência de serviços de especialista, como unidade de trauma de coluna;
- exigência de exames com especialistas, por exemplo, angiografia;
- exigência de cirurgia especializada, por exemplo, neurocirurgia, cirurgia cardíaca;
- suporte complexo a órgãos;
- razões sociais, como transferência a um hospital mais próximo da casa do paciente.

POTENCIAIS PROBLEMAS E RISCOS ASSOCIADOS AO TRANSPORTE

As taxas de mortalidade durante o transporte são bastante baixas (<1%) (Hinds e Watson, 1996). Ainda há, porém, riscos potenciais no transporte de pacientes em estado crítico, especialmente diante de necessidade de suporte intensivo hemodinâmico e respiratório, ou quando a equipe não é qualificada ou experiente (Bion et al., 1988).

O transporte de pacientes críticos pode resultar em deterioração fisiológica (Waddell et al., 1975; Gentleman e Jennett, 1981). O paciente pode não ser capaz de tolerar ser erguido, virado, movimentado de forma abrupta, bem como vibrações e aceleração/desaceleração (Lawler, 2000). As forças de aceleração e os movimentos verticais podem causar instabilidade cardiovascular, especialmente, em pacientes hipovolêmicos ou vasodilatados devido a sepse, drogas ou sedação (Hinds e Watson, 1996).

Mudanças significativas na pressão intracraniana podem ser induzidas pelo transporte, como, por exemplo, colocar um paciente com a cabeça para baixo ao entrar na ambulância poderá exacerbar a hipertensão (Hinds e Watson, 1996). Transferências em helicóptero podem ser menos arriscadas para pacientes críticos, em especial, se os pés forem colocados primeiro no aparelho, uma vez que isso resultará em uma posição com a cabeça levemente mais elevada durante a aceleração e levemente mais abaixada durante a desaceleração. Tais elementos podem minimizar as mudanças na função cardiovascular e na pressão intracraniana, comumente associadas ao transporte (Kee et al., 1992).

Uma ambulância é, provavelmente, o pior ambiente de cuidado para paciente crítico (Figuras 13.1 e 13.2). Limitações de espaço, ruído, fontes de energia e iluminação podem impor restrições. O movimento do veículo pode dificultar até mesmo a realização dos procedimentos médicos e de enfermagem mais rotineiros. Um problema muito comum é o enjôo ao movimento, tanto para o paciente quanto para a equipe.

Ruído e claridade, por sua vez, podem tornar monitores e seus alarmes impossíveis de funcionar bem e inaudíveis. As ambulâncias contam com baterias para energia elétrica. Assim, o equipamento usado nos hospitais, que precisa de corrente alternada, pode ser empregado somente com sua própria fonte de energia, ou com um conversor de corrente.

Ocorrências indesejáveis, inclusive extubação acidental, falta de energia, perda de acesso endovenoso e interrupção repentina de agentes vasoativos ou sedativos, são eventos comuns. Na verdade, cerca de 11 a 34% de todos os transportes apresentam problemas com equipamento e contratempos (Smith et al., 1990; Carson e Drew, 1994; Evans e Winslow, 1995).

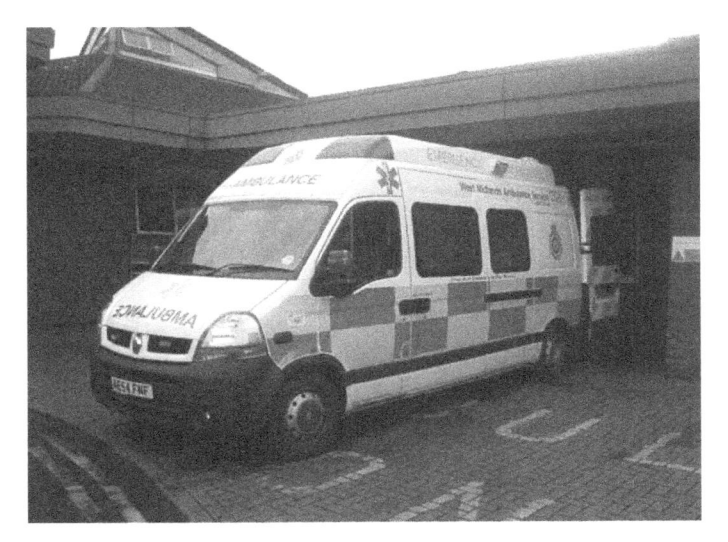

FIGURA 13.1 Ambulância de paramédicos: o meio de transporte mais comum.

Riscos associados ao transporte aéreo

Os riscos enfrentados no transporte aéreo dependem, de certa forma, do meio de transporte (helicóptero ou avião), podendo ser assim resumidos:

- *Expansão de gás em locais fechados:* com a queda da pressão atmosférica em altitudes cada vez maiores, o volume ocupado pelo gás eleva-se; clinicamente, isso resulta em gases presos em expansão. Tal fato exacerba um pneumotórax. Além disso, o ar no balonete de um tubo endotraqueal é suscetível a essas mudanças; lentamente, encher o balonete com soro fisiológico 0,9% ou, de forma ininterrupta, monitorar a pressão do balonete durante as mudanças de altitude.
- *Perda de líquido:* uma queda na pressão atmosférica pode ocasionar extravasão de líquido do espaço intravascular para o intersticial, resultando em edema, hipotensão e taquicardia. Os efeitos da desidratação podem ser exacerbados (Hinds e Watson, 1996).

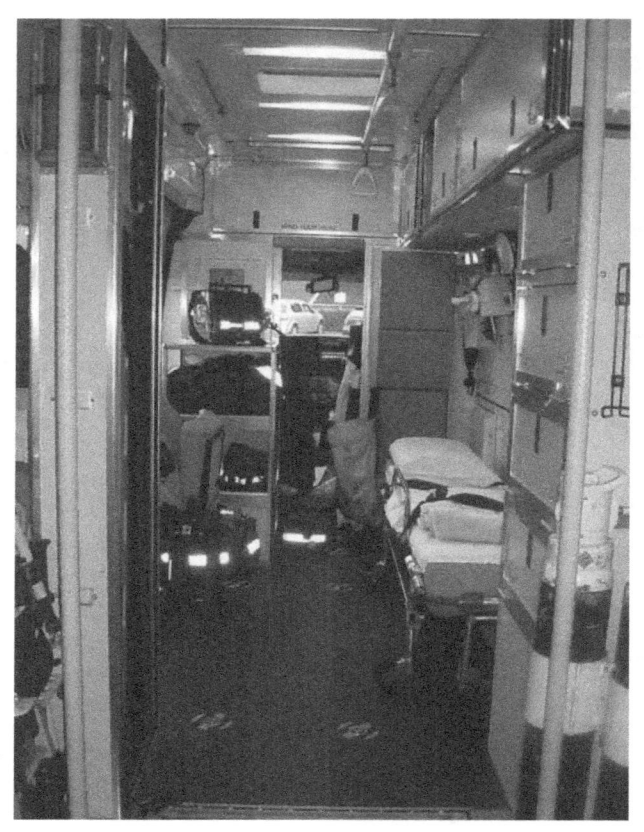

FIGURA 13.2 Interior de uma ambulância de paramédicos.

- *Hipoxia:* aumento da altitude causa queda na pressão parcial do oxigênio, que pode ocasionar queda no oxigênio alveolar e hipoxia.
- *Controle da temperatura:* aquecimento em helicópteros pode ser algo bastante difícil. Além disso, o paciente poderá ser exposto ao ambiente ao ser transferido para a aeronave e para fora dela.
- *Ruído:* causa provação dos sentidos; em especial, o ruído do helicóptero pode interferir no monitoramento, até mesmo nos dispositivos audíveis de alarme (Kee et al., 1992).

- *Vibração:* pode dificultar o monitoramento e causar problemas com a administração de líquidos endovenosos dependentes da gravidade.
- *Visibilidade:* pode ser reduzida; tanto a visibilidade reduzida quanto o ruído podem dificultar ainda mais o monitoramento; alarmes visuais podem ser de difícil leitura.
- *Ambiente desconhecido:* pode causar estresse à equipe.

EQUIPAMENTO DE MONITORAMENTO NECESSÁRIO NO TRANSPORTE DO PACIENTE

Determinar o equipamento de monitoramento a ser levado depende da condição do paciente e dos recursos disponíveis no meio de transporte. Todo o equipamento levado deve ser:

- leve, embora durável e resistente;
- preso de maneira firme, ainda que de fácil acesso;
- verificado regularmente (Gilligan, 1997);
- movido a bateria ou pilha quando elétrico (com indicador da vida útil da bateria ou pilha).

O equipamento ideal deve ter alarmes auditivos e visuais. Um monitor portátil versátil e pequeno, como o Propaq (Figura 13.3), tem valor inestimável. Dependendo do que for necessário, registros de ECG, saturação de oxigênio, pressão arterial não-invasiva, temperatura, pressões invasivas e capnografia precisam ser feitos. Recomenda-se a capnografia como exigência obrigatória da Intensive Care Society (1987).

Bombas de infusão (Figura 13.4) e medicamentos apropriados precisam estar disponíveis. Em especial, é importante garantir que infusões essenciais, por exemplo, drogas vasoativas, não faltem durante uma transferência. Ainda que um celular deva estar disponível para auxiliar nas comunicações, é necessária a verificação de toda a interferência no equipamento de monitoramento. Quando usado transporte aéreo, *sempre* fazer checagens com o piloto antes de utilizar um celular, uma vez que este pode interferir na navegação da aeronave.

MONITORAMENTO DURANTE A TRANSFERÊNCIA

O padrão de cuidado e de monitoramento durante o transporte, que dependerá das necessidades individuais do paciente, deve ser

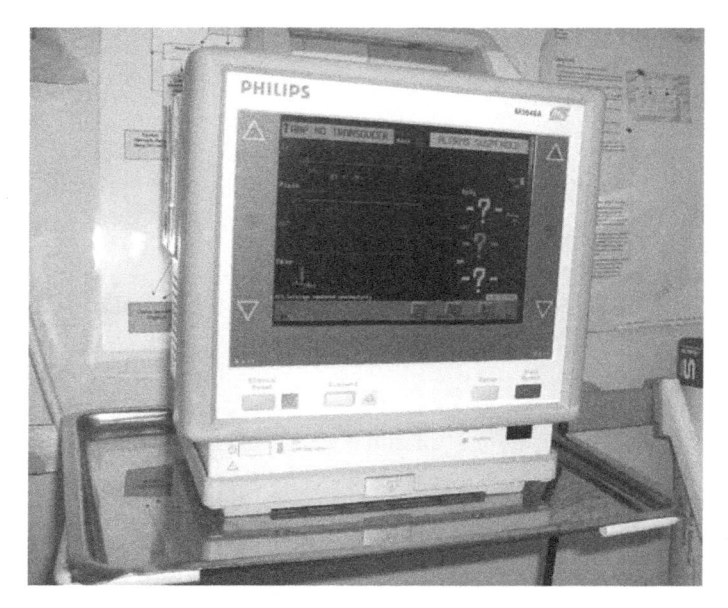

FIGURA 13.3 Monitor portátil Propaq.

mantido no mesmo nível do de uma UTI. A Intensive Care Society (1997) recomenda:

- *Oximetria de pulso, ECG e pressão arterial* devem ser monitorados em cada paciente.
- *Monitoramento arterial invasivo* é preferível ao não-invasivo, uma vez que este é sensível ao movimento.
- *Pressão venosa central, pressão de oclusão da artéria pulmonar ou pressão intracraniana* pode ser exigida em alguns pacientes; a interpretação, no entanto, pode ser dificultada em uma ambulância em movimento, sendo o tratamento de difícil controle.
- Quando o paciente está sendo *ventilado mecanicamente*, o suprimento de oxigênio e a pressão das vias aéreas devem ser monitorados; uma maneira de investigar interrupção deve ser combinada (um terço dos hospitais não possui alarme que indique desconexão do ventilador) (Knowles et al., 1999).

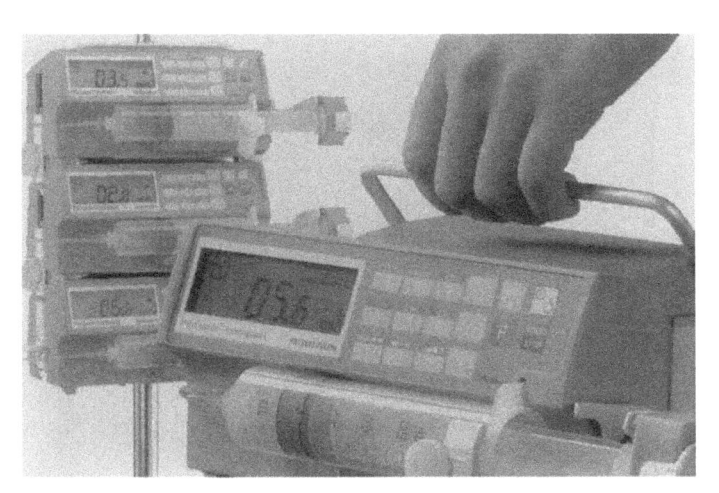

FIGURA 13.4 Bombas infusoras.

- *Capnógrafo* é desejável, em especial, em pacientes com lesão cerebral, independentemente da causa, embora menos de 50% dos hospitais tenham a facilidade de realizar tal procedimento durante o transporte (Knowles et al., 1999).
- *A temperatura* deve ser monitorada (quando anormal) durante viagens mais longas ou no inverno.

A avaliação da adequação da ventilação é notadamente imprecisa em uma ambulância (Knowles et al., 1999). Existem, hoje em dia, ventiladores portáteis sofisticados, capazes de manter o paciente mais dependente, sem comprometimento da freqüência respiratória, por períodos limitados (Figura 13.5). Eles oferecem modos diferentes e funcionam com bateria, exigindo apenas uma fonte portátil de oxigênio.

Quando ocorrer suspensão da nutrição parenteral, recomenda-se a administração de glicose a 10% para evitar hipoglicemia de rebote (Gilligan, 1997). A glicemia deve ser monitorada atentamente durante uma transferência.

Além do monitoramento do paciente, também é importante o monitoramento contínuo do equipamento, especialmente os alarmes. Além disso, infusões endovenosas devem ser moni-

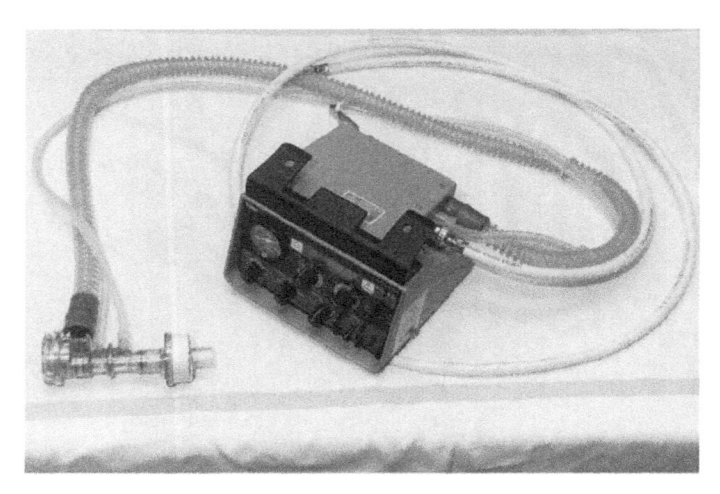

FIGURA 13.5 Ventilador para transporte.

toradas com cuidado para garantir que a dose prescrita seja administrada e não falte.

Funcionários sem preparo ou experiência podem não identificar ou corrigir problemas (Braman et al., 1987). Funcionários experientes devem estar de plantão, por exemplo, um enfermeiro intensivista e um anestesista, com as habilidades necessárias para o manejo de qualquer mudança repentina e inesperada.

CONCLUSÃO

O transporte de pacientes críticos pode apresentar muitas dificuldades e ser, potencialmente, arriscado. Assim, é importante justificar qualquer transporte, seja dentro da instituição ou entre instituições. Conhecer os potenciais problemas e riscos associados ao transporte é fundamental quando o monitoramento do paciente durante o transporte deve ser feito com precisão e eficiência, minimizando, assim, a morbidade e a mortalidade.

Os riscos diminuem quando aspectos como preparo clínico meticuloso, equipamento adequado disponível para uso e transporte realizado por pessoas experientes, que conhecem o ambiente, são contemplados. O mesmo nível de supervisão e preparo também é crucial quando pacientes críticos são transferidos entre setores de um hospital.

AGRADECIMENTO

Parte do texto deste capítulo foi reproduzido mediante gentil permissão de Jevon, P. e Ewens, B. (2001) Care of patients on the move. *Nursing Times* 97 (4), 35-36.

REFERÊNCIAS

Bion, J.F., Wilson, I.H. & Taylor, P.A. (1988) Transporting critically ill patients by ambulance: audit by sickness scoring. *British Medical Journal* **296**, 170–174.

Braman, S., Dunn, S., Amico, C.A. & Millman, R.P. (1987) Complications of intrahospital transport in critically ill patients. *Annals of Internal Medicine* **107**, 469–473.

Carson, B. (1999) Successful resuscitation of a 44 year old man with hypothermia. *Journal of Emergency Nursing* **25** (5), 356–360.

Carson, K.J. & Drew, B.J. (1994) Electrocardiographic changes in critically ill adults during intrahospital transport. *Progress in Cardiovascular Nursing* **9** (4), 4–12.

Evans, A. & Winslow, E.H. (1995) Oxygen saturation and hemodynamic response in critically ill, mechanically ventilated adults during intrahospital transport. *American Journal of Critical Care* **4** (2), 106–111.

Gebremichael, M., Borg, U., Habashi, M. *et al.* (2000) Interhospital transport of the extremely ill patient: the mobile intensive care unit. *Critical Care Medicine* **28**, 79–85.

Gentleman, D. & Jennett, B. (1981) Hazards of inter-hospital transfer of comatose head-injured patients. *The Lancet* **1**, 853–855.

Gilligan, J. (1997) Transport of the critically ill. In: T. Oh, ed. *Intensive Care Manual* 4th edn. Butterworth-Heinemann, Oxford.

Hinds, C.J. & Watson, D. (1996) *Intensive Care, A Concise Textbook* 2nd edn. W.B. Saunders, London.

Intensive Care Society (1997) *Guidelines for the Transport of Critically Ill Patients.* Intensive Care Society, London.

Kee, S.S., Ramage, C.M.H., Mednel, P. & Bristow, A.S.E. (1992) Interhospital transfers by helicopter: the first 50 patients of the Carelight project. *Journal of the Royal Society of Medicine* **85**, 29–31.

Knowles, P.R., Bryden, P.C., Kishen, R. & Gwinnutt, C.L. (1999) Meeting the standards for interhospital transfer of adults with severe head injury in the United Kingdom. *Anaesthesia* **54** (3), 283–288.

Lawler, P.G. (2000) Transfer of critically ill patients: Part 1 – Physiological concepts. *Care of the Critically Ill* **16** (2), 61–65.

Lee, A., Lum, M.E., Beehan, S.J. & Hillman, K.M. (1996) Interhospital transfers: decision making in critical care areas. *Critical Care Medicine* **24** (4), 618–622.

Mackenzie, P.A., Smith, E.A. & Wallace, P.G.M. (1997) Transfer of adults between intensive care units in the United Kingdom: postal survey. *British Medical Journal* **314**, 455–456.

Markakis, C., Dalezios, M., Chatzicostas, C. *et al.* (2006) Evaluation of a risk score for interhospital transport of critically ill patients. *Emergency Medicine Journal* **23**, 313–317.

Smith, I., Fleming, S. & Cernaianu, A. (1990) Mishaps during transport from the intensive care unit. *Critical Care Medicine* **18** (2), 278–281.

Tan, T.K. (1997) Interhospital and intrahospital transfer of the critically ill patient. *Singapore Medical Journal* **36** (6), 244–248.

Waddell, G., Scott, P.D.R. & Lees, N.W. (1975) Effects of ambulance transport in critically ill patients. *British Medical Journal* **1**, 386–389.

Manutenção de Registros 14

INTRODUÇÃO

A boa manutenção de registros é elemento essencial da enfermagem (NMC, 2005). Um registro escrito preciso que especifique todos os aspectos do monitoramento do paciente é importante, não somente porque é elemento integrante do manejo da enfermagem com o paciente, mas também porque pode ajudar a proteger os profissionais, no caso de defesa em processo legal. O Clinical Negligence Scheme for Trusts (CNST) também exige que seus membros mantenham padrões elevados de manutenção de registros (Dimond, 2005).

Este capítulo visa compreender os princípios da boa manutenção de registros, com referência específica aos *Guidelines for Records and Record Keeping* (NMC, 2005) (Figura 14.1).

OBJETIVOS DE APRENDIZAGEM

Ao concluir o capítulo, o leitor será capaz de:

❑ discutir a importância de uma eficiente manutenção de registros;
❑ listar as deficiências comuns na manutenção de registros;
❑ delinear os princípios da boa manutenção de registros;
❑ delinear a importância da manutenção de registros para auditoria;
❑ discutir as questões legais associadas à manutenção de registros.

IMPORTÂNCIA DA EFICIENTE MANUTENÇÃO DE REGISTROS

Manter registros é elemento integrante da enfermagem, do trabalho de parteiras e da prática da visitação. É um recurso da prática profissional, capaz de ser útil no processo do cuidado. Não é independente desse processo nem uma opção a ser encaixada quando as circunstâncias permitirem. (NMC, 2005)

Uma eficiente manutenção de registros ajuda a proteger o bem-estar do paciente e do profissional, promovendo:

- padrões elevados de cuidado clínico;
- continuidade do cuidado;
- melhor comunicação e divulgação de informações entre os membros de uma equipe de saúde interprofissional;
- capacidade de detectar problemas, como as mudanças na condição do paciente nos estágios iniciais;
- relato preciso do tratamento e do plano de cuidado, bem como de sua implementação.

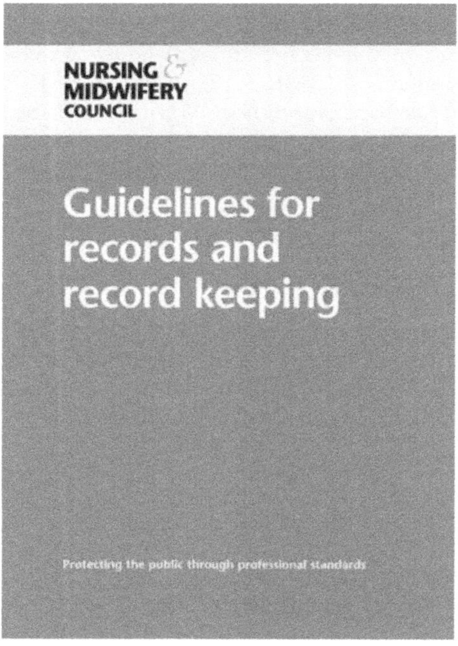

FIGURA 14.1 *Guidelines for records and record keeping* (NMC, 2005).

A qualidade da manutenção dos registros é ainda reflexo do padrão de prática da enfermagem; bons registros indicam o profissionalismo do enfermeiro e de suas habilidades; registros insatisfatórios costumam acentuar problemas maiores de prática individual (NMC, 2005).

DEFICIÊNCIAS COMUNS NA MANUTENÇÃO DE REGISTROS

Quase todos os relatórios publicados pela Health Service Commissioner (Health Service Ombudsman), em conseqüência de ação penal ou queixa, identificam exemplos de manutenção inadequada de registros que atrasaram o cuidado do paciente ou dificultaram esse cuidado para os profissionais de saúde na defesa de sua prática (Dimond, 2005).

As deficiências comuns encontradas na manutenção de registros incluem:

- ausência de clareza;
- falha em registrar as ações implementadas quando um problema foi identificado;
- falta de informações;
- erros de ortografia;
- registros imprecisos.

(Dimond, 2005)

PRINCÍPIOS DE UMA EFICIENTE MANUTENÇÃO DE REGISTROS

Há vários fatores que marcam um bom registro. Os prontuários do paciente devem:

- ser factuais, consistentes e precisos;
- ser atualizados logo que possível depois de todos os eventos passíveis de registro;
- oferecer informações atualizadas sobre o cuidado e a condição do paciente;
- ser documentados com clareza e de forma que seja impossível apagar;
- ter uma seqüência, com datação exata, horário e assinaturas (inclusive uma assinatura impressa);

- apresentar alterações e acréscimos com data, hora e assinatura; tudo o que foi registrado deve ser completamente legível;
- não incluir abreviaturas, jargão, expressões desnecessárias e sem sentido, especulação irrelevante a enunciados subjetivos ofensivos;
- permanecer legíveis quando fotocopiados;
- identificar todos os problemas encontrados e, mais importante, todas as ações realizadas para corrigi-los.

É importante o registro de todos os aspectos do monitoramento do paciente. Algumas observações serão registradas nos prontuários do paciente (p. ex., o formulário de observação e o formulário padronizado de observação da UTI, Figura 14.2). Datas e horários precisam estar visíveis com clareza, e tinta-padrão colorida deve ser usada de acordo com os protocolos da instituição. É importante garantir que seja feito um registro exato nas anotações do paciente. Além disso, deve-se garantir a inclusão das intervenções e todas as reações a elas.

Melhor prática – manutenção de registros

Os registros devem:
ser factuais;
ser legíveis;
ser claros;
ser concisos;
ser precisos;
estar assinados;
conter horário;
apresentar data.

(Drew et al., 2000)

IMPORTÂNCIA DE REGISTROS PARA AUDITORIA

Uma auditoria pode desempenhar papel importante na garantia da qualidade do cuidado de saúde. Pode ajudar, em especial, a melhorar o processo de manutenção de registros. A auditoria dos registros permite a avaliação do seu padrão, com identificação das áreas que necessitam de melhorias e as necessidades de aperfeiçoamento da equipe. Recursos para auditoria preci-

Formulário de observações: Escore de alerta precoce (EAP)

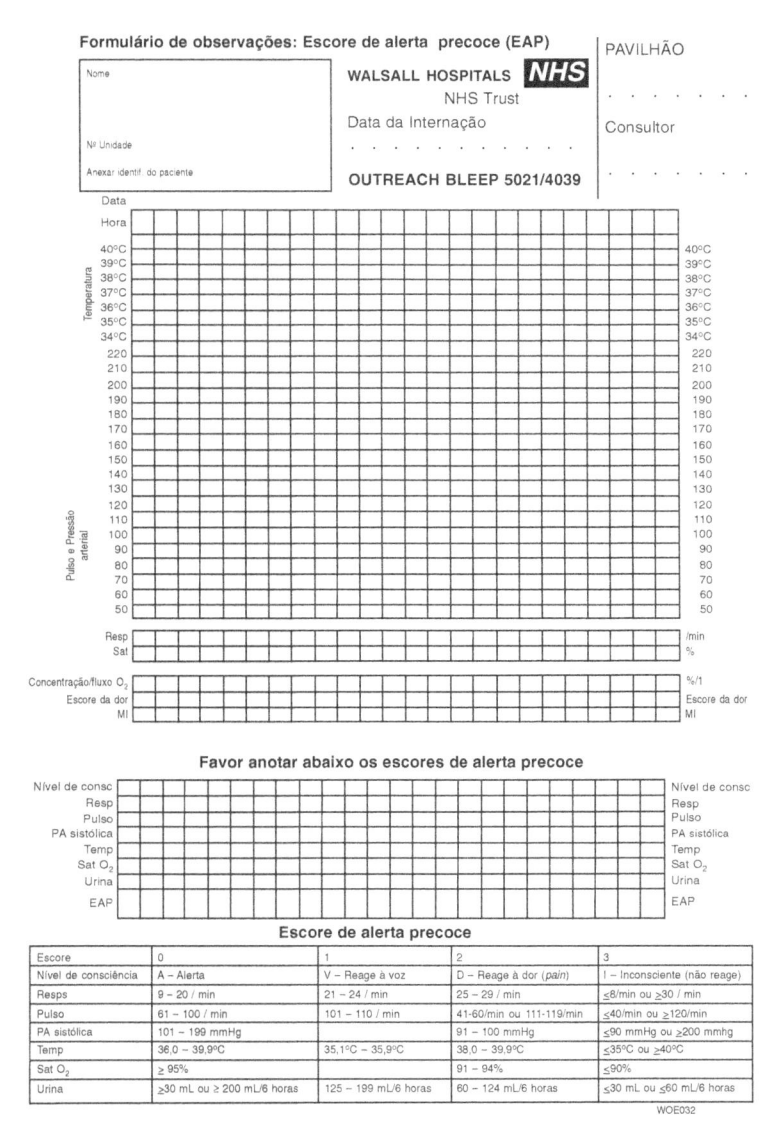

PAVILHÃO

Nome

WALSALL HOSPITALS **NHS**
NHS Trust
Data da Internação

Consultor

Nº Unidade

Anexar identif. do paciente

OUTREACH BLEEP 5021/4039

Data
Hora

Temperatura: 40°C, 39°C, 38°C, 37°C, 36°C, 35°C, 34°C

Pulso e Pressão arterial: 220, 210, 200, 190, 180, 170, 160, 150, 140, 130, 120, 110, 100, 90, 80, 70, 60, 50

Resp /min
Sat %

Concentração/fluxo O_2 %/l
Escore da dor
MI

Favor anotar abaixo os escores de alerta precoce

Nível de consc
Resp
Pulso
PA sistólica
Temp
Sat O_2
Urina
EAP

Escore de alerta precoce

Escore	0	1	2	3
Nível de consciência	A – Alerta	V – Reage à voz	D – Reage à dor (pain)	I – Inconsciente (não reage)
Resps	9 – 20 / min	21 – 24 / min	25 – 29 / min	≤8/min ou ≥30 / min
Pulso	61 – 100 / min	101 – 110 / min	41-60/min ou 111-119/min	≤40/min ou ≥120/min
PA sistólica	101 – 199 mmHg		91 – 100 mmHg	≤90 mmHg ou ≥200 mmHg
Temp	36,0 – 39,9°C	35,1°C – 35,9°C	38,0 – 39,9°C	≤35°C ou ≥40°C
Sat O_2	≥ 95%		91 – 94%	≤90%
Urina	≥30 mL ou ≥ 200 mL/6 horas	125 – 199 mL/6 horas	60 – 124 mL/6 horas	≤30 mL ou ≤60 mL/6 horas

WOE032

FIGURA 14.2 Formulário padronizado de observação (Walsall Hospitals Trust).

Anotações:
- Calcular o escore SEMPRE QUE as observações forem registradas
  < = menos que;
  > = mais que;
  ≥ = igual ou superior a;
  ≤ = igual ou inferior a.
- = Se o escore for três ou mais, informar o enfermeiro encarregado que deve atender ao algoritmo.
- = O débito urinário deve ser calculado conforme o peso do corpo, isto é, 0,5 mL/kg/hora se o peso for conhecido e a partir das últimas 6 horas.
- Escore 1 – 2 repetir em uma hora.
- ≥ 3 atender ao algoritmo.

O_2 registrar em L/min se usar máscara de Hudson; O_2 em % se usar máscara variável, isto é, Venturi.

Instrumento de Avaliação da Dor
1. Confortável
2. Desconforto leve
3. Com dor
4. Com dor forte
5. Com dor muito forte (dor torturante)

FIGURA 14.2 *Continuação* Formulário padronizado de observação: anotações explicativas.

sam ser criados no local para o monitoramento dos padrões da manutenção de registros.

Basicamente, uma auditoria visa atender os interesses do paciente, mais do que da organização (NMC, 2005). Pode ter muito valor um sistema de revisão por colegas. Sempre que usado um sistema de auditoria, a confidencialidade das informações dos pacientes aplica-se a ela, da mesma forma que se aplica à manutenção dos registros.

QUESTÕES LEGAIS ASSOCIADAS À MANUTENÇÃO DE REGISTROS

Os registros do paciente são necessários, ocasionalmente, como evidência diante de um juiz, por exigência da Health Service Commissioner ou como peça em uma investigação de queixa local. Algumas vezes, podem ser solicitados pelos comitês de Fitness to Practice da NMC, diante de investigação de queixas relativas a erros de conduta. Planos de cuidado, diários e tudo que se refira ao cuidado do paciente podem ser exigidos como evidência (NMC, 2005).

O que compõe um documento de valor legal costuma causar preocupação. Qualquer documento solicitado pelo juiz passa a ser um documento legal (Dimond, 1994), por exemplo, registros de enfermagem, registros médicos, radiografias, relatórios laboratoriais, quadros de observação; na verdade, qualquer documento que possa ser relevante ao caso.

Diante de falta de algum documento, aquele que fez os registros pode passar por investigação em relação às circunstâncias de seu desaparecimento (Dimond, 1994). "Registros médicos não constituem prova da veracidade dos fatos neles enunciados; quem faz os registros, porém, pode ser chamado para oferecer evidências da verdade em relação ao que está contido neles"(Dimond, 1994).

A abordagem usada pela justiça em relação aos registros tende a ser a seguinte: o que não está registrado, não foi realizado (NMC, 2005). Há necessidade de juízo profissional quando da decisão do que é relevante ou não e quanto ao que precisa ser registrado, em especial, se a condição clínica do paciente parece invariável, não tendo sido feito registro dos cuidados a ele prestados.

Um enfermeiro tem um dever profissional e legal de cuidar. Conseqüentemente, ao fazer os registros, é importante que seja capaz de demonstrar que:

- foi feita uma avaliação completa de enfermagem do paciente, incluindo cuidado planejado e realizado;
- informações relevantes estão junto das medidas tomadas em resposta às mudanças na condição do paciente;
- o cuidar devido ao paciente foi honrado e nenhum ato ou omissão comprometeu sua segurança;
- foram tomadas as providências para o cuidado continuado do paciente.

O enfermeiro também é responsável por todas as delegações de manutenção de registro feitas a membros da equipe multidisciplinar. Por exemplo, se a manutenção dos registros foi delegada a um acadêmico de enfermagem ou a um técnico de enfermagem, a competência de realizar a tarefa precisa ser assegurada e a supervisão adequada deve ser feita. Tudo o que for registrado assim precisa de contra-assinatura.

O Access to Health Records Act, de 1990, dá aos pacientes o direito de ter acesso aos seus prontuários mantidos manualmente, feitos a partir de 1 de novembro de 1991. O Data Protection Act, de 1998, oferece aos pacientes o direito de acesso a seus registros por computador. Por sua vez, o Freedom of Information Act, de 2000, assegura os direitos a quaisquer pessoas a todas as informações não cobertas pelo Data Protection Act, de 1998 (NMC, 2005).

É necessário, às vezes, não divulgar as informações se estas forem capazes de afetar o bem-estar físico ou mental do paciente, ou se romperem outra confidencialidade do paciente (NMC, 2005). Diante da decisão de não dar as informações, precisa ficar registrada a justificativa para esse ato nos registros do paciente.

CONCLUSÃO

Ao monitorar um paciente crítico, é importante garantir um bom registro. A eficiente manutenção de registros é conseqüência de um bom trabalho em equipe e recurso importante na promoção de cuidados de saúde de alta qualidade.

REFERÊNCIAS

Dimond, B. (1994) *Legal Aspects in Midwifery.* Books for Midwives. Midwifery Press, Cheshire.
Dimond, B. (2005) Exploring common deficiencies that occur in record keeping. *British Journal of Nursing* 14 (10), 568–570.
Drew, D., Jevon, P. & Raby, M. (2000) *Resuscitation of the Newborn.* Butterworth Heinemann, Oxford.
NMC (2005) *Guidelines for Records and Record Keeping.* NMC, London.

Índice

A

acidose metabólica, 79
acidose respiratória, 78-79
alcalose metabólica, 80-81
alcalose respiratória, 80
analisador de gases do sangue, parâmetros, 73-75
análise das ondas de pulso (PiCCO®), 151, 166
análise de urina
  cetonas, 199
  depuração da creatinina, 202
  glicosúria, 199
  gravidade específica, 202
  hematúria, 200-201
  leucócitos, 202
  nitrito, 200-202
  pH, 202
  proteinúria, 199-201
  urobilinogênio, 200-201
arritmias cardíacas
  definição e classificação, 164-165
  na insuficiência renal aguda (IRA), 208
assistolia, 18, 128-129
atividade elétrica, 116
atividade elétrica sem pulso (PEA), 19, 128
auscultação, 56
AVDI, 23

B

baqueteamento dos dedos das mãos, 56
barorreceptores, 135
bicarbonato (HCO_3^-), 75
bradicardia sinusal, 121-122

C

capnografia, princípios da, 81-84
catarro, 60
cateteres de artéria pulmonar
  complicações, 164
  definição, 158-160
  estudos do débito cardíaco, 164-165
  indicações para, 160-161
  onda, 161-163
  potenciais problemas, 162-163
  pressão de oclusão, 162-164

pressões, 161
resistência periférica, 135-136
cetoacidose diabética, 243
choque
  cardiogênico, 137
  circulatório, 136
  distributivo, 138
  hipovolêmico, 137
  obstrutivo, 138
choque cardiogênico, 137
choque circulatório, 136-137
choque distributivo, 138
choque obstrutivo, 138
cianose, 62
circulação, avaliação da, 43-46
complexo QRS
  freqüência, 116
  largura, 117
  relação com as ondas P, 117
  ritmo, 116
complicações da sonda nasogástrica, 257
comprometimento circulatório
  causas, 45-46
  tratamento, 45-46
consciência
  avaliação da, 174-183
  definição, 174-175
constipação, 217
crise da tireóide, 245-246
crise de Addison, 244
cuidado crítico
  classificação no Reino Unido, 29-30
  fornecimento de, 30
  treinamento em, 31-34
cuidado crítico subótimo, 16
curso ALERT, 31

curso CCrISPTM, 34
curso de suporte avançado de vida (ACLS), 32-33
curso de suporte avançado de vida em casos de trauma (ATLS), 32-33

D

débito cardíaco
  e débito urinário, 202
  medida invasiva do, 164-165
  medida não-invasiva do, 166-168
débito cardíaco não-invasivo (NICO®), 166
desequilíbrio ácido-básico, 77
deterioração, sinais clínicos, 21
diabete insípido, 238
diabete melito, 243
diarréia, 217-219
dióxido de carbono, arterial, 74, 136
dispnéia
  causas de, 53
  sintomas associados, 58-59
doença crítica, sinais de, 21-22
Doppler transesofágico, 167-168
dor
  avaliação, 190
  causas, 190
  métodos de alívio, 191-192
drenagem ventricular externa (DVE), 185
dreno torácico
  aspiração, 91
  colocação de grampo, 91
  princípios, 90-91

E

ECG
  colocação de eletrodos, 108-109
  com 12 derivações, 109-110
  interpretação, 115-117
  melhor prática, 118
  monitoramento, 108
  potenciais problemas, 110-114
EPAP, 89
equação de Harris-Benedict, 255
equilíbrio hídrico, 202-206
equipes de emergência médica (METs)
  critérios para chamada, 28
  melhor prática, 29
equipes de resposta rápida
  melhor prática, 26-27
  papel das, 24-27
escala de coma de Glasgow
  avaliação papilar, 180-183
  descrição, 174-178
  estímulo de dor, técnica, 179, 182
  reação comportamental, 178-179
  reação motora, 180-181
  reação verbal, 179-180
excesso de base (BE), 75
exposição, 47
extremidade de tubo traqueal
  complicações, 88
  monitoramento, 87-88

F

fibrilação atrial, 121, 123-124
fibrilação ventricular, 17, 126, 128
FiO_2, 87
fístulas, 220-221
flutter atrial, 124
fluxo expiratório de pico
  indicações, 61
  procedimento, 61
  variações normais, 61
freqüência cardíaca, 132
freqüência respiratória, 53-54
função da glândula adrenal, 244
função da glândula paratireóidea, 247
função da glândula tireóide, 245-246

G

gases do sangue arterial
  análise de, 76
  indicações para, 70-72
  melhor prática, 77
  parâmetros, 73-75
  princípios de, 71-73
  procedimento, 68-70
gastrostomia endoscópica percutânea (PEG), 259
glucagônio, 238

H

hipercalcemia, 247
hiperglicemia
  na cetoacidose diabética, 243
  na pancreatite, 238
hipertermia
  causas, 278-279

prioridades de monitoramento, 279-280
hipotermia
efeitos físicos, 274-278
fatores de risco, 274-275
induzida, 277

I

infecção cruzada, minimização de riscos, 48
insuficiência hepática aguda
aspectos clínicos, 229
causas, 228
coagulopatia, 232-233
desequilíbrio metabólico, 234
edema cerebral, 231
encefalopatia, 229-231
funções do fígado, 228
sepse em, 232-233
insuficiência renal aguda
complicações de, 208-209
curso clínico, 207
diagnóstico de, 207
intrínseca, 206
pós-renal, 206
pré-renal, 206
prevenção de, 208
insulina, 238

L

linha arterial
complicações, 145
identificação e solução de problemas, 150
melhor prática, 144
monitoramento, 145, 150
onda, 145-148

M

manutenção de registros
deficiências na, 297
importância, 295-296
melhor prática, 298
princípios da, 297-298
questões legais, 298-301
medidas da glicose no sangue
na insuficiência hepática, 234
na insuficiência renal aguda, 208
na pancreatite, 238
procedimento, 239-242
quadro de monitoramento, 241
mixedema, 247
modos do ventilador, 85-86
monitoramento cardíaco, 106-108
monitoramento da pressão intracraniana
indicações de PIC aumentada, 184-80
princípios de, 183-184
sinais vitais em, 184
monitoramento da saturação de oxigênio no bulbo venoso da jugular, 186
monitoramento de paciente submetido a ventilação mecânica, 84-87
monitoramento hemodinâmico, não-invasivo, 139

N

náusea e vômito, 218-219
nível de consciência alterado, 47
nutrição enteral
  benefícios, 254
  complicações, 258-259
  melhor prática, 259
  vias de, 266
nutrição parenteral total (NPT), 259-263

O

obstrução intestinal, avaliação da, 223
ondas P, 117
oximetria de pulso
  complicações, 68-69
  identificação e solução de problemas, 67-69
  interpretação, 65-67
  limitações, 67
  mecânica, 63-64
  melhor prática, 69
  papel da, 62-63
  procedimento, 64
  valores normais, 64
  vantagens, 64

P

pâncreas, função de monitoramento, 224
parada cardiorrespiratória
  sobrevida de, 15-16
  prevenção de, 20-21
peito
  auscultação, 56
  dor, 58-59
  formato do, 56
  percussão, 56
perfusão cerebral, 140
pH, 73
pós-carga, 135
pré-carga, 133-134
precauções universais, 49
pressão arterial
  definição, 141
  fatores que influenciam, 142-143
  medidas, 142-143
  melhor prática, 144
  monitoramento, 144
  princípios, 144
pressão expiratória terminal positiva (PEEP), 86
pressão inspiratória de pico, 86
pressão positiva contínua das vias aéreas (CPAP), 86
pressão venosa central (PVC)
  complicações da, 156
  identificação e solução de problemas, 154-156
  indicações para, 151-152
  manejo da, 157-159
  monitoramento da, 152-154
  procedimento, 152-153
  variações normais, 154
pressões cardíacas, 142
proporção I-E, 87

R

refil capilar, avaliação do, 140

resistência periférica, 135
resistência vascular sistêmica, 135
respiração
   avaliação da, 41-42
   bradipnéia, 41
   eficácia da, 43, 52-53
   sons da, 56
   trabalho da, 43
   respirações de Cheyne-Stokes, 41
   ritmo sinusal, 117

S

sangramento agudo da porção gastrintestinal superior, 220-223
saturação de oxigênio, 73, 75
sedação
   avaliação da, 187-189
   princípios da, 187-188
   problemas associados, 189-190
sistema de critérios para chamados, 24
sistema de escore de alerta precoce (EAP)
   algoritmo, 25
   descrição, 22
   melhor prática, 24
   vantagens, 24
sistema de monitoramento EASI, 110-111
sistemas de acompanhamento e desencadeamento, 23
sonda nasoentérica, 257-258
sonda nasogástrica, 256-259

T

taquicardia
   com complexo alargado, 126-127
   com complexo estreito, 124-126
   sinusal, 119-120
taquicardia com complexo alargado, 126-127
taquicardia com complexo estreito, 124-125
taquipnéia, 22, 41
técnicas de reaquecimento, 278
temperatura
   fatores que influenciam, 270
   termômetros, 271-275
terapia contínua de substituição renal (CRRT)
   complicações, 211-213
   modalidades, 210
terminologia respiratória, 52
tosse, 58-59
transdutores
   medidas, 143-144
   melhor prática, 143
transporte
   monitoramento, 289-291
   potenciais problemas, 285-289
   razões para, 285-286
traqueostomia
   indicações para, 92-93
   melhor prática, 94
   monitoramento, 91-94
   tabela de desmame, 95

U

urina
   aparência, 196-197

incontinência, 197
odor, 197
uso de músculos acessórios, 54-55

V

ventilação mandatória intermitente sincronizada (SIMV), 85
ventilação mecânica controlada (CMV), 85
ventilação para controle da pressão, 85
ventilação, adequação da, 55
volume corrente, 86
volume de ejeção, 132
volume-minuto, 86
vômito
  consistência, 218
  momento, 218
  volume, 218